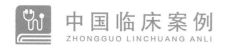

中国临床案例
ZHONGGUO LINCHUANG ANLI

临床实践与教学丛书

儿童青少年精神疾病病例精解

主 编 刘寰忠 崔永华 柯晓燕

上海科学技术文献出版社
Shanghai Scientific and Technological Literature Press

图书在版编目（CIP）数据

儿童青少年精神疾病病例精解 / 刘寰忠，崔永华，
柯晓燕主编 . -- 上海，上海科学技术文献出版社，
2024. -- (中国临床案例). -- ISBN 978-7-5439-9175-
0

Ⅰ . R749.94

中国国家版本馆 CIP 数据核字第 2024GH5791 号

策划编辑：张　树
责任编辑：应丽春
封面设计：李　楠

儿童青少年精神疾病病例精解

ERTONG QINGSHAONIAN JINGSHEN JIBING BINGLI JINGJIE

主　编：刘寰忠　崔永华　柯晓燕
出版发行：上海科学技术文献出版社
地　　址：上海市淮海中路 1329 号 4 楼
邮政编码：200031
经　　销：全国新华书店
印　　刷：河北朗祥印刷有限公司
开　　本：787mm×1092mm　1/16
印　　张：15.75
版　　次：2024 年 7 月第 1 版　2024 年 7 月第 1 次印刷
书　　号：ISBN 978-7-5439-9175-0
定　　价：168.00 元

http://www.sstlp.com

《儿童青少年精神疾病病例精解》

编委会

顾　问

郑　毅　首都医科大学附属北京安定医院

主　编

刘寰忠　安徽医科大学附属巢湖医院
崔永华　首都医科大学附属北京儿童医院
柯晓燕　南京医科大学附属脑科医院

副主编

黄　颐　四川大学华西医院
何　凡　首都医科大学附属北京安定医院
曹庆久　北京大学第六医院
蒋国庆　重庆市精神卫生中心
孙锦华　复旦大学附属儿科医院
孔德荣　郑州市第八人民医院

编　委

（按姓氏笔画排序）

马　筠　武汉市精神卫生中心
王　娟　成都市第四人民医院
孔德荣　郑州市第八人民医院
卢建平　深圳市康宁医院

刘志伟　阜阳市第三人民医院

刘寰忠　安徽医科大学附属巢湖医院

孙　凌　天津市安定医院

孙锦华　复旦大学附属儿科医院

何　凡　首都医科大学附属北京安定医院

张　凯　安徽医科大学附属巢湖医院

柯晓燕　南京医科大学附属脑科医院

钟　怡　浙江大学医学院附属精神卫生中心

耿　峰　安徽医科大学第二附属医院

夏　磊　安徽医科大学附属巢湖医院

黄　颐　四川大学华西医院

曹　杨　沈阳市精神卫生中心

曹庆久　北京大学第六医院

崔永华　首都医科大学附属北京儿童医院

蒋国庆　重庆市精神卫生中心

舒　畅　武汉大学人民医院

编写人员

（按姓氏笔画排序）

王　卓　四川大学华西医院

王　萌　重庆市精神卫生中心

王体宾　郑州市第八人民医院

王敏建　重庆市精神卫生中心

尹胜健　南京医科大学附属脑科医院

田英汉　安徽医科大学附属巢湖医院

朱　妍　郑州市第八人民医院

刘乐伟　安徽医科大学附属巢湖医院

闫春梅　首都医科大学附属北京儿童医院

汤欣舟　首都医科大学附属北京儿童医院

李思迅　四川大学华西医院

吴元贞　首都医科大学附属北京安定医院

张大鹏　郑州市第八人民医院

张雨晨　重庆市精神卫生中心

赵　青　首都医科大学附属北京儿童医院

赵梦婕　北京大学第六医院

徐健昌　深圳市康宁医院

高　颖　北京大学第六医院

陶　洁　安徽医科大学第二附属医院

黄环环　首都医科大学附属北京安定医院

彭美玲　重庆市精神卫生中心

鲍晨曦　南京医科大学附属脑科医院

学术秘书

夏　磊　安徽医科大学附属巢湖医院

第一主编简介

　　刘寰忠，医学博士，主任医师，博士生导师，现任安徽医科大学精神医学系系主任、安徽医科大学附属巢湖医院副院长、精神卫生与心理科学学院副院长。

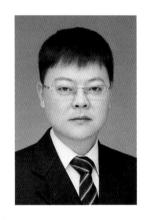

　　兼任教育部精神医学专业教学指导分委员会委员，国家"十三五"规划教材《儿童少年精神病学》副主编。先后获"合肥市第八批拔尖人才""安徽省第十二批学科带头人后备人选""中国精神医学杰出青年医生""安徽省卫健委首届杰出专业技术人才"等荣誉称号。现任《中国全科医学杂志》《中华精神科杂志》、*Frontiers in Psychology*、*Frontiers in Psychiatry* 编委以及多个国际期刊审稿人。2018 年公派选拔赴德国马格德堡大学访问。先后在 *Lancet Psychiatry*、*Asian Journal of Psychiatry* 等 SCI 杂志发表论文 120 余篇。

第二主编简介

崔永华，医学博士，主任医师，教授，博士生导师，现任国家儿童医学中心、首都医科大学附属北京儿童医院精神科主任。北京市"十百千"人才，北京市卫生系统"215"高层次人才，北京市"百千万"人才工程领军人才，北京市高层次公共卫生技术人才（学科带头人）。先后被评为"全国卫生系统青年岗位能手""首都市民学习之星""中国人文医师""北京优秀青年医生"和第四届"国之名医"。

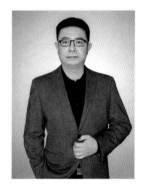

兼任中国优生科学协会妇女儿童心理健康专业委员会副主任委员，中国生命关怀协会精神医学专业委员会副主任委员，北京妇幼保健及优生优育协会副会长，《中华精神科杂志》第六届编委，*European Child & Adolescent Psychiatry*、*Expert Review of Neurotherapeutics*、*World Journal of Psychiatry*、*Neuropsychiatric Disease and Treatment* 等杂志审稿专家。以第一作者或通讯作者发表 SCI 论文 50 余篇。

第三主编简介

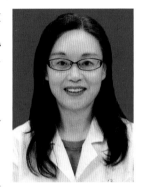

柯晓燕，主任医师，教授，博士生导师，现任南京医科大学附属脑科医院儿童心理卫生研究中心所长、世界卫生组织儿童心理卫生科研与培训合作中心主任、南京医科大学精神病与精神卫生教研室副主任。

兼任中华医学会精神医学分会儿童和少年精神医学组副组长、中华医学会心身医学分会儿童青少年心身医学协作组组长，中华预防医学会精神卫生分会儿童心理健康学组副组长、中国神经科学学会儿童认知与脑功能障碍分会副主任委员，江苏省康复医学会儿童康复专业委员会主任委员，《中国儿童保健杂志》编委会副主任委员，以及国内多家学术期刊的编委。主持国家自然基金重大研究计划、面上项目共5项，并参与了国家973计划、国家科技支撑计划"重大精神疾病防治关键技术研究"、国家重点研发计划"重大慢性非传染性疾病防控研究"重点专项、"脑科学与类脑研究"重大项目、国家社科基金项目重大项目以及多项省市级科研项目。已发表科研论文190余篇，其中SCI收录70余篇；主编或者参编专业论著15部；参加多份孤独症、注意缺陷多动障碍相关的临床指南和专家共识的撰写工作。

序

　　促进儿童青少年身心健康、全面发展，是党中央关心、人民群众关切、社会关注的重大课题。随着经济社会快速发展，学生成长环境不断变化，学生心理健康问题更加凸显。儿童和青少年时期是人生发展的关键阶段，这一时期的心理健康不容忽视，它不仅关系到孩子们的情感和行为发展，还直接影响到他们的学习、社交和未来职业发展。在全球范围内，约20%的儿童和青少年存在心理健康问题。我们进行的一项全国性流行病学调查显示，中国儿童青少年的精神疾病总患病率为17.5%，这些数据表明儿童青少年精神疾病是一个普遍存在的公共卫生问题。儿童青少年精神疾病常出现在个体发展的早期，预后相对较差，这与公众对此类疾病知识知晓率低、认识不充分导致的延误诊疗和治疗中断密切相关。鉴于此，提升全社会对儿童青少年精神疾病的认识和理解显得尤为迫切和重要。

　　随着信息技术的迅猛发展、学术文献电子数据库的建立以及电子检索模式的普及，研究人员、临床工作者乃至对精神医学领域感兴趣的大众，都能够迅速且便捷地接触到最新的研究成果和学术动态。这极大地促进了知识的传播和交流，加速了全民科普的步伐。然而，网络上获取到的信息往往参差不齐，真伪难辨，错误的引导可能带来难以预估的严重后果。面对海量的网络信息，我们必须通过严谨的科学实践、细致的论证分析，去伪存真，以确保我们所采纳和传播的，是真正有价值、能够经得起时间考验的知识和智慧。正是基于这样的认识，刘寰忠教授和他的团队，在全国范围内邀请了一批在儿童青少年精神疾病领域内具有深厚学术造诣和丰富临床经验的临床工作者，共同编写了这本《儿童青少年精神疾病病例精解》。

　　本书共收集了32个病例，内容覆盖了儿童青少年时期各种常见的精神疾病，详细描述了每个病例的现病史、诊疗经过以及病例分析。本书注重从多个维度切入，探讨影响儿童青少年精神健康的各种因素，包括遗传、神经生化、家庭环境和社会压力等。这些内容的全面覆盖，让本书成为促进社会各界对儿童精神健康的深度关注和有效干预的重要参考依据。另外，本书更承担起了一项社会使命，即普及心理健康知识，解除公众心中对于精神疾病的各种误解和污名。每一个病例都是一个真实的故事，每一个故事都是一个参考典范。通过这些病例，我们不仅能够了解到精神疾病的复杂多样，还能够学习到如何通过科学的方法和人文的关怀来帮助患者和他们的家庭。此外，书中还附有疾病介绍和病例点评，这不仅为初学者提供了深入的理解和分析，还增强了书籍的教育和实用价值。

最后，热烈祝贺本书的出版，它标志我们在理解和应对儿童青少年精神疾病方面又迈出了坚实的一步，愿本书所提供的案例能为这个领域的研究和实践提供一份有价值的参考。

2024 年 3 月 30 日于北京

序言专家简介

郑毅，主任医师，教授，博士生导师，享受国务院政府特殊津贴专家，首都医科大学附属北京安定医院儿童精神医学首席专家。中国心理卫生协会儿童心理卫生专业委员会主任委员，北京医学会精神病学分会主任委员，亚洲儿童青少年精神医学及相关学科协会前主席，国际儿童青少年精神医学及相关学科协会前副主席。

前　言

随着《"健康中国 2030"规划纲要》的实施，提升全民健康水平已成为国家战略的重要组成部分。儿童和青少年时期是人生中最为关键的发展阶段，其心理健康被视为促进全面发展的关键因素，这一时期的心理健康不仅影响着个体的即时福祉，更对其长远的生活质量和社会功能产生深远影响。近年来的流行病学调查显示，儿童青少年精神疾病的患病率在全球范围内保持较高水平。然而，目前我国儿童青少年精神疾病的诊疗却面临着早期识别困难、专业人员缺乏、资源分布不均等一系列挑战。从事儿童青少年精神科工作 20 余载，经我诊治的孩子很多摆脱了疾病的困扰，回归社会，但也遇到很多没有及时得到规范化治疗导致残疾的案例。因此多年以来一直有一个心愿，想编写一部我国自己的儿童青少年精神疾病案例集，在与国内的同道提出倡议后得到大家的积极响应。于是，为了改善该领域的诊疗现状，我发起并组织编写了这本《儿童青少年精神疾病病例精解》，希望为年轻医师以及资源匮乏地区的医护人员提供一份实用的参考，帮助他们规范诊疗流程和提升诊疗能力，加强儿童青少年心理健康等重点人群的精神卫生工作，进而促进我国精神科事业的蓬勃发展。

这本病例精解是全国多所著名高校附属医院的儿童青少年精神科医师们智慧和经验的结晶。每个案例都来自各参编单位日常所积累的真实病例，相关诊疗方案都经过专家反复推敲；书中不仅记录了中国儿童青少年精神障碍的多样性和复杂性，也反映了我国在儿童青少年精神障碍的最新进展和临床实践。本书的案例分类、命名和诊断主要依据《疾病和有关健康问题的国际统计分类》第 10 版（ICD-10）作为参考依据；主要内容覆盖了广泛的儿童青少年精神障碍类型，并且每个病例都详细描述了患者的背景、临床表现、诊断过程、鉴别诊断、治疗方案以及随访结果。

本书的编写具有以下特点：

（1）病例覆盖全面：全书共纳入了 32 个病例，不仅涵盖了儿童青少年常见的精神疾病，如孤独症谱系障碍、注意缺陷多动障碍、抑郁障碍等，还挑选了部分较为罕见的疾病，如病毒性脑炎所致精神障碍、酒精依赖综合征等，旨在能够为读者提供一个丰富的资源库，帮助其更好地理解儿童青少年精神疾病的全貌。

（2）内容严谨：整个编写工作由诸多业内资深专家共同完成，各专家精心挑选了具有代表性的病例，确保了内容的全面性和准确性。其中每个案例的临床流程、思维和诊治均基于最新的临床诊疗指南、专家共识以及编写专家组的一致认可，以反映当前相关疾病的最佳临床实践。此外，我们还邀请了多位精神科专家对案例进行了点评和分析，以期为读者提供更多的思考和启示。

（3）可读性强：本书在出版前进行了一系列的同行评审，确保了内容的科学性和专业性。并且，我们在编写过程中尽可能避免使用过于专业或晦涩的术语，以便更多的读者能够理解和受益。

本书的适用对象主要是心理健康专业人士，包括精神科医生、临床心理学家、心理咨询师等，本书将为他们提供丰富的实践指导和治疗策略。此外，本书也考虑到教育工作者、政策制定者、家长以及学生的阅读使用，通过真实案例让非精神科专业人员也能对儿童青少年精神疾病有所了解。

本书的出版是国内众多儿童青少年精神科医师智慧和努力的成果。首先，我特别感谢参与本书编写的专家和同行，他们的专业知识和临床经验使得这部案例集具有极高的参考价值。同时，对于本案例集中的患者和家庭我们也表示无限的敬意和感激。其次，我也由衷感谢参与本书审校和编辑工作的人员，他们的细致工作确保了内容的准确性和可读性。最后，衷心地感谢首都医科大学附属北京安定医院郑毅教授为本书作序。

尽管我们努力确保病例集的准确性和全面性，但由于时间匆促，书中难免有疏漏或不足之处。因此，我们在此谦逊地邀请各位读者提出宝贵的意见，以便在未来的版本中进行改进和完善。

2024 年 3 月

目 录

病例1 病毒性脑炎所致精神障碍 ……………………………………………………1

病例2 酒精依赖综合征 ……………………………………………………………7

病例3 精神分裂症 …………………………………………………………………14

病例4 躁狂发作 ……………………………………………………………………21

病例5 抑郁发作 ……………………………………………………………………27

案例6 重度抑郁发作，伴有精神病性症状 ………………………………………35

病例7 双相情感障碍Ⅰ型 …………………………………………………………42

病例8 双相情感障碍Ⅱ型 …………………………………………………………50

病例9 双相情感障碍：混合发作型 ………………………………………………58

病例10 双相情感障碍：快速循环型 ………………………………………………65

病例11 分离焦虑障碍 ………………………………………………………………72

病例12 特定恐怖 ……………………………………………………………………79

病例13 社交焦虑障碍 ………………………………………………………………86

病例14 广场（场所）恐怖 …………………………………………………………95

病例15 惊恐障碍 ……………………………………………………………………104

病例16 强迫性障碍 …………………………………………………………………110

病例17 分离性运动障碍 ……………………………………………………………116

病例18 创伤后应激障碍 ……………………………………………………………122

病例19 适应障碍 ……………………………………………………………………130

病例20 神经性厌食 …………………………………………………………………136

病例21 神经性贪食 …………………………………………………………………143

病例22 发作性睡病 …………………………………………………………………149

病例23 精神发育迟滞 ………………………………………………………………158

病例24 孤独症谱系障碍1 …………………………………………………………164

病例25　孤独症谱系障碍2 ……………………………………………………171

病例26　发声与多种运动联合抽动障碍 …………………………………………179

病例27　注意缺陷多动障碍合并抽动障碍 ………………………………………186

病例28　抑郁障碍共病注意缺陷与多动障碍 ……………………………………194

病例29　品行障碍 …………………………………………………………………203

病例30　特定学习障碍 ……………………………………………………………210

病例31　网络游戏障碍 ……………………………………………………………218

病例32　非自杀性自伤 ……………………………………………………………225

病毒性脑炎所致精神障碍

一、病历摘要

（一）基本信息

患者女性，13 岁，初二学生，因"精神异常、敏感多疑 2 个月余"来院就诊。

现病史：患者 2 个月前具体诱因不详的情况下出现言语行为紊乱，主要表现为在学校上课时会突然大喊大叫，双手在空中乱抓，表情惊恐，称可以看见许多陌生人围着自己，骂自己"傻瓜"，还可以看到空中有好多小鬼；同时变得敏感多疑，认为周围的老师、同学眼神都针对她，在背后密谋害她，并觉得周围发生的事情都和自己有关系；在家时会把自己关在屋子里，伴有自语自笑，讲话无条理，会无故对父母乱发脾气，激动时会骂父母，甚至动手打父母。随后上述症状时好时坏，并有逐渐加重趋势，严重影响了患者的日常生活和在校学习，在学校班主任的建议下，患者父母遂带其就诊于当地综合医院精神科门诊，门诊诊断"急性而短暂的精神病性障碍"，主要予以"阿立哌唑"口服治疗，最大剂量为 15mg/d，经过治疗后患者精神病性症状较先前稍改善，但仍会觉得周围人对其不友善，偶尔也会自言自语，发脾气。2 天前患者精神病性症状再次发作，在家里大哭大闹，神态紧张，并大叫"你们所有人都是坏人，都想要害我，不要靠近我"，同时伴有消极行为，会拿小刀划自己手臂；夜间睡觉时，会突然醒来，多次起床开灯、关灯，说"外面有人叫我名字，我要出去看看"。患者父母在家对其难以约束，现为求进一步诊治来我院精神科门诊就诊，完善病史后得知患者在行为和精神异常出现前 1 周有过感冒史，主要表现为持续发热、咳嗽，并伴有头痛，自行服用感冒药治疗后症状改善，故没有重视，亦未前往医院进行正规诊治，结合门诊体格检查见其存在意识模糊，颈部有轻微阻力，双侧病理征阳性，病程中未见明显应激事件刺激，无焦虑、抑郁情绪，故拟诊"病毒性脑炎所致精神障碍待排"收治入院，入院后需尽快完善相关检查以明确诊断。

患者本次病程中睡眠较差，主要表现为睡眠时间减少，夜间睡眠浅，进食一般，二便尚正常，近期体重未见明显变化；同时伴有消极言语及自伤行为，有冲动打人表现，无外跑行为，无抽搐、惊厥史，无大小便失禁现象。

既往史：既往体健，否认手术史；否认脑外伤史，否认其他重大躯体疾病史，否认药物及食物过敏史；预防接种史不详。

个人史：第 2 胎，母孕期正常，足月顺产，体格发育无特殊，智力发育正常；6 岁读数，病前在班级学习成绩优秀；病前性格外向，开朗，爱交际。

家族史：否认两系三代以内精神异常史。

（二）体格检查

体温 37.8℃，脉搏 100 次 / 分，呼吸 18 次 / 分，血压 123/80mmHg。发育正常，营养中等，面色潮红，意识略显模糊，颈部有轻微阻力。心率 100 次 / 分，律齐，未闻及杂音。两肺呼吸音清。腹平软，无压痛，肝脾肋下未触及。四肢略僵硬，生理反射存在，双侧巴宾斯基征（＋），戈登征（＋），奥本海姆征（＋）。

（三）精神检查

1. 意识　模糊，对时间、地点、人物定向不准确。

2. 仪态　稍欠整洁，衣着尚得体，年貌相称。

3. 面部表情　部分时间里显得表情茫然，并会在幻视支配下出现恐惧表情。

4. 接触交谈　被动合作，对答不切题，常常答非所问，交流期间存在自言自语现象。

5. 情感　反应不适切，且不稳定，易激惹，会无故对周围人乱发脾气。

6. 感知觉　存明显的言语性幻听，可以凭空听到有许多人骂自己，并存在幻视，可以看到许多陌生人在自己身边，看到空中有小鬼，因此会感到紧张害怕。

7. 思维　联想结构松散，存在关系妄想，认为他人的眼神在针对自己，周围发生的好多事情也都与自己有关系，存在被害妄想，觉得自己的同学老师都在密谋害自己。

8. 意志行为　注意力不集中，意志活动病理性增强，表现为近期在幻觉妄想症状的支配下存在冲动伤人行为；同时存在消极行为，会拿小刀划伤自己的手臂。

9. 性症状　患者为青少年，否认有性活动，亦未见性欲改变。

10. 睡眠　时间减少，入睡困难，夜间会突然惊醒，睡眠质量下降。

11. 食欲　一般，近期体重未见明显变化。

12. 智能　计算力、智能、近期记忆力稍减退，主要表现为可完成简单的数学题目，难以进行复杂的计算；并且做事丢三落四，经常忘记自己准备要做的事情。

13. 自知力　缺乏，可配合治疗，但对疾病没有全面的认识。

（四）辅助检查

1. 血液生化检查　血常规：红细胞计数 4.5×10^{12}/L，白细胞计数 15.62×10^{9}/L，中性粒细胞百分率 82.20%；肝肾功能、电解质及甲状腺功能检测未见异常。

2. 脑脊液检查　脑脊液外观清亮、压力 190mmH₂O，白细胞计数 90×10⁶/L（增多），以淋巴细胞为主，蛋白质 490.50mg/L，葡萄糖 4.0mmol/L，氯化物 120mmol/L。

3. 脑脊液病原学检查　甲型流感病毒 IgM 抗体阳性。

4. 心电图检查　正常心电图范围。

5. 彩超（肝胆胰脾＋泌尿系＋子宫附件）检查　未见明显异常。

6. CT（头颅＋胸部）检查　未见明显异常。

7. 脑电图检查　弥漫性高幅慢波异常，以双侧颞叶为主。

（五）诊断

病毒性脑炎所致精神障碍。

（六）诊疗经过

1. 患者入院后积极完善相关检查，并请院内神经内科会诊，以明确诊断。

2. 明确诊断后，停用抗精神病性药物，主要予以阿昔洛韦抗病毒治疗；期间患者存在发热，体温在 37.6～38.4℃波动，主要予以物理降温处理。

3. 患者病程中存在夜间眠差，夜间睡眠较浅，会出现突然惊醒，故予以奥沙西泮 15mg/晚对症处理，随着睡眠症状改善后，停用。

4. 抗病毒治疗两周后，患者幻听、幻视消失，思维联想大致正常，关系妄想、被害妄想也均消失，情感反应适切，意志活动正常，自知力恢复；体格检查肌张力恢复正常，病理征消失；随后再次完善脑脊液检查，结果恢复正常。

（七）随访

患者家庭支持良好，此次住院治疗效果良好，考虑其精神障碍为器质性疾病引起，在积极治疗原发病后，长期预后佳，后期定期复诊、随访即可。

二、病例分析

1. 病史特点

（1）青少年女性，13 岁，首次发作。

（2）全病程特点为急性发作，总病程 2 个月余。

（3）本次精神异常发作前 1 周有前驱感染史（感冒）。

（4）本次发病主要表现为言语行为紊乱（时而大吵大闹，时而淡漠不语），精神异常，存在幻觉、妄想症状，并在上述症状支配下出现伤人等冲动行为；同时存在认知功能轻度下降。

（5）体格检查可见低热、面色潮红、意识障碍，病理征阳性。

（6）脑脊液检查提示压力增高，白细胞数增多，蛋白质阳性；病原学检查提示甲型流感病毒 IgM 抗体阳性；脑电图检查提示弥漫性高幅慢波异常，以双侧颞叶为主。

（7）风险评估：患者当前存在明确的精神病性症状（幻听、关系妄想、被害妄想）及不协调性的精神运动性兴奋，在上述症状支配下，会出现冲动行为，存在突发意外高风险。

（8）既往史中无重大躯体疾病或脑外伤存在的证据。

2. 诊断与诊断依据

（1）诊断：病毒性脑炎所致精神障碍。

（2）诊断依据：目前符合"病毒性脑炎所致精神障碍"诊断标准。

1）患者本次急性发病，病程 2 个月余，且在发病前存在上呼吸道感染史。

2）入院精神检查存在明显精神行为异常、意识障碍。

3）体格检查提示发热、面色潮红，颈部有轻微阻力，双侧病理征阳性。

4）脑脊液检查提示压力轻度增高，白细胞数增多，以淋巴细胞为主，蛋白质阳性。

5）脑脊液病原学检查提示甲型流感病毒 IgM 抗体阳性。

6）脑电图检查：弥漫性高幅慢波异常，以颞叶为主。

7）功能损害显著，因疾病严重影响日常生活及在校学习。

3. 鉴别诊断

（1）精神分裂症：患者当前存在明确的精神病性症状（幻听、关系妄想、被害妄想）及不协调性的精神运动性兴奋，所以应考虑该诊断。但是精神分裂症不会出现意识障碍、短时间内的认知功能减退，且患者在出现上述精神病性症状之前，有明确的上呼吸道感染史，相关实验室检查、脑脊液检查和脑电图均提示颅内感染可能，故排除诊断精神分裂症。

（2）自身免疫性脑炎：包括抗 N– 甲基 –D– 天冬氨酸受体脑炎等抗体相关自身免疫性脑炎。抗 N– 甲基 –D– 天冬氨酸受体脑炎的症状全面、多样，具有弥漫性脑炎的特点，包括精神行为异常、癫痫发作、近记忆力下降、言语障碍、运动障碍 / 不自主运动、意识障碍、自主神经功能障碍等；头颅 MRI 多数正常，或病灶范围包括边缘系统和其他区域的大脑皮质；部分女性患者合并卵巢畸胎瘤；脑脊液抗 NMDAR 抗体阳性是其确诊依据。

（3）分离 / 转换障碍：患者在发病时也会出现明显精神病性症状，但是分离 / 转换障碍患者发病前一般有明显的社会心理因素，心理因素解除后，症状会自行好转，并且神经系统检查、脑脊液和脑电图检查无异常。而本病例患者在精神异常前并未发现明显社会心理诱发因素，且神经系统检查、脑脊液和脑电图检查均提示颅内感染迹象，故排除诊断分离与转换障碍。

三、疾病介绍

病毒性脑炎是指一组可能与病毒感染有关的急性脑病综合征。目前能够导致病毒性脑炎的病毒主要包括乙脑病毒、肠道病毒、疱疹病毒、虫媒病毒等。本病多发生于青壮年，男女性别无差异，系全年散发，无明显季节性。病毒性脑炎的发病率因人群、地域和季节而不同，占脑炎患者的 20% ~ 50%。大多数患者预后良好，但也有少数患者起病急骤，进展迅速，易造成不同程度的神经系统后遗症，可在短期内死亡，是严重影响世界公共卫生的主要疾病之一。病毒性脑炎由于炎症侵犯脑实质的部位不同，临床表现各异，其中 1/3 的患者以精神障碍为首发症状。病毒性脑炎所致精神障碍多为急性或亚急性起病，神经认知障碍主要体现在急性期，表现为不同程度的意识障碍、认知损害和精神病性症状，在某些病例可出现谵妄。同时，部分患者可伴有癫痫发作，其中以全身性发作最多。

病毒性脑炎所致精神障碍鉴别诊断主要与功能性精神障碍（如精神分裂症、分离转换障碍）及其他颅内感染性精神障碍区分，可依据其诊断标准（详见病例 1 表 1）进行鉴别。

病例1表1　病毒性脑炎所致精神障碍的诊断标准

症状标准
1. 符合颅内感染所致精神障碍的诊断标准
2. 出现意识障碍前，常有呼吸道或消化道感染史，可有明显的精神运动性紊乱
3. 至少有下列 1 项智能损害或神经系统症状：肌张力增高、偏瘫、腱反射亢进、病理反射阳性、脑膜刺激症状、自主神经症状、颞叶或额叶损害
4. EEG 或颅脑 CT/MRI 检查异常
5. 实验室检查：病毒分离、聚合酶链反应（PCR），或病毒抗体测定（如免疫酶联吸附分析法，简称 ELISA）阳性
严重标准
日常生活或社会功能受损
病程标准
急性或亚急性起病，精神障碍的发生、发展及病程与颅内感染相关
排除标准
1. 排除功能性精神障碍、其他颅内感染性精神障碍
2. 本病有颅内占位性病变症状时，应做 CT/MRI 等检查与脑瘤鉴别

在治疗方面，目前尚无特效治疗小儿病毒性脑炎的方法，一般多采用综合治疗，

以抗病毒（阿昔洛韦等）及对症支持治疗为主。轻症者给予抗病毒、降颅内压及保护脑细胞等治疗；重症者给予丙种球蛋白以及激素等治疗，可辅助高压氧、中医中药、营养脑细胞、自由基清除剂等提高治疗效果，尽可能降低远期并发症的发生及死亡率。存在癫痫发作者，应进行抗癫痫治疗（如丙戊酸钠等）；而对精神症状明显的患者可辅以小剂量非典型抗精神病药（利培酮、奥氮平、奋乃静等）。一般尽早治疗，预后良好。

在临床护理方面，由于患者有意识障碍，不能正确判断周围环境，且受到妄想、幻觉等精神病性症状的影响存在高自伤或伤人毁物风险，故需要加强安全护理和动态临床观察，谨防消极和其他病理性异常行为，如自伤、冲动、出走等。

四、病例点评

夏磊博士提供的这个案例是临床上比较常见但又不易识别、比较容易误诊的案例。常见是因为三分之一的病毒性脑炎会出现精神障碍，但大多数的病毒性脑炎除了有精神症状还会合并意识障碍、发热、脑电图异常、尿失禁、神经系统体征等。病程呈渐进性发展，所以首发的精神症状在两周后逐渐被躯体和神经系统症状所掩盖，一般病程不超过1个月基本可以明确诊断。该案例以精神病性症状为主，持续时间较长，临床上极易误诊为功能性精神障碍。如果没有及时抗病毒治疗而只是单纯使用抗精神病药则会延误病情，严重者会有生命危险。精神科医师长期未从事内科疾病的诊治有时会对此类疾病认识不足，尤其是精神专科医院的青年医师，这也是精神科常见的医疗纠纷发生点。因此作为精神科医师一定要加强三基培训，特别是神经科的轮转学习或培训必不可少。

（病例提供者：夏　磊　刘乐伟　刘寰忠　安徽医科大学附属巢湖医院）

（点评专家：刘寰忠　安徽医科大学附属巢湖医院）

参考文献

[1] 陆林.沈渔邨精神病学（第6版）[M].北京：人民卫生出版社，2018.

[2] 中华医学会精神科分会.CCMD-3中国精神障碍分类与诊断标准[M].济南：山东科学技术出版社，2001.

[3] 关鸿志.病毒性脑炎的诊治[J].中华神经科杂志，2022，55（7）：747-754.

[4] 冯绵烨，娄燕.病毒性脑炎的诊治研究进展[J].中华诊断学电子杂志，2019，7（1）：66-70.

酒精依赖综合征

一、病历摘要

（一）基本信息

患者男性，17岁，因"反复饮酒3年，伴眠差、冲动2年余"入院。

现病史：患者在3年前因失恋开始偷饮酒，当时喝的不多，一般一次只喝1～2两。后饮酒次数逐渐增多，酒量也越来越大，经常一个人在家饮酒，平均一天能喝一斤多，饮酒后出现话多、发脾气等症状。家人如若劝阻，患者便不耐烦，同家人争吵，有时还偷偷买酒藏在家里难以找到的地方。约2年前，患者开始出现随时饮酒，醉酒时间明显增多，并出现睡眠差、冲动易怒、注意力及记忆力下降等症状，只要每隔几个小时不喝酒就会出现头晕、烦躁不安、双手抖动等不适。并因醉酒出现酒后步态不稳、多次跌倒的情况。2021年10月，酒后跌倒致头部摔伤。2022年6月，酒后从楼梯坠落导致患者右侧髂骨骨折。病程中曾两次出现酒后意识丧失、四肢抽搐、双眼上翻、口吐白沫等癫痫样症状，因患者难以管理，家属多次带患者在当地医院就诊。最近一次就诊时间为2022年6月，于外院诊断为"使用酒精引起的精神和行为障碍"，予"丙戊酸钠、奥沙西泮"等药物治疗，效果欠佳。患者出院后仍继续饮酒，不喜食饭菜，经常整夜不睡，易发火，在家砸东西。现为求进一步治疗，其家人带患者来我院住院治疗。病程中，患者意识清，体重无明显变化，睡眠、饮食差，大小便正常。

既往史：否认重大躯体疾病史。

个人史：第1胎，母孕期正常，兄妹2人，病前性格外向。

家族史：否认两系三代以内精神障碍史。

（二）体格检查

体温36.4℃，脉搏90次/分，呼吸19次/分，血压130/80mmHg，体重55kg。意识清晰。双肺呼吸音清，未闻及干湿性啰音。心率90次/分，心律齐。腹软，肝脾肋下未及。四肢活动自如，病理征未引出。

（三）精神检查

1. **意识**　清晰，对时间、地点、人物定向准确。

2. 仪态 貌龄相符，衣着适时，整齐。

3. 面部表情 面容疲惫。

4. 接触交谈 接触合作，对答切题。

5. 情感 反应适切，饮酒后情感不稳、易激惹，容易对周围人乱发脾气。

6. 感知觉 无感觉障碍，无错觉及感知综合障碍。

7. 思维 连贯性可，未引出被害、关系妄想。

8. 意志行为 注意力尚集中，意志要求病理性增强，表现为饮酒无度，随时饮酒，甚至在家偷偷藏酒。饮酒后有冲动行为，在家打砸东西。

9. 性症状 患者为青少年，否认有性活动，亦未见性欲改变。

10. 睡眠 时间减少，入睡困难，夜间会突然惊醒，睡眠质量下降。

11. 食欲 较差，近两年来患者明显消瘦，具体不详。

12. 智能 患者智能、计算力正常，近期记忆力稍减退。

13. 自知力 部分存在，患者认为自己饮酒成瘾，可配合治疗，但对疾病没有全面的认识。

（四）辅助检查

1. 头颅 CT 检查 未见明显异常。

2. 脑电图检查 正常脑电图。

3. 智商测定 无异常。

4. 血常规检查 白细胞计数 5.98×10^9/L，血红蛋白 146g/L，血小板计数 175×10^9/L。

5. 血液生化检查 谷丙转氨酶 22U/L，谷草转氨酶 47U/L，尿素 3.9mmol/L，肌酐 53μmol/L。

（五）诊断

酒精依赖综合征。

（六）诊疗经过

1. 患者入院后积极完善相关检查，评估躯体症状。

2. 根据交叉耐受原理，予地西泮进行替代治疗，起始剂量为 10mg 1 次 /6 小时口服，5 天后减量至 5mg 1 次 /6 小时，7 天后减量至 2.5mg 1 次 /6 小时，随戒断症状逐渐消失，于入院 11 天时停用地西泮，期间未发生震颤。

3. 患者肝功能基本正常，无贫血表现，近期饮食较差，予复合维生素 B_1 片 3 次 /日补充营养。

4. 停用地西泮后，改用米氮平 7.5mg/ 晚缓解抑郁情绪，降低饮酒渴望。住院 2 周后，患者戒断症状基本消失，饮酒渴望较前改善明显。嘱患者按时服药，定期门诊随访，密观患者酒精戒断保持情况。

（七）随访

患者治疗后 3 个月内未出现成瘾表现，人际关系改善，与家人关系较前缓和，现到本地厨师学校培训，准备今后从事厨师职业。

二、病例分析

1. 病史特点

（1）患者为 17 岁男性，病程 3 年余，系为缓解情绪问题而开始饮酒，久之形成酒依赖。

（2）病程中，患者饮酒量逐渐增大（耐受性增加），出现随时饮酒等表现，自己会偷偷藏酒，只要几个小时不饮酒就会出现头晕、烦躁等不适（戒断症状），多次住院戒酒后复饮。病程中出现过两次酒精性癫痫症状。患者出现酒精使用的耐受性增加和戒断症状，符合酒精依赖的特点。近期饮食、睡眠均较差。

（3）体格检查无明显异常。

（4）精神检查意识尚清晰，无幻觉妄想，智能正常，记忆力稍减退，自知力不全。

（5）患者头颅 CT 及脑电图无明显异常，且肝功能基本正常，未见贫血表现。

2. 诊断与诊断依据

（1）诊断：酒精依赖综合征。

（2）诊断依据

1）患者嗜酒 3 余年。

2）饮酒量逐渐增大，耐受性增加，存在病理性觅酒等行为，生活以饮酒为中心，在躯体出现多方面疾病时，不能自控停止饮酒，整日以饮酒为欢。

3）几个小时不饮酒就会出现头晕、烦躁、双手抖动等戒断症状，曾多次戒酒，戒酒后又重饮。

3. 鉴别诊断

（1）脑器质性精神障碍：患者入院前在家中有明显的攻击行为表现，脑器质性精神障碍也有攻击性行为，但是脑器质性精神障碍的患者在起病的急性期主要表现为意识障碍或谵妄表现，慢性期往往出现记忆力方面的智能损害和人格改变。根据患者现表现并没有意识障碍，其幻觉、妄想及思维异常完全在意识清楚下出现的。同时其智能及定向力无明显改变，因此可以加以鉴别。另外患者入院时脑 CT 等检查也没有特征性表现，故可排除该诊断。

（2）双相情感障碍：患者有冲动行为等情绪不稳的表现，需与双相情感障碍相鉴别。但患者情绪不稳的情况是在饮酒后出现，未饮酒时患者存在后悔言语，未见冲动、多疑的情况，故可排除。

三、疾病介绍

酒滥用和酒依赖是当今世界严重的社会问题和医学问题。最近据世界卫生组织估计，在中国男性中，酒精使用障碍患病率为6.9%，女性为0.2%。过度饮酒不仅会导致戒断反应、癫痫、幻觉、谵妄等，还与癌症、糖尿病、消化道疾病、心血管疾病、神经系统疾病及伤害行为（如交通事故、自杀、攻击行为）的发生关系密切。

饮酒问题的发生与社会文化关系密切，且酒精依赖有家族聚集性，一级亲属有酒依赖者是最强有力的饮酒问题预测指标。个性外向、冲动、寻求刺激者酒依赖风险更高。乙醇脱氢酶（ADH）和乙醛脱氢酶（ALDH）相关基因对酒精代谢和依赖倾向影响很大。

1. 临床表现　酒精依赖的临床特征如下，其症状并非单纯的有或无，而是有不同的严重程度。

（1）固定的饮酒方式：多数饮酒者多能控制自己的饮酒行为，根据环境调整自己的饮酒方式。但是，酒依赖者饮酒方式比较固定，如晨起饮酒，在不应该饮酒的时间、场合也饮酒，主要是为了维持体内酒精浓度，以免出现戒断症状。

（2）特征性寻求饮酒行为：酒依赖者把饮酒作为第一需要，为了饮酒可以不顾一切，可以采用任何手段。患者明知道继续饮酒的严重后果，但难以自制。

（3）酒耐受性增加：表现饮酒量增加。但在晚期，由于肝功能受损，耐受性反而下降，表现"一喝就醉"，但又"不喝不行"。酒耐受性增加的同时，对其他药物（如巴比妥类、苯二氮䓬类）也会出现交叉耐受。

（4）戒断症状：可轻可重，重者可危及生命，与个体差异和依赖程度有关。戒断症状的发生与体内酒精浓度有关，依赖严重者晨起就要饮酒，目的是缓解戒断症状。戒断症状主要有震颤、恶心、出汗、情绪不稳等。

（5）为了避免戒断症状而饮酒：在依赖的最初阶段，患者觉得需要在午饭喝酒以缓解不适；随着症状发展，患者需要晨起饮酒；后来需要在夜间饮酒，最后是身不离酒。在我国，很多处于依赖早期的患者，因为喝酒的机会较多，从来没有出现过戒断症状，直到晨起饮酒才发现自己可能成瘾了，但患者往往找很多借口，有意、无意否认是自己的问题，等到医院看病，已经到了严重依赖的阶段了。

（6）渴求：特别想喝酒，渴求往往与环境有关。

（7）多次戒酒失败：患者多次戒酒，但总是保持不了多长时间，又再次饮酒。

此外，饮酒导致明显的不良后果，如不能完成重要的工作、学业，损害了躯体、心理健康，甚至导致法律上的问题等，有明显的耐受性增加或戒断症状，称之为酒精滥用。由于依赖与滥用是一个连续谱，在 DSM-5 中，两者被合并称为酒精使用障碍。

2. 酒精相关障碍的诊断　饮酒史及临床特征是酒精依赖最主要的诊断依据。通过多个途径获得患者详细的综合饮酒史，结合上述酒精依赖的临床特征从而进行诊断。

此外，酒精依赖患者往往有特征性的外部特征：结膜、鼻子、面颊皮肤毛细血管增生，戒断患者有震颤，某些患者体格检查可发现肝大、心率快等。

3. 酒精相关障碍的治疗　治疗的第一步是建立良好的医患关系，取得患者的配合。

（1）积极治疗原发病和并发症：临床上酒依赖患者常常共患有精神障碍，最常见的是人格障碍、焦虑障碍、抑郁障碍、分裂症样症状等。这些疾病与酒依赖往往互为因果，治疗时不应忽视。

此外，诸如肝脏、心脏等躯体并发症也要优先处理，必要时请内科医生会诊处理。

（2）加强营养：酒依赖患者由于生活不规则、大量饮酒，抑制食欲，进食较差。酒仅能提供能量，不含机体所需的蛋白质、维生素、矿物质、脂肪酸等物质，加上患者的胃肠、肝脏功能损害，吸收障碍，所以严重酒瘾者往往缺乏营养物质，其中以 B 族维生素及叶酸缺乏最为常见，需要积极补充。

（3）药物治疗

1）急性酒中毒的治疗：急性酒中毒的救治原则基本上同其他中枢神经抑制剂中毒的救治，包括催吐、洗胃，生命体征的维持，加强代谢等一般性措施。此外，阿片受体拮抗剂纳洛酮也可用于急性酒中毒的救治。一般用法为肌内注射 0.4 ~ 0.8mg/ 次，也有用 0.4 ~ 0.8mg 溶解在 5% 的葡萄糖溶液中静脉滴注，可重复使用，直至患者清醒为止。小儿用量与成人相同。

2）戒断症状的处理

A. 单纯戒断症状：由于酒精与苯二氮䓬类药理作用相似，在临床上常用此类药物来解除酒精的戒断症状。要足量，不需要缓慢加药，这样不仅可抑制戒断症状，而且还能预防可能发生的震颤谵妄、戒断性癫痫发作。地西泮剂量一般为 10mg/ 次，3 ~ 4 次 / 日，首次剂量可更大些，口服即可，2 ~ 3 天后逐渐减量，无须加用抗精神病药物。由于酒依赖者的成瘾素质，所以应特别注意，用药时间不宜超过 5 ~ 7 天，以免发生对苯二氮䓬类的依赖。如果在戒断后期有焦虑、睡眠障碍，可试用抗抑郁药物。

对于住院患者，可以给予地西泮 10mg，每小时 1 次，直到症状被控制为止。如果患者有呕吐，可给予甲氧氯普胺 10mg 口服或肌内注射。

B. 震颤谵妄：谵妄在断酒后 1 ~ 4 天出现，多在 3 ~ 4 天达到极期，需要注意的是脑、代谢、内分泌问题也可出现谵妄，应予鉴别。处理上需保持环境安静，专人看护，注意保温，预防感染。

首选苯二氮䓬类镇静，地西泮 1 次 10mg，每日 2 ～ 3 次，肌内注射，根据患者的兴奋、自主神经症状调整剂量，直到谵妄消失为止。必要时可选用氟哌啶醇控制精神症状，5mg/ 次，肌内注射，随症状的强弱增减剂量。必要时可静脉滴注。

C. 酒精性幻觉症、妄想症：大部分的戒断性幻觉、妄想症持续时间不长，用抗精神病性药物治疗有效，可选用第二代抗精神病药物，如利培酮口服，剂量不宜太大，在幻觉、妄想被控制后可考虑逐渐减药，无须长期服用。

D. 酒精性癫痫：可选用苯巴比妥类药物，注射使用。在原有癫痫史的患者，在戒断初期就应使用大剂量的苯二氮䓬类，或者戒酒前 4 天给予抗癫痫药物，如丙戊酸钠（600mg/d），预防癫痫发生。

3）戒断后维持治疗

A. 酒增敏药：是指能够影响乙醇代谢、增高体内乙醇或其代谢物浓度的药物。此类药物以戒酒硫为代表，柠檬酸氰氨化钙、呋喃唑酮也有类似作用。预先 3 ～ 4 天服用足够剂量的戒酒硫，可使人在饮酒后 15 ～ 20 分钟出现显著的体征或症状，如面部发热，不久出现潮红、血管扩张，头、颈部感到强烈的搏动，出现搏动性头痛；呼吸困难、恶心、呕吐、出汗、口渴、低血压、直立性晕厥、极度的不适、软弱无力，严重者可出现精神错乱和休克。敏感者仅仅 7ml 酒精即会引起症状，一旦出现反应，轻微者可持续 30 分钟，严重者可持续几个小时，症状消失后精疲力竭，深睡几小时可恢复。由于乙醛综合征的不愉快感觉和身体反应使得嗜酒者见到酒后"望而怯步"，以达到戒酒的目的。

B. 抗渴求药：以纳曲酮和阿坎酸钙为主要代表。

纳曲酮为阿片受体拮抗剂，可降低饮酒所致欣快感、复饮率。其用法为戒断后门诊随访第 1 周内快速加量至 25 ～ 50mg/d。

阿坎酸钙为 GABA 受体激动剂，通过刺激 GABA 抑制性神经递质及降低谷氨酸盐兴奋作用，从而达到抗渴求作用。该药不经肝脏代谢。常用剂量为每次 2 片（666mg），每日 3 次。由于该药也可以控制急性戒断症状，戒酒后即可开始并维持使用。

（4）社会心理干预：酒精依赖原因复杂，治疗中需注意激发戒酒者改变的动机，提高治疗依从性。此外，改善家庭关系、矫正心理行为问题、建立社会支持系统等均有助于患者的心理社会康复。

门诊实践中，对于酒精依赖不严重的患者，可以遵循患者为中心的简短干预（brief interventions，BIs）方法对其进行劝导。其基本方针可以概括为强调责任、鼓励引导、提供方法、充分共情和建立信心。

四、病例点评

张凯博士提供的这个案例是一个青少年酒精依赖的案例。该患者从 14 岁开始饮酒，饮酒的数量逐步增加直至出现依赖和耐受性下降，导致意外和癫痫发作。对于未成年人出现酒精依赖的案例相比成人是较少的。但合并品行障碍以及青少年人格问题的青少年出现的物质依赖比例较高。烟草、网络、赌博、酒精和一些青少年容易获取的物质容易造成滥用。近些年青少年吸食笑气（一氧化二氮）、滥用感康、右美沙芬的案例时有报道，这些都给我们带来警示要高度关注儿童青少年的物质滥用问题。儿童青少年还属于大脑发育的关键时期，相比成人更容易成瘾。该案例就是典型例子。治疗上后期的心理支持十分关键，否则可能一遇到烦恼就会复饮。

（病例提供者：张　凯　安徽医科大学附属巢湖医院）

（点评专家：刘寰忠　安徽医科大学附属巢湖医院）

参考文献

[1] Carvalho AF，Heilig M，Perez A，et al.Alcohol use disorders[J].The Lancet，2019，394（10200）：781-792.

病例3

精神分裂症

一、病历摘要

（一）基本信息

患儿女性，13岁，汉族，初中一年级学生，因"渐起凭空闻语、敏感多疑近1年"于2022年7月20日非自愿第二次入院。

现病史：患儿2021年8月（12岁）六年级暑假开始凭空听到有人讲话的声音，主要是同学和老师，内容多为日常琐事，较模糊，一直未告诉父母。2021年9月上初中后症状加重，声音越来越清晰，不局限于同学和老师，有时能听到明星的声音，内容多为说自己学习差、说自己手脏等，因此反复洗手。为此觉得情绪差、开心不起来，之后逐渐出现上课注意力不集中，总是走神。2021年10月月考成绩明显下降，并出现行为异常，白天在家关窗帘开着灯，自诉全国乃至全世界人民会通过社交媒体监视自己。经常自言、自语、自笑，家人问其跟谁说话及自笑原因均不回答。出门觉得没有安全感，觉得街上的陌生人都在看着自己。于2021年11月5日在当地医院就诊，诊断"抑郁障碍？"，曾服用"舍曲林"最大25mg/d治疗效果不佳，上述症状无明显好转。于2021年11月10日首次就诊于我院门诊，诊断"精神障碍？"，予以减量"舍曲林"，加用"阿立哌唑"至1.25mg/d，仍存在凭空闻语、疑心等症状。2021年11月22日至2022年1月26日住院治疗，"阿立哌唑（安律凡）"20mg治疗维持4周后患儿精神病性症状较前有所缓解，但仍有较多凭空闻声及被监视感等表现，故考虑换用为"利培酮"为主治疗，渐调整为"利培酮口服液（维思通）4.5ml/d、阿立哌唑（安律凡）2.5mg/d、盐酸苯海索6mg/d"治疗后患儿病情明显改善，幻觉较前减少，予好转出院。出院后规律服药。2022年4月28日门诊复诊，患儿症状好转，自笑消失，但仍时有凭空闻声，内容仍多为别人对自己的评价，说自己长得不好看，生活较懒散，个人卫生差，不愿意洗澡。调整用药为"利培酮口服液（维思通）5ml/d、阿立哌唑（安律凡）2.5mg/d"。2022年6月6日门诊复诊患儿凭空闻声有所改善，生活自理仍较差，并再次无明显诱因出现自言自语、自笑，门诊调整用药为"利培酮口服液（维思通）5ml/d、阿立哌唑（安律凡）5mg/d"。症状改善不明显，经常凭空听到有人在批判自己的外貌、成绩和家境等，偶有凭空看到人影，自言自语，自笑，情绪不稳，时有低落，容易烦躁，好发脾气，会摔砸东西，有一次用小刀划伤自己的手臂。为求进一步诊治入院治疗，门诊以"儿童精神分裂症"收治入院。

患儿病程中无明确的感染、中毒、头部外伤史，否认既往存在持续兴奋话多的情况。病程中饮食、睡眠可，大小便如常。入院前 2 周饮食稍差，睡眠较多，大小便如常。否认发热、咳嗽、流涕等症状。

既往史：2021 年 8 月因身高发育迟缓于当地医院打"生长激素"。存在过敏性鼻炎，目前规律使用鼻喷剂控制良好。否认食物、药物过敏史，否认重大躯体疾病史，否认传染病史。

个人史：G1P1，母孕期无特殊，足月顺产。病前性格：内向，固执，倔强，容易自卑，多愁善感，爱幻想。患儿母亲反映患儿自小智力发育无异常，理解能力、学习能力均良好，体格发育稍差，身高偏中下，人际交往一般，7 岁上一年级，小学学习成绩中等，初中后成绩中下等。

家族史：否认两系三代神经精神疾病史。

（二）体格检查

体温 36.9℃，脉搏 98 次 / 分，呼吸 18 次 / 分，血压 117/71mmHg。意识清晰，颈软，甲状腺无肿大。心率 98 次 / 分，律齐，各瓣膜区未闻及杂音。两肺呼吸音清，未闻及干湿性啰音、摩擦音等。腹部平软，无压痛、反跳痛，肝脾肋下未及。四肢无畸形，活动自如。神经系统查体未见明显阳性体征。

（三）精神检查

意识清晰，定向力完整，头发杂乱，衣物欠整洁，接触被动，问话少答，注意力不集中，思维联想散漫，可引出关系妄想、被害妄想、被监视感、评论性幻听，表情显呆愣，情感反应不协调，意志行为减退，个人卫生差，无自知力。

1. 意识　清晰，时间、地点、人物定向力均准确。

2. 仪态　稍欠整洁，头发稍杂乱，衣着尚得体，年貌相称。

3. 面部表情　大部分时间表情显呆愣，偶尔有无故自笑。

4. 接触交谈　被动合作，对答尚切题，交流期间偶有自言自语。

5. 情感　反应不适切，提及过往发生的悲伤和开心的事情均没有反应。

6. 感知觉　存在明显的言语性幻听，可以凭空听到有许多人评论自己。

7. 思维　联想结构松散，存在关系妄想，认为他人的眼神在针对自己，周围发生的好多事情也都与自己有关系；存在被监视感及被害妄想，觉得全国人民都在监视自己，对自己图谋不轨。

8. 意志行为　注意力不集中，意志活动病理性减退，表现为近期生活变得懒散，个人卫生料理差，不愿外出，不愿与人交流。

9. 性症状　患者为青少年，否认性欲改变。

10. 睡眠　时间增多，每日睡眠时间可达到 10 小时。

11. 食欲　一般，近期体重未见明显变化。

12. 智能　患者智能、计算力、近期记忆力稍减退。

13. 自知力　缺乏，可配合治疗，但对疾病没有全面的认识。

（四）辅助检查

1. 血液生化检查　血常规、尿常规、生化组合、免疫组合均未见明显异常。甲状腺激素组合：甲状腺球蛋白 0.32μg/L↓，甲状腺球蛋白抗体 120U/ml↑，甲状腺过氧化物酶抗体 91.52U/ml↑；性激素组合：垂体泌乳素 2759.0mIU/L↑。

2. 彩超（腹部＋妇科＋甲状腺）　甲状腺左侧叶囊性结节（TI-RADS：1级），余未见明显异常。

3. 磁共振　头颅 MRI 平扫未见明显异常。头颅 MRA 血管成像显示：垂体上缘膨隆，必要时动态增强；右侧上颌窦囊肿。垂体动态增强扫描（组合）：垂体饱满，动态增强扫描未见明显异常。

4. 脑电图　未见明显异常。

（五）诊断

儿童精神分裂症。

（六）诊疗经过

1. 入院后积极完善相关检查，明确诊断。

2. 予以第二代抗精神病药物利培酮口服液（最大剂量 5ml/d）为主进行干预治疗，精神病性症状改善不明显，予以氯氮平（112.5mg/d）联合利培酮（3ml/d）治疗，考虑到患儿垂体泌乳素水平高，在上述药物基础上予以加用阿立哌唑（2.5mg/d）调节泌乳素；患儿精神病性症状有所缓解，幻听频率明显降低，关系妄想、被监视感、被害妄想均明显减少，自知力恢复部分，能意识到幻听内容是假的，学会忽视。

（七）随访

门诊随访，患儿复学，课堂上注意力欠集中，有时会被声音影响，成绩在班级中等偏下；生活自理能力仍稍差，外貌稍邋遢，较住院期间有所好转；问答切题，接触合作，存在评论性幻听，内容为同学说自己家房子装修的好看，情感反应较平淡，自知力部分，能意识到这是假的声音，有时声音大的时候会觉得烦。

二、病例分析

1. 病史特点

（1）患儿青春期女性，13 岁，首发年龄 12 岁。

（2）首发表现为评论性幻听的精神病性症状；本次发作病程总计 1 年，表现为在评论性幻听基础上出现关系妄想、内心被揭露感和被监视感等精神病性症状。

（3）风险评估：当前表现为评论性幻听、关系妄想，病情较严重，PANSS 评分为 82 分，精神病人暴力风险评估记分 10 分，高暴力风险，自杀风险评估量表记分为 5 分，低自杀风险。

（4）既往史及本次发病以来无躯体疾病及脑器质性疾病存在的证据。

2. 诊断与诊断依据

（1）诊断：精神分裂症。

（2）诊断依据：根据 ICD-10 诊断标准，目前符合"精神分裂症"诊断标准。

1）本次发病以评论性幻听、关系妄想为主。

2）发病时间达 3 个月。

3）既往未见明显抑郁或躁狂症状。

4）排除脑器质性疾病所致精神障碍，精神活性物质所致精神障碍。

5）功能损害显著：无法正常学习、社交、生活，导致入院。

6）发病年龄在 13 岁以前。

3. 鉴别诊断

（1）抑郁发作：患儿病史中可见有情绪差、高兴不起来等表现，故需要和此疾病相鉴别，但患儿病程中以精神病性症状首发，情绪症状为继发并与精神病性症状相关，故暂不考虑此疾病。

（2）注意缺陷与多动障碍：患儿病史中可见上课注意力不集中、无法安心听课等表现，故可与此疾病相鉴别，但患儿注意力缺陷问题非自幼出现，且与精神病性症状密切相关，继发于精神病性症状，故暂不考虑此疾病。

三、疾病介绍

儿童少年精神分裂症（childhood-onset schizophrenia，COS）是指一组病因未明，起病于 18 岁以前，以个性改变、特征性思维障碍、情感和行为异常且与环境不协调为主要表现的精神障碍。病程多迁延，反复发作、加重或呈慢性化衰退的过程，少部分可保持痊愈或基本痊愈状态。由于儿童少年患者词汇量有限及对内心体验描述困难，因此早期不容易识别。相对成年期起病的精神分裂症患者而言，儿童少年的预后较差。

1. COS 的概况及临床特征　DSM-5 将儿童少年精神分裂症分为 13～18 岁发病的早发性精神分裂症（early onset schizophrenia，EOS），与 13 岁以前发病的早早发精神分裂症（very early onset schizophrenia，VEOS）或称青春期前精神分裂症。据报道，VEOS 的患病率约为 0.1‰，其中 10 岁以前发病的精神分裂症约占 VEOS 的 20%。EOS 的患病率约为 0.5%，虽然目前有关 EOS 发病率的流行病学资料很少，但多数研究者认为 COS 发病率很低，据 Burd 等的调查，2～12 岁儿童中精神分裂症的发生率小于 0.1‰，但当儿童进入 13 岁后，精神分裂症的发病率呈显著性增长。

COS 临床表现与成人不完全相同，因为儿童少年的大脑正处于发育期，认知功能不完善，思维尚未成熟，以具体形象思维为主，言语功能和思维过程发展不完善，情感体验不深刻，言语表达能力不充分。儿童少年临床表现没有成人典型和明显。妄想比较少见，即使有妄想，也偏简单、不系统，常以病理性幻想代替妄想。儿童少年期症状以行为异常较明显。尽管如此，若仔细分析，患儿仍有个性、思维、感知、情感、运动和意志行为等方面的改变，并且因年龄、生理、心理的特征不同，各有不同。

2. COS 的治疗和功能康复　COS 的具体治疗方案包括药物治疗、心理治疗、家庭指导、社会支持、康复训练，以及物理治疗。

（1）药物治疗：在药物治疗方面，COS 治疗难度较成人更难，对于阳性症状明显的患儿一般使用利培酮、阿立哌唑等，对于难治性 COS 考虑氯氮平治疗。急性期药物治疗原则上需要个体化方案，开始剂量宜低，由于抗精神病药物作用往往需要用药后 2～3 周才会出现，所以用药早期不宜加快，最好每周加量 1 次，最多一周加量 2 次。巩固期治疗一般需要 6～12 个月，维持治疗一般需要 12～24 个月。治疗过程中应对儿童青少年的实验室检查和抗精神病药治疗效果及不良反应进行基线和随访监测。在治疗的过程中，需要对患者进行多方位的监测，包括代谢（体重增加以及糖尿病）、锥体外系反应（失能症、运动障碍和肌张力障碍）、心血管问题（QT 间期延长）、激素水平（血浆催乳素水平升高）以及其他不良反应（包括不愉快的主观体验、与其他药物的相互作用）。若检验结果有异，则应缩短监测的时间间隔。

（2）物理治疗：包括改良电休克（MECT）治疗和经颅磁刺激（TMS）治疗。MECT 适用于 13 岁以上患者，表现为极度兴奋躁动、冲动伤人，木僵或亚木僵，精神症状所致拒食、出走，精神分裂症疾病过程中或病后严重的抑郁情绪、自杀等情况。有研究显示 MECT 联合抗精神病药物治疗 COS 疗效显著，不良反应少，并且安全性高。TMS 是一种新兴的神经精神病学工具，主要是通过在大脑中感应微弱电流的快速变化的磁场对皮层神经元进行非侵入性刺激。有研究发现 COS 患儿使用 TMS 治疗后，他们的阳性和阴性症状都可以得到改善。

（3）心理治疗：包括认知行为治疗（CBT）、家庭治疗等，认知行为治疗应由受过培训的技术人员按照既定的、有效的方案实施，并定期督导。CBT 主要以一种合作的方式进行，教导患者评估自己的思维、感觉、行为和症状之间的关系；重新评估与症状相关的感知、信念和思维过程；寻找改善症状的有效方法；保护/提高自尊；缓解压力以及改善功能。目前还没有针对儿童少年精神分裂症患者的 CBT 随机对照试验，大多数证据都与成人研究有关，并侧重于个体 CBT。对青少年晚期和青年期首次发病个体的研究已经提示了 CBT 对精神分裂症的康复有益。虽然迄今为止还未见研究中将个体 CBT 与团体 CBT 的疗效进行比较，但文献提示，团体 CBT 可能对 EOS 患者更有益。家庭治疗需要掌握患儿与其家长之间互动的情况，开展系统家庭心理治疗，对患者及其家庭成员中出现的各种可能对病情产生影响的生活事件进行心理干预，如学习成绩不良、家庭气氛紧张、家长面对一系列心理应激所产生的抑郁和焦虑情绪等。

（4）家长指导：家长应改变养育态度和养育方式，处理好与患儿的关系，增进了解和互相支持，当他们有微小的进步时，应及时给予鼓励以帮助他们建立信心。家长要积极参与，多多听取医师的建议，学习科学养育技能，促进患儿身心健康发展。

（5）社会支持：社会上相关部门应支持精神分裂症患儿继续完成学业，或在正常的环境中找到能够实现个人目标的工作。因此，对于学龄期的儿童少年应尽可能提供继续教育；对学龄以上的患者应提供就业援助计划，以帮助他们找到工作或重返工作岗位。迄今为止，教育支持模型的研究较少，但其在实现教育/培训目标上显示出了潜力。有研究表明，支持性就业模式是最有效的职业康复方法之一。

（6）康复训练：适用于维持治疗期的患者。主要是社会适应能力训练，包括生活自理能力和职业技能训练；主要内容有植树、除草、种花、洒水、手工编织、泥工、折纸、打扫卫生、饲养小动物、制作工艺品等劳作训练或职业治疗；欣赏音乐、看电影或电视、听广播、组织游戏、跳舞、旅游、参加体育比赛等娱乐活动；以小组形式，采用模仿、预演、实践、反馈及社会强化等方法的人际交往技巧训练。通过康复训练让患者学会掌握日常生活能力和人际交往技巧，防止社会功能的衰退。

综上所述，COS 是一类对儿童少年影响巨大的精神障碍，其诊断及治疗要远比成人困难，从前驱期开始一直到维持治疗期是一个漫长的过程，需要医生、家庭、社会多方面的支持。

四、病例点评

该案例起病年龄小，小学六年级发病，主要表现为高频率的言语性幻听、评论性幻听，随着病情的演变出现关系、被害妄想。这类的儿童会因为受症状的影响表现出来抑郁情绪，同时因为年龄小医生往往"不愿意"或"舍不得"诊断精神分裂症，故在早期极易被诊断为伴有精神病性症状的抑郁障碍。鉴别的要求就是精神病性症状的特点不同和使用抗精神病药的剂量不同。儿童精神分裂症的治疗量往往需要很大剂量才能缓解，从文中的诊疗经过可以看到这位小患者的治疗难度较大，不得不在早期就联合使用了氯氮平。首发的儿童精神分裂症的首次治疗十分关键，力求症状全部缓解和自知力恢复完整，否则将来的预后不好。

（病例提供者：尹胜健　柯晓燕　南京医科大学附属脑科医院）

（点评专家：刘寰忠　安徽医科大学附属巢湖医院）

参考文献

[1] 郑毅，柯晓燕.陶国泰儿童少年精神医学（3版）[M].南京：江苏凤凰科学技术出版社，2023.

[2] American Psychiatric Association.Diagnosis and statistical manual of mental disorders[M].5th ed.Washington DC：American Psychiatric Association，2013.

[3] Gupta N，Gupta M，Esang M.Lost in Translation：Challenges in the Diagnosis and Treatment of Early-Onset Schizophrenia[J].Cureus，2023，15（5）：e39488.

躁狂发作

一、病历摘要

（一）基本信息

患者女性，17岁，高二学生，因"间断情绪低落1⁺年，情绪高涨15天"入院。

现病史：1⁺年前，患者在受到同学嘲笑和辱骂后出现心情不好、失眠、不讲话，伴有头脑反应变慢，注意力及记忆力下降。同时出现失语，让其写字都写不出来。排斥学校、老师及学生，有自杀的想法。当时，其母亲携患者在当地医院住院治疗，住院诊断"抑郁发作"，患者家属因担心药物不良反应，住院几天后即自动出院。出院后患者家属给其安排心理治疗、冥想治疗、中药治疗等，未进行规律性抗抑郁药物治疗，后患者逐渐好转。在此次症状出现前，患者情绪比较平稳，可以正常上学。约15天前，与同学聊天时，患者回忆起既往的伤心事情，崩溃大哭，失眠，整夜睡不着，情绪不稳，随后出现过度兴奋，表现开心、话多和爱笑，觉得自己很了不起，感觉脑子很灵活，活动增多，精力旺盛。晚上不睡觉，白天仍很精神。现门诊拟诊断为"双相情感障碍，目前为躁狂发作"收入我科。

患者此次病程中，饮食尚可，睡眠不好，近期睡眠需求减少，大小便正常，既往有消极观念，目前否认，有冲动行为，体重无明显变化。

既往史：既往体健，否认高血压、糖尿病、心脏病史，否认肝炎、结核病史，无外科手术史，无重大外伤史，无输血史，否认食物、药物过敏史，预防接种史随当地进行。

个人史：患者独生子女，自幼跟随父母生活，父母离异后患者跟随母亲生活。病前性格开朗，表现外向。目前为高二学生，平素学习成绩较好。

家族史：母亲患有肿瘤，父亲康健。母亲自诉曾患有"抑郁症"，未服药，自行好转。

（二）体格检查

体温36.5℃，脉搏84次/分，呼吸20次/分，血压110/72mmHg。发育正常，营养良好，神志清楚，呼吸平稳，自主体位，面容与表情安静，检查能合作。全身皮肤黏膜未见黄染、皮疹及出血点，对光反射灵敏，颈软无抵抗。双肺叩诊呈清音，双肺呼吸音清晰，双肺未闻及干湿性啰音。心前区未见隆起，心率84次/分，心律齐，心音有力，各瓣膜听诊区未闻及杂音。腹平坦，全腹未见肠型及蠕动波，腹软，全腹无压痛、反跳痛。腹壁反射正常，双侧肱二头肌反射正常，双侧肱三头肌反射正常，双侧膝腱反射正常，双侧跟腱反射正常，双侧巴宾斯基征阴性，脑膜刺激征阴性。

（三）精神检查

1. 意识　清晰，定向力准确。

2. 仪态　年貌相符，服饰适当，家属陪同、步入病室。

3. 面部表情　显愉悦，表情变化快且丰富。

4. 接触交谈　接触被动，检查治疗合作，注意力集中，个人生活自理。

5. 情感　反应与周围环境欠协调，显激惹，查及情绪明显高涨，过度开心、愉悦，笑容多，讲到什么都在笑。既往存在情绪低落、言语减少、反应迟钝等抑郁综合征表现。

6. 感知觉　未查及感觉障碍、知觉障碍、感知综合障碍或非真实感。

7. 思维　查及思维联想加快及夸大思维，上一秒讲到这儿，下一秒跳到另外的话题，自诉感觉脑子里想法很多，一个接一个，彻夜和父亲聊天，话题天南海北，思维联想过快，网状思维及扩散性思维很多，感觉脑子很灵活，自诉自己很厉害、很了不起，什么都能干。

8. 意志行为　有冲动行为，在家与父母发生争执，险些动手，病理性意志行为增强。

9. 性症状　无异常性行为，未查及性欲旺盛。

10. 睡眠　存在睡眠障碍，睡眠需求减少，有时彻夜不睡。

11. 食欲　近期有所增加。

12. 智能　智力水平与受教育程度相符。

13. 自知力　部分认识自身精神疾病，认为自己状态不对但具体讲不清楚，被动配合医生检查治疗，自知力部分存在。

（四）辅助检查

1. 血液生化检查　血常规、生化、甲状腺功能、性激素、凝血功能、乙肝、丙肝、梅毒、人类免疫缺陷病毒（HIV）等指标：未见明显异常。肿瘤标志物：糖类抗原 CA199 40.735U/ml ↑；糖类抗原 CA125 36.438U/ml ↑。

2. 体液检查　大小便常规、成瘾物质尿检筛查未见明显异常。

3. 心电图、脑电图检查　未见明显异常。

4. 彩超检查　心脏彩超、腹部彩超、泌尿系及子宫彩超未见明显异常。

5. 影像系统检查　胸部 X 线：未见明显异常。颅脑 CT：脑实质未见确切异常，扫及蝶窦黏膜增厚。

（五）诊断

双相情感障碍，目前为不伴有精神病性症状的躁狂发作。

（六）诊疗经过

1. 患者入院后积极完善相关检查，完善三级医师查房，明确诊断。

2. 诊断明确后予以镇定针剂 氟哌啶醇 2.5mg/d、地西泮 10mg/d 肌内注射，连续使用 4 天，患者激惹减轻后停用。

3. 继续使用情绪稳定剂 碳酸锂及喹硫平联合用药。碳酸锂缓释片：起始剂量 0.3g 2 次 / 日，根据血锂浓度逐渐加量至 0.9g/d。喹硫平片：起始剂量 0.1g 2 次 / 日，根据病情、耐受性及不良反应逐渐加量至 0.3g/d。

4. 抗不良反应药物 患者用药后第 3 天出现口齿不清，讲话大舌头，伸舌可见舌尖细微震颤，四肢肌张力基本正常，心率较快，增加苯海索 2mg 2 次 / 日。

5. 治疗 10 多天后，患者病情部分改善，激惹减轻，思维奔逸、情绪高涨改善，但自知力未恢复，患者及家属对该病的认知不足，不愿继续治疗，办理自动出院。

（七）随访

患者及家属对该病的认知不足，后期未在门诊复诊，对于患者后期是否继续治疗尚不可知，故预后不明。

二、病例分析

1. 病史特点

（1）少年女性，17 岁，发作性起病，病程 1$^+$ 年，此次发病时间为 15 天。

（2）首发表现为抑郁综合征：情绪低落、兴趣减退、言语减少、反应迟钝、注意力记忆力下降、睡眠障碍、自杀观念，未规律服用抗抑郁药物，自行好转（使用心理治疗、中药治疗等疗效不确切）。此次出现躁狂发作，主要表现为言语增多、思维联想增快、情感高涨、情绪激惹等症状。

（3）风险评估：患者当前表现为躁狂综合征，情绪易激惹，在家与父母发生较严重的争执（患者性格较文静，以往从未出现类似情况），控制不住想动手，评估为较高的冲动风险，予以重症监护室单间治疗，嘱家属 24 小时密切陪护。

（4）既往史及本次发作期间均无躯体疾病或脑器质性疾病存在的证据。

2. 诊断与诊断依据

（1）诊断：双相情感障碍，目前为不伴有精神病性症状的躁狂发作。

（2）诊断依据：患者 17 岁女性，病程 1$^+$ 年，主要临床表现为抑郁发作与躁狂发作交替出现，既往出现明显的抑郁发作，持续时间超过 2 周，主要表现为：情绪低落、兴趣减退、注意力记忆力下降、睡眠障碍、自杀观念，符合抑郁发作的诊断标准（2 条核心症状，3 条主要症状）；此次出现躁狂综合征，持续时间超过 1 周，主要表现为：

情感高涨，言语增多，思维奔逸，夸大，睡眠需求减少，情绪易激惹，符合躁狂发作的诊断标准至少 4 条。社会功能受损，无法上学，各种检查均未见器质性病变，故考虑诊断。

3. 鉴别诊断

（1）脑器质性精神障碍：患者无头颅外伤及颅内感染史，意识清晰，定向力完整准确，智能及记忆力未见明显受损，内科及神经系统检查无阳性体征，故暂不考虑此病。

（2）精神活性物质所致精神障碍：此病也可以情绪高涨、言语增多为表现，但患者否认长期大量饮酒史及新型毒品接触史，暂不考虑精神活性物质所致精神障碍。

（3）精神分裂症：患者情感反应与周围环境欠协调，情绪激惹，夸大观念，可与精神分裂症鉴别。但患者无持续性地幻觉、妄想等精神病性症状，无被动体验，故不考虑精神分裂症。

（4）分裂情感性精神障碍：非幻觉妄想与情绪症状同时出现持续两周以上同时消失，分裂情感性精神障碍依据不足。

三、疾病介绍

心境障碍是指由各种原因引起的以显著而持久的心境或情感改变为主要特征的一种疾病，包括抑郁发作和躁狂发作。躁狂发作多数为急性或亚急性疾病，好发季节为春末夏初，好发年龄在 30 岁左右，可早至 5、6 岁，也可晚至 50 岁以后。自然病程一般持续数周到 6 个月，平均为 3 个月左右。躁狂发作可反复发作，每次发作持续时间相近，发作间期一般完全缓解，多次发作后可慢性化。对每次躁狂发作而言，显著和完全缓解率为 70% 和 80%。

躁狂发作时表现为情感高涨、思维奔逸、活动增多，可伴有夸大观念或妄想、冲动观念或行为、睡眠需求减少、食欲增加、性欲亢奋、交感神经兴奋等。发作至少应持续一周，并有不同程度的社会功能损害，或给别人造成危险或不良后果。儿童、老年患者常不典型。儿童患者思维活动较简单，情绪和行为症状较单调，多表现为活动和要求增多。老年患者则表现为夸大、狂傲、倚老卖老和易激惹。

躁狂发作在 ICD-10 的诊断标准。躁狂发作：心境明显高涨，易激惹，与个体所处环境不协调。至少具有以下 3 条（若仅为易激惹，则需 4 条）：①活动增加，丧失社会约束力以致行为出格；②言语增多；③意念飘忽或思维奔逸（语速增快，言语迫促）的主观体验；④注意力不集中或随境转移；⑤自我评价过高或夸大；⑥睡眠需要减少；⑦鲁莽行为（如挥霍、不负责任或不计后果的行为等）；⑧性欲亢进。严重者可出现幻觉、妄想等精神病性症状。严重损害社会功能或给别人造成危险或不良后果。病程至少已持续 1 周，排除器质性精神障碍或精神活性物质和非成瘾物质所致的类躁狂发作。

躁狂发作的治疗均以药物治疗为主，特殊情况下可选用改良电抽搐治疗。药物治疗一般以心境稳定剂为主，目前比较公认的心境稳定剂主要包括锂盐、丙戊酸盐、卡马西平，碳酸锂是治疗躁狂发作的首选药物，其他抗癫痫药（如拉莫三嗪、托吡酯、加巴喷丁等），第二代抗精神病药（如氯氮平、奥氮平、喹硫平和利培酮等）也具有一定稳定心境作用。躁狂发作早期常常联用苯二氮䓬类药物，以控制兴奋、激惹、攻击、失眠等症状。

多数心境障碍患者预后较好，经治疗临床症状可基本或完全消失，社会功能恢复。有 15% ～ 20% 的患者可慢性化，残留有易激惹、心情不好或躯体不适等症状。社会功能不能恢复至病前水平，预后与反复发作、慢性化病史、阳性家族史、病前适应不良、合并躯体疾病、缺乏社会支持和治疗不恰当等因素有关。

四、病例点评

本病例是一个典型的双相情感障碍，目前为不伴有精神病性症状的躁狂发作的病例。患者为 17 岁青少年女性，既往有过抑郁发作，本次躁狂发作持续时间 15 天。症状表现已经基本接近成年人：情感高涨、言语增多、思维奔逸、夸大、睡眠需求减少、情绪易激惹等。但常常有较高的冲动风险（情绪易激惹，在家与父母发生较严重的争执、控制不住想动手等）。

双相情感障碍是一类反复发作、严重影响患者社会功能的重性精神疾病，通常在 14 ～ 21 岁起病，14 岁前起病为早发患者。发病年龄越早，延迟治疗时间越长，抑郁发作时症状越严重，共病率及自杀率越高，预后越差。近年来，青少年双相情感障碍的诊断数量大幅上升，但影响青少年患者病情发展变化的因素复杂多样，临床表现、药物疗效和安全性也不同于成人，临床治疗效果并不理想。双相情感障碍已成为年轻人在学习工作阶段致残的主要原因，故青少年双相情感障碍的个性化诊疗备受关注。本例患者没有明确的共患病，不伴有精神病性症状，起病于 14 岁之后，估计预后良好。

目前，青少年双相情感障碍的治疗主要基于专家共识和指南，缺少系统的临床试验证据支持。既往研究显示，在青少年双相情感障碍的治疗中，非典型抗精神病药物应用最为广泛，锂盐和非典型抗精神病药物对躁狂有效，锂盐可能有助于减轻青少年患者脑白质的受损程度。本例患者的治疗过程很好地反映了这些治疗理念。

（病例提供者：王　娟　成都市第四人民医院）

（点评专家：崔永华　首都医科大学附属北京儿童医院）

参考文献

[1] 陆林.沈渔邨精神病学（第6版）[M].北京：人民卫生出版社，2018.

[2] 郝伟，陆林.精神病学（第8版）[M].北京：人民卫生出版社，2018.

[3] 郝伟，于欣.精神病学（第7版）[M].北京：人民卫生出版社，2013.

抑郁发作

一、病历摘要

（一）基本信息

患者女性，14岁，初中二年级，因"情绪低落、心烦、心慌、兴趣减退伴间断自伤3年2个月"来院就诊。

现病史：小学五年级暑假，患者一家从外地转到天津，患者也转至新家附近的一所小学。六年级开学，患者逐渐变得话少，并和爸妈表示不喜欢天津，不喜欢同学和老师，在天津没有好朋友，要求回外地老家，经爸妈反复劝说，能坚持上学，成绩优秀。

初一下学期，患者提出看心理医生，爸妈回应"小小年纪看什么心理医生，放心吧，你得不了那种'高级病'"。初二上学期，患者母亲生下妹妹，患者觉得爸妈对自己的关爱明显减少，恨爸妈、恨妹妹，且逐渐出现学习劲头下降，成绩开始下滑的情况。期间患者主动分析自己成绩下降的原因，并决心努力复习，但深感力不从心，于是接连几次考试成绩继续下滑，患者感到不能接受，而且变得早上起床特别困难，经常要求爸妈向老师请假。母亲在生完妹妹后情绪显低落，容易心烦、爱发脾气，频繁因为考试成绩差而不断责骂患者，认为患者学习成绩下降是玩手机造成的，并且说全家从老家来到天津都是为了患者将来能考上理想的高中和大学，患者不仅不感恩、不珍惜还放纵自己，这样对得起大家吗？患者为此深感内疚，逐渐出现放学回家就躲在房间里哭，不能集中注意力，经常完不成作业，失眠，食欲下降，体重明显减轻，上课困倦，不愿和同学说话，不愿上学，逃避考试。期末考试前夕，患者几乎每晚都哭，不让家人进自己的房间，对爸妈的唠叨烦躁不已，撕碎自己最喜欢的画作、揪头发、频繁用美工刀划手臂。妈妈无意间发现患者手臂上密布的划痕后，才开始意识到事情的严重性。爸妈带患者至医院就诊，患者单独向医生表达每天早上睁开眼睛就是想着"如何去死"，周身乏力，头疼胸闷，觉得自己是家人的累赘，划手臂可以缓解压力，感觉鲜血淌出，是痛苦的释放，带来的皮肤的痛感可以证明自己还活着。医生考虑"抑郁状态"，予舍曲林治疗。服药2周，患者情绪有所好转，爸妈担心药物不良反应，自行停药，并给孩子改了名字、看了"大仙儿"。2周后，临近春节，妈妈因为患者每天都在床上躺着，不学习也不做家务，大声批评患者，说她是废物、是傻子、没良心、不心疼家长等，患者遂顿服 14 片舍曲林和 10 片抗生素，家人发现后带患者至急诊洗胃，脱离危险。后逐渐恢复药物治疗（舍曲林、劳拉西泮）并加入心理治疗。

初二下学期开学后，患者发现自己跟不上学习进度，脑子像糊上了一层"猪油"，转不动，记忆力明显下降，出现强烈的挫败感，于是又开始划伤手臂和大腿，爸妈强行收缴所有的刀具，患者就用指甲划、使劲掐自己。在一次月考前，患者给每位家人写了遗书，大致表达了自己的世界没有色彩，活得很痛苦，给家里人添了麻烦，又顿服十几片劳拉西泮，被家人发现后送到医院救治脱险。为求进一步治疗，家属带患者至我院住院治疗。

患者本次病程中入睡困难、多梦、睡眠表浅，进食一般，二便尚正常，体重未见明显变化；同时有自伤和自杀行为，无外跑行为，无抽搐、惊厥史。

既往史： 否认手术史；否认脑外伤史，否认其他重大躯体疾病史；预防接种史不详；患者为过敏体质，常年性过敏性鼻炎。

个人史： 同胞两人，有一妹。母足孕剖宫产，体格发育无殊，智力发育正常；病前性格内向、胆小、敏感，喜爱画画。

家族史： 否认两系三代以内精神异常史。

（二）体格检查

体温 36.4℃，脉搏 78 次 / 分，呼吸 18 次 / 分，血压 110/70mmHg。发育正常，营养中等。左手臂内侧呈现密集刀片划痕，有一处长约 7cm 缝合后愈合瘢痕。其他躯体及神经系统检查未及阳性体征。

（三）精神检查

1. 意识　清晰，时间、地点、人物定向完整。

2. 仪态　仪表整洁，衣着得体，无怪异姿态，年貌相称。

3. 面部表情　大部分时间显得很苦恼、忧虑，在问诊过程中多次流泪、啜泣。

4. 接触交谈　被动合作，多问少答、对答切题、言语表达流畅、语速较慢。

5. 情感　反应协调，情绪低落，经常哭泣，感到活着没意思，对未来和前途感到悲观失望，存消极观念，做事情的兴趣和乐趣减少，缺乏自信，头脑反应迟钝。爸妈插话时，患者表现出明显烦躁和隐含的愤怒。

6. 感知觉　未引出错觉、幻觉及感知觉综合障碍。

7. 思维　连贯，对家人存在强烈的内疚感，觉得自己脑子变慢了、如同糊上了"猪油"。

8. 意志行为　自述精力减退、易疲劳，无法集中注意力学习。有消极言语及行为，冲动时撕碎心爱的画作，划伤手臂或掐自己。

9. 性症状　无性行为异常。

10. 睡眠　入睡困难，早醒，梦多，夜里经常醒来，再入睡困难，睡眠质量下降。

11. 食欲　减退，体重无明显变化。

12. 智能　正常智力水平，与受教育背景相符。

13. 自知力　认为自己得了"抑郁症"，但求治欲不明显。

（四）辅助检查

1. 头颅 CT、脑电图检查　正常。

2. 韦氏智测　正常。

3. 血常规、生化常规、甲状腺功能等检查　未见异常。

（五）诊断

抑郁发作，伴自伤、自杀。

（六）诊疗经过

1. 患者入院后积极完善相关检查，经三级查房明确诊断和治疗方案。

2. 药物治疗　结合精神药物基因组学检测结果选用舍曲林片：50mg/d 起始，2 周内增量至 100mg/d；阿立哌唑片：2.5mg/d 起始，依据病情波动滴定到 5mg/d；坦度螺酮片：5mg 3 次 / 日起始，2 周内增量至 10mg 3 次 / 日。患者病程中存在入睡困难、多梦、睡眠表浅，故予以奥沙西泮 0.5mg/ 晚对症处理，后随着睡眠症状改善后，停用。

3. 心理治疗　个体治疗（认知行为治疗、辩证行为治疗、人际关系治疗；每周一次）、家庭治疗（每周一次）、团体治疗（家长团辅活动、孩子团辅活动，每周各一次）。

4. 物理治疗　经颅磁刺激、生物反馈治疗等。

（七）随访

患者住院 4 周后，病情明显好转出院，转为门诊每 2 周复诊一次，同时继续心理治疗。患者目前情绪稳定、作息规律、和父母关系改善、未再出现自伤及自杀行为，准备 9 月份开学后复课。

二、病例分析

1. 病史特点

（1）女性 14 岁，首发年龄 11 岁。

（2）表现为抑郁核心症状群（心境低落、兴趣减退、快感缺失）；心理症状群（思维迟缓、认知功能损伤、自罪自责、焦虑、自杀观念和行为、精神运动性迟滞或激越等）；躯体症状群（睡眠障碍、自主神经功能紊乱、进食障碍和体重变化）。

（3）内向敏感的性格特点、妹妹出生觉得爸妈对自己的关爱明显减少、从外地转来天津、学习压力大、父母不恰当的沟通方式等成为促发因素。

（4）风险评估：当前表现为抑郁症状群，且存在明确自杀观念、自伤自杀行为，故评估为高自杀风险。

（5）既往史及本次发作期间均无躯体疾病或脑器质性疾病存在的证据。

2. 诊断与诊断依据

（1）诊断：抑郁发作，伴自伤、自杀。

（2）诊断依据：符合 ICD-10 和 DSM-5 关于"抑郁发作"的诊断标准。

ICD-10 和 DSM-5 这两大诊断系统对抑郁发作的分类及描述，总体而言非常接近，都将抑郁障碍作为一个综合征，根据严重程度、病程长短、伴有或不伴有精神病性症状、有无相关原发病因等分为不同亚型。

在 ICD-10 中，抑郁障碍的诊断标准包括三条核心症状：①心境低落；②兴趣和愉快感丧失；③导致劳累增加和活动减少的精力降低；七条附加症状：①注意力降低；②自我评价和自信降低；③自罪观念和无价值感；④认为前途暗淡悲观：⑤自伤或自杀的观念或行为：⑥睡眠障碍：⑦食欲下降。

诊断抑郁发作时，一般要求病程持续至少 2 周，并且存在具有临床意义的痛苦或社会功能的受损。

DSM-5 关于"抑郁发作"的诊断标准。

1）在同一个 2 周时期内，出现 5 个以上的下列症状，表现出与先前功能相比不同的变化，其中至少 1 项是心境抑郁或丧失兴趣或愉悦感。（注：不包括那些能够明确归因于其他躯体疾病的症状。）

A. 几乎每天大部分时间都心境抑郁，既可以是主观的报告（如感到悲伤空虚、无望），也可以是他人的观察（如流泪）（注：儿童和青少年，可能表现为心境易激惹）。

B. 几乎每天或每天的大部分时间，对于所有或几乎所有活动的兴趣或乐趣都明显减少（既可以主观体验，也可以是观察所见）。

C. 在未节食的情况下体重明显减轻，或体重增加（例如，1 个月内体重变化超过原体重的 5%），或几乎每天食欲都减退或增加（注：儿童则可表现为未达到应增体重）。

D. 几乎每天都失眠或睡眠过多。

E. 几乎每天都精神运动性激越或迟滞（由他人观察所见，而不仅仅是主观体验到的坐立不安或迟钝）。

F. 几乎每天都疲劳或精力不足。

G. 几乎每天都感到自己毫无价值，或过分地、不适当地感到内疚（可以达到妄想的程度），并不仅仅是因为患病而自责或内疚。

H．几乎每天都存在思考或注意力集中的能力减退或犹豫不决（既可以是主观的体验也可以是他人的观察）。

I．反复出现死亡的想法（而不仅是恐惧死亡），反复出现没有特定计划的自杀意念，或有某种自杀未遂，或有某种实施自杀的特定计划。

2）这些症状引起有临床意义的痛苦，或导致社交、职业或其他重要功能方面的损害。

3）这些症状不能归因于某种物质的生理效应，或其他躯体疾病。

4）这种抑郁症发作的出现不能用分裂情感性障碍、精神分裂症、精神分裂症样障碍、妄想障碍或其他特定的或未特定的精神分裂症谱系及其他精神病性障碍来更好地解释。

5）从无躁狂发作或轻躁狂发作。

3．鉴别诊断

（1）品行障碍：儿童青少年抑郁障碍患者可能出现攻击、逃学或对抗行为。鉴别要点是抑郁障碍为发作性病程，患者有明显的情感低落或易激惹，行为异常仅是一个方面，经过相应药物治疗症状可逐渐消失。而品行障碍是持久的品行模式，药物治疗效果欠佳。

（2）双相障碍：研究显示，抑郁障碍诊断的主要依据是临床表现及病程，而50%以上的双相障碍患者往往以抑郁症状为首发症状；有不少的双相抑郁特别是双相Ⅱ型抑郁患者，最初都会被诊断为单相抑郁。双相抑郁可能的预测指标有：早年（25岁以前）发病；女性；抑郁频繁发作；双相障碍家族史；情感旺盛气质或循环气质；不典型发作、伴精神病性症状或季节性发作；共病物质滥用或边缘型人格障碍。当抑郁发作的患者符合上述情况时应慎重诊断。

三、疾病介绍

儿童青少年抑郁障碍是指起病于儿童期，以情绪低落、愉快感缺乏或兴趣丧失为主要表现的一类精神障碍，简称儿童抑郁症，具有识别率低、治愈率低、自杀率高等特点。WHO和联合国儿童基金会资料（2001）显示：儿童抑郁症的患病率为3.8%；近十余年来，儿童抑郁症患者人数逐年上升且呈低龄化趋势。

由于儿童和青少年充分描述自身情绪及感受的语言能力有限，常通过行为来表达抑郁心情，通常表现为社交退缩、孤僻、厌学、逃学甚至退学，常伴有自残自伤行为、焦虑情绪、躯体不适、脾气暴躁和睡眠障碍等症状，严重的抑郁障碍存在自杀风险，应早期识别，早期正规系统干预治疗。

儿童青少年发生抑郁障碍的危险因素主要包括：家庭不和、曾被欺侮、躯体和性虐待；遭遇不良生活事件（如居丧、父母离异或分居、重大的失望、情感伤害等）；父母有抑郁病史或共患精神疾病（如酒、药依赖）等。因此，考虑儿童青少年抑郁障碍的同时，需评估患者是否存在家庭、社交、教育等问题，以及学校、家庭及同伴关系等社会功能是否受损；有无自伤风险、自杀意念、有无寻求帮助的资源和途径；患者父母是否存在抑郁障碍及其他精神疾患，有无共患疾病等。

不同严重程度的儿童少年抑郁障碍患者均适合心理治疗，有助于改变患者的认知和抑郁症状，降低自杀率。心理治疗主要包括支持性心理治疗、心理健康教育、认知行为治疗、人际心理治疗和家庭治疗等。但对于9岁以下的抑郁障碍儿童，因受制于患儿自身的语言及认知能力，基于语言的心理治疗难以发挥疗效，所以药物治疗成为儿童抑郁障碍患者及重度抑郁障碍患者的重要治疗手段。美国更新了儿童青少年抑郁障碍治疗相关原则，对于初发急性期或症状轻的儿童青少年抑郁障碍患者应首选心理治疗，但如在4～6周的心理治疗后患者病情无明显改善，或诊断为重度抑郁障碍，则有必要进行药物干预。

目前还没有一种抗抑郁剂对儿童和青少年绝对安全。SSRI类药物可用于儿童青少年抑郁障碍。如果单独用药效果不明显，可合用增效剂，但在青少年抑郁患者中尚缺乏充分的临床证据。用药前需权衡利弊，充分告知。用药应从小剂量开始，缓慢加至有效剂量。由于儿童青少年个体差异很大，用药必须因人而异，尽可能减少、避免不良反应的发生。抗抑郁剂与18岁以下儿童青少年的自杀相关行为（自杀企图和自杀观念）和敌意（攻击性、对抗行为、易怒）可能有关，使用时应密切监测患者的自杀及冲动征兆。对于病情危重，可能危及生命（如自杀倾向或木僵、拒食等），采用其他治疗无效的青少年患者（12岁以上）可采用MECT治疗。

儿童期抑郁障碍往往预示着慢性或复发性障碍以及广泛的心理社会困难和健康问题，如果能够得到及时治疗，一般预后良好，若治疗不及时，疾病可逐渐发展，出现适应不良。

Tips1：提示罹患抑郁症的早期危险信号。

心境的长期性改变：阴郁、悲伤、不满及易激惹，保持超过两个星期及以上，以至于青少年看起来不像平时的自己。

失去对平时喜欢的活动的兴趣和快乐。

睡眠和进食习惯的长期性改变：失眠、过度睡眠，饮食不振或食欲旺盛，并导致

5kg 左右的体重变化，持续的疲劳乏力，看起来一直劳累、憔悴。

自我态度的变化，即青少年对自我认知和感受的变化：无价值感或无用感；自我批评的话，比如自己不如其他孩子表现得好；认为自己懒、笨、丑、失败，或者一无是处。

成绩下滑，注意力不能集中，抱怨作业突然变难了。

关注死亡或疾病，特别是有自杀意念。

Tips2：非自杀性自伤（non-suicidal self-injury，NSSI）

非自杀性自伤是指：个体在没有任何死亡意图的情况下故意损伤身体组织的行为，此行为不被社会习俗规范允许或接纳。根据定义 NSSI 与以下各种行为是有区别的，如文身、穿孔、宗教仪式等，是可以为社会习俗规范接受的行为。

自伤最常见的表现为皮肤划 / 割伤、灼伤、严重刮擦。NSSI 在青少年中发生率很高，在正在治疗其他精神疾病的年轻人中，这种行为的发生率可以高达 20%。与物质滥用和进食障碍一样，自伤是一种复杂的行为，没有单一的"原因"。想要理解它，最好通过研究其发展过程中涉及的多方因素。自伤可由各种各样的痛苦情绪诱发，然后由其他一些因素维持，这些因素常常因人而异。

Tips3：辩证行为疗法（DBT）。

DBT 作为治疗 NSSI 的一种特殊技术，着重于情绪管理和痛苦的耐受力，学习如何应对消极感受，而不是简单地遏制它们。创始人玛莎·莱恩汉博士承认，她曾经划伤过自己，而这促使她发明了 DBT："我发明这一疗法，是为了提供多年来我想要而未得到的东西。"DBT 着重于帮助患者识别和中断那些导致自伤行为（或者其他适应不良行为，比如攻击性）的思维和情感过程，由每周的个体咨询和团体治疗组成。

它非常强调学习如何忍受痛苦的情绪状态，学习更好地控制情绪，尤其是改变行为模式以消除自我伤害。

DBT 的改良版特别适用于青少年和他们的家长的治疗，能够大大减少亲子间的冲突。经典的 DBT 专注于某一个人的内部心理过程，而这种 DBT 把内部的辩证讨论外部化，把父母和孩子有时对立的观点集合在一起。

四、病例点评

本病例是一个很有代表性的儿童青少年抑郁发作的病例，反映了目前该病的临床和社会特征：儿童抑郁症，具有识别率低、治愈率低、自杀率高等特点，家长常常缺少早期识别的能力，常误认为孩子"青春期叛逆"，导致经常延误诊断。加上对药物治疗的错误认知，经常在治疗中不规范、走弯路，导致治疗过程延长而且充满了风险。

近年研究发现儿童青少年抑郁症患病率逐年上升，因其症状表现、治疗反应、不良结局等的独特性日益受到重视。研究表明，中国青少年抑郁障碍患者非自杀性自伤（non-suicidal self-injury，NSSI）行为发生率为51%，显著高于一般人群。自杀作为青少年抑郁障碍严重结局之一，与患者较多的NSSI行为显著相关，表现为伴NSSI行为的青少年抑郁障碍患者自杀意念更为强烈，因此对抑郁症患者NSSI行为进行早期识别、早期干预尤为重要。选择性5-羟色胺再摄取抑制剂是临床实践中经常使用的一类抗抑郁药，其中的舍曲林是儿童青少年抑郁症治疗中最常使用的处方药物之一。

（病例提供者：孙　凌　天津市安定医院）

（点评专家：崔永华　首都医科大学附属北京儿童医院）

参考文献

[1] 郑毅，柯晓燕.陶国泰儿童少年精神医学[M].南京：江苏凤凰科学技术出版社，2023.

[2] 李凌江，马辛.中国抑郁防治指南（第二版）[M].北京：中华医学电子音像出版社，2015.

[3] Zlotnick C，Mattia JI，Zimmerman M.Clinical Correlates of Self-Mutilation in a Sample of General Psychiatric Patients[J].Journal of Nervous and Mental Diseases，1999，187，（5）：296-301.

[4] Marsha Linehan.Cognitive-Behavioral Therapy of the Borderline Personality Disorder[J].Journal of Personality Disorders，1987，1（4）：328-333.

重度抑郁发作,伴有精神病性症状

一、病历摘要

(一)基本信息

患者女性,13岁,初二学生,因"缓起心情差,悲观消极,多疑2年"来院就诊。

现病史: 2021年患者因在校感压力大出现心情不好,高兴不起来,烦躁,易发脾气,对什么事都不感兴趣,消极悲观,认为自己不配活着。感觉生活环境不真实像假的一样,自感无望、无助,没有信心,感到周围人都讨厌自己,自责,喜欢独处。同时伴有自残行为,用手捶墙,咬伤自己,用小刀划伤手臂,想跳楼、跳河,未实施。脑子反应迟钝,容易分神,记忆力差,学习效率低下。存在多疑,认为周围发生的一切与自己有关,认为有人对自己评头论足,说自己坏话,感到有人观察、伤害自己,凭空听到有人喊自己的名字,并且命令自己去做危险的事情,如伤害他人和自己。反复想事,脑子里有字体环绕。入睡困难,无法正常上学,未治疗,自我调整尚可正常生活。2022年9月患者与表姐吵架后病情加重,求治于某精神病院,诊断:抑郁发作,给予"舍曲林片50mg/d"等药物,症状改善不明显。期间出现离家出走,后家人找回。2022年10月12日再次求治于该院,诊断:通常起病于童年和少年期的行为与情绪障碍,给予"舍曲林片50mg/d、拉莫三嗪片25mg/d"等药物,住院4天,病情未缓解。出院后规律服药及进行心理治疗,定期复查,病情时好时坏。2023年3月30日患者服用10片舍曲林自杀,未处理,后于某大学第一附属医院精神心理科门诊,调整用药为"舍曲林片175mg/d、丙戊酸镁缓释片0.5g/d、坦度螺酮片30mg/d、奥沙西泮片15mg/d",症状改善不明显,后停药。为求系统治疗来我院,门诊以"抑郁发作"收入院。

患者自患病以来,饮食差,夜间睡眠差,入睡困难,大小便无异常。无长期高热、抽搐及昏迷史。无冲动、伤人行为,有自杀、自伤行为。

既往史: 既往体健,否认手术史;否认脑外伤史,否认其他重大躯体疾病史,否认药物及食物过敏史;预防接种史不详。

个人史: 足月顺产,母孕期间健康,第2胎,有1哥哥。体格发育一般,6个月会坐,8个月出牙,8个月会爬,1岁会走路、说话,3岁上幼儿园,表现良好,幼儿园老师评价：活泼、活动。6 岁上小学，学习成绩中等，老师评价：活泼、合群。目前学习成绩：差。兴趣爱好：拉小提琴。病前性格：开朗、温和。

家族史：否认两系三代以内精神障碍史。

（二）体格检查

体温 36.8℃，脉搏 86 次 / 分，呼吸 12 次 / 分，血压 120/80mmHg。发育正常，营养中等，双前臂可见多处划伤痕迹，已结痂。心率 86 次 / 分，律齐，未闻及杂音。两肺呼吸音清。腹平软，无压痛，肝脾肋下未触及。神经系统检查未见异常。

（三）精神检查

1. 意识　清晰，时间、地点、人物定向力完整。

2. 仪态　整洁，穿着得体，年貌相称。

3. 面部表情　表情痛苦，愁眉苦脸。

4. 接触交谈　合作，主动，对答切题，言语表达流畅、有条理，语速缓慢，语量少，语调低沉。

5. 情感　情绪低落，存在消极观念，对未来没有希望，兴趣下降，愉悦感丧失，精力差，容易疲惫，自卑，感觉做什么事都是自己的错。易激惹。情感活动与周围环境和其言语和行为表现相协调。

6. 感知觉　未引出错觉、感知觉综合障碍，存在言语性幻听，耳旁凭空能听到有人喊自己的名字，存在命令性幻听，凭空听到有人命令自己做伤害自己和他人的事情。

7. 思维　连贯，存在关系妄想，认为陌生人和熟悉人都针对自己，存在被监视感、被害妄想，认为陌生人和熟悉人都会伤害自己，对自己图谋不轨，妄想内容与其情感体验相协调；存在思维迟缓，觉得自己脑子反应慢，变笨了；存在强迫思维，脑子里不停有字体冒出，自己无法控制上述想法，自觉痛苦。无思维属性障碍和思维逻辑障碍。

8. 意志行为　减退，懒散被动，做事不主动、积极，喜独处，不想出门，不想与人交流。存在自伤、自杀行为。注意力涣散，容易受到外界干扰而分心。

9. 性症状　无性行为异常。

10. 睡眠　睡眠差，入睡困难。

11. 食欲　减退。

12. 智能　正常，计算力一般，理解判断一般，常识一般，智力水平与受教育背景相符合。记忆减退，容易忘记事情，以近记忆力下降为主。

13. 自知力　部分存在，承认有病，不愿住院治疗。

（四）辅助检查

1. 血液生化检查　血常规、血生化等检查未见异常。甲状腺功能：总甲状腺素

5.22μg/dl（正常值：5.11 ~ 11.85μg/dl），三碘甲状腺原氨酸 0.65ng/ml（正常值：0.66 ~ 1.61ng/ml），游离甲状腺素 0.51ng/dl（正常值：0.59 ~ 1.25ng/dl）。

2. 心电图检查　正常心电图范围。

3. 脑电图　结果显示未见异常。

4. CT（头颅＋胸部）　未见明显异常。

5. 彩超检查　甲状腺彩超提示甲状腺左侧叶囊性结节（TI-RADS 分级 2 级）。肝胆脾胰、泌尿系及子宫双附件彩超未见明显异常。

（五）诊断

重度抑郁发作，伴有精神病性症状。

（六）诊疗经过

处理方案及基本原则：为改善疾病预后，防止复燃和复发，倡导全病程治疗。

1. 急性期处理　目的：控制症状，尽量达到临床治愈，避免复燃或恶化。急性期处理周期为 8 ~ 12 周。

（1）护理和临床观察要点：因患者既往存在自杀、自伤行为，并且精神病性症状极易加重高自杀风险，必须加强护理巡查，对自杀相关症状进行动态评估，密切观察患者症状变化，严防自伤、自杀。

（2）药物治疗：患者年龄小，且既往应用舍曲林效果欠佳，抗抑郁剂调整为氟伏沙明，逐步滴定药物剂量，注意剂量调整过程中，观察有无转躁迹象。患者存在易激惹的症状，应用心境稳定剂碳酸锂缓释片稳定情绪，加用喹硫平片以增效，同时喹硫平作为非经典抗精神病药能减轻患者的精神病性症状，可改善睡眠。用药期间注意密切监测患者的自杀及冲动征兆，同时观察有无出现锥体外系反应等不良反应，及时对症处理。①氟伏沙明片：50mg/d 起始，根据耐受性情况，计划逐步增加剂量至 200mg/d；②喹硫平片：50mg/d 起始，根据耐受性和患者症状，逐步滴定药物剂量；③碳酸锂缓释片：0.6g/d，治疗早期继续使用，根据患者情况，逐步调整剂量。

（3）物理治疗：辅助经颅磁刺激治疗及生物反馈治疗。

（4）中医特色治疗：请中医科医师会诊，采用针灸、拔罐、推拿等传统中医疗法。

（5）心理治疗：认知行为治疗、人际疗法，家庭治疗、团体治疗、沙盘治疗。

（6）躯体状况的处理：定期复查甲状腺功能和甲状腺彩超，必要时至内分泌科或甲状腺外科诊疗。

（7）药物不良反应监测：定期复查血常规、生化常规、甲状腺功能、心电图等。

2. 巩固期治疗　目的：防止症状复燃，促进社会功能的恢复。原则上继续使用急性期治疗有效的药物，强调治疗方案、药物剂量、使用方法保持不变。巩固期治疗

4～9个月。

3．维持期治疗　目的：在于防止复发，维持良好社会功能，提高患者生活质量。

（1）适当调整或减少剂量。

（2）维持治疗持续时间至少2～3年。

（3）联合心理治疗：如支持性心理治疗、认知行为治疗等。尤其对于儿童青少年患者，心理治疗有助于改变认知，完善人格，增强应对困难和挫折的能力，最终改善抑郁症状，降低自杀风险，减少功能损害。

（4）注意监测相关指标：体重/肥胖、血糖、血脂、血压及泌乳素水平，肝肾功能，是否嗜睡等。

（七）随访

康复管理：帮助患者理解疾病和药物，如疾病病程特点和复发的迹象、药物使用注意事项和可能出现的不良反应，消除病耻感，增加患者治疗依从性，按时复诊，促进患者精神康复，包括个人生活自理能力的康复、家庭职能的康复、社交技能的康复及学习技能的康复。患者治疗2周后，情绪较前好转，情感反应适切，精神病性症状减轻，自知力部分恢复。患者治疗4周后，病情明显改善，情绪平稳，否认幻觉及妄想，主动性有所提升，兴趣度恢复，意志活动可。后期定期复诊，继续随访。

二、病例分析

1．病史特点

（1）青少年女性，13岁。

（2）病前存在社会、心理应激因素。

（3）病程2年。

（4）病程特点：患者主要表现为抑郁症状群，情绪低落、兴趣缺乏、精力不济、消极悲观、注意力不易集中、睡眠障碍等症状，伴有关系妄想和被害妄想，幻听。

（5）风险评估：当前表现为抑郁症状群，且存在明确自残观念和自残行为、自杀观念和自杀行为，故评估高自杀风险。

（6）既往史及本次发作期间均无躯体疾病或脑器质性疾病存在的证据。

2．诊断及诊断依据

（1）诊断：重度抑郁发作，伴有精神病性症状。

（2）诊断依据：目前符合"重度抑郁发作，伴精神病性症状"诊断标准。

1）存在3条抑郁发作核心症状：情绪低落、精力不济、愉悦体验缺乏。

2）存在6条抑郁发作附加症状：自我评价低、无价值感、认为前途和未来悲观，自伤和自杀行为，注意力不易集中，睡眠障碍。

3）存在精神病性症状：关系妄想、被害妄想、幻听。

4）病程 2 年。

5）在既往病史中，不存在足以符合躁狂发作诊断。

6）排除脑器质性疾病所致精神障碍、精神活性物质所致精神障碍。

7）社会功能受损，严重影响生活及学习，导致入院。

3．鉴别诊断

（1）精神分裂症：患者存在关系妄想、被监视感和被害妄想的精神病性症状，需要与精神分裂症相鉴别。精神分裂症的幻听和妄想症状常为原发症状，内容荒诞、泛化，病程多数迁延不愈，社会功能衰退。而抑郁发作出现精神病性症状是在情绪低落基础上发生的，与情感活动相协调，病程有相对缓解期，故可鉴别。

（2）双相情感障碍，目前为伴有精神病性症状的重度抑郁发作：患者存在抑郁症状群，且存在易激惹症状，需要与双相情感障碍相鉴别。患者无典型情感高涨，思维敏捷、活动行为增多等症状，暂不考虑双相情感障碍诊断。

4．多学科讨论　患者甲状腺功能：总甲状腺素 5.22 μg/dl，三碘甲状腺原氨酸 0.65ng/ml，游离甲状腺素 0.51ng/dl。甲状腺彩超是甲状腺左侧叶囊性结节（TI-RADS 分级 2 级）。患者目前未诉特殊不适，暂不处理，定期复查甲状腺功能和甲状腺彩超，必要时予内分泌科或甲状腺外科会诊以协助诊疗。

三、疾病介绍

抑郁障碍（depressive disorder）是以情感低落为主要临床表现的一组疾病的总称。近年来，抑郁障碍的患病率逐年增高，其造成的疾病负担在所有精神疾病负担中的比重最大，抑郁障碍患者的高自杀率已成为重要的公共卫生问题。

抑郁障碍的诊断标准，可依据如下进行（详见病例 6 表 1）。

病例6表1　抑郁障碍的ICD-10诊断标准

一、症状标准

核心症状：心境低落；兴趣和愉快感丧失；导致劳累增加和活动减少的精力降低。

附加症状：注意力降低；自我评价和自信降低；自罪观念和无价值感；认为前途暗淡悲观；自伤或自杀的观念或行为；睡眠障碍；食欲下降。

轻度抑郁：具有 2 条核心症状和至少 2 条附加症状。

中度抑郁：至少 2 条核心症状和至少 3 天附加症状。

重度抑郁：具有 3 条核心症状和至少 4 条附加症状。

续表

伴有精神病性症状：符合中、重度抑郁发作的诊断标准，并存在妄想、幻觉或抑郁性木僵等症状。妄想一般涉及自罪、贫穷或灾难迫在眉睫的观念，患者自认为对灾难降临负有责任；幻觉多为听幻觉和嗅幻觉，听幻觉常为诋毁或指责性的声音，嗅幻觉多为污物腐肉的气味。

二、严重标准

日常生活或社会功能受损。

三、病程标准

持续至少 2 周。

四、排除标准

脑器质性精神障碍及精神活性物质所致精神障碍。

抑郁障碍复发率高达 50% ~ 85%，其中 50% 的患者在疾病发生后 2 年内复发。为改善这种高复发性疾病的预后，防止复燃及复发，目前倡导全病程治疗。全病程治疗分为急性期治疗、巩固期治疗和维持期治疗。根据临床因素对抗抑郁药物进行个体化选择。如考虑药物疗效或不良反应的性别差异选择药物种类；考虑不同年龄患者的代谢差异调整药物剂量；对于有自杀观念的患者避免一次处方大量药物，以防意外；考虑患者既往用药史，优先选择过去药物疗效满意的种类。通常抗抑郁药尽可能单一使用，对难治性病例可以联合用药以增加疗效；伴有精神病性症状的抑郁障碍，应该采用抗抑郁药和抗精神病药物合用的药物治疗方案。

四、病例点评

该患者首发年龄 11 岁，发病年龄较早。病史中主要表现情绪低落，严重消极，同时伴有幻听、关系妄想、被害妄想等精神病性症状，病史中症状较丰富，且情绪不稳，有易激惹表现。需考虑有双相情感障碍的可能性。

近期的一项 meta 分析表明，一些临床特征与双相障碍的相关性强于单相抑郁症，包括起病年龄早、性别为女性、首次心境事件发作在秋季、存在特定症状（如精神病性症状及自杀观念）、精神疾病史、应激、双相障碍家族史、对抗抑郁药反应不佳等，提示需要警惕双相障碍的可能性，尤其是当患者同时存在多个高危因素时。

治疗中根据患者具体情况可考虑应用锂盐、非典型抗精神病药，伴有精神病性症状的抑郁障碍，可考虑应用抑郁药和抗精神病药合用的药物治疗方案。该案例中，患者既往应用舍曲林效果差，换用氟伏沙明，氟伏沙明作用于 σ 受体，与抗精神病作用有关，对于有妄想和幻觉症状的抑郁症疗效好；此外，应用了喹硫平除了对症治疗精神病性症状，还起到了稳定情绪的作用。

（病例提供者：王体宾　朱　妍　郑州市第八人民医院）

（点评专家：孔德荣　郑州市第八人民医院）

参考文献

[1] 沈渔邨.精神病学（第6版）[M].北京：人民卫生出版社，2017.

[2] 李凌江，陆林.精神病学[M].北京：人民卫生出版社，2015.

[3] Jain R，Maletic V，McIntyre RS.Diagnosing and Treating Patients With Mixed Features[J]. Journal Of Clinical Psychiatry，2017，78（8）：1091-1102.

病例7

双相情感障碍 I 型

一、病历摘要

（一）基本信息

患者女性，14 岁，初二在读，因"间断情绪不稳定 2 年，再发加重 1 个月"入院。

现病史：患者于 2021 年 4 月读初一时，因学习压力大逐渐表现为上课注意力不集中、发呆、背书困难，成绩下降，整日闷闷不乐，不开心，焦虑不安。之后由快班调整至平行班。同年 10 月跟父母说自己睡眠不好，入睡困难，易醒，早醒，让父母带她去看医生，家人未予重视。2022 年 1 月底患者又对父母说自己睡不着，抱着父亲哭泣称自己"受不了了"，称自己脑袋像抽空了一样，担心自己长期不睡觉器官会衰竭，敏感多疑，称学校有同学瞧不起自己，针对自己，自我评价低，有消极言语，觉得自己一无是处，是累赘，辜负了父母，叫父亲给自己找药吃。之后休息在家，整日愁眉苦脸，无所事事，对周围事物缺乏兴趣，逐渐表现不愿说话，生活懒散，吃饭要家人催促，个人生活卫生需人督促，不愿出门，精神差，总是躺在床上睡觉。家属无法管理，恐其病情进一步加重，于 2022 年 2 月送其住我院，诊断"伴有精神病性症状的重度抑郁发作"，住院 1 个月余，予以"博思清（阿立哌唑口腔崩解片）""左洛复（舍曲林）"等药物治疗，病情好转出院。院外坚持服药，病情稳定，定期门诊复诊。2022 年 9 月上初二后，家属觉病情稳定，自行停药。同年 10 月份患者表现兴奋，讲话滔滔不绝，脑子转得快，想法多，讲大话，说要当老板，开公司，情绪易激惹，为小事发脾气，摔东西，夜眠时间短，持续 1 周。家属无法管理，带其到我院门诊就诊，考虑"双相情感障碍"，予以碳酸锂、喹硫平等药物治疗。服药半个月后病情逐渐稳定，恢复上学，但成绩跟不上，学习吃力。2023 年 2 月开学后患者因服药后思睡，间断服药。1 个月前考试不理想，表现心情难受，不开心，每日有消极念头，用小刀划手臂，敏感多疑，觉得同学议论她，瞧不起她，传她的流言蜚语，说她有"抑郁症"，是"神经病"，出现幻听，耳边听到同学们骂她的声音，有时胸闷、感觉不到自己的心跳，呼吸困难，头晕、头痛，心情低落时加重，自责，觉得对不起父母的养育，自己一无是处，是累赘，食欲下降，一天吃一顿饭，入睡困难，夜间易醒，多梦，总是觉得累，疲乏，不想动，回避社交，不想上学。家属担心病情加重，再次送来我院，门诊以"双相障碍"收治住院。

此次起病以来，患者有消极观念和自伤行为，食欲下降，体重有所减轻，入睡困难，生活懒散，二便规律。

既往史：既往体健，否认有重大躯体疾病史；按国家计划免疫；否认手术外伤史；否认昏迷抽搐史；否认药物及食物过敏史。

个人史：胞二行二，母孕期无特殊，足月剖宫产，出生时状况良好，自幼和父母一起生活，幼时身体及智力发育较同龄人无明显差异，无多动、抽动、注意力不集中、做事拖拉等表现，平时性格内向。目前读初二，学习成绩中等。哥哥大8岁，已参加工作。

家族史：否认二系三代精神疾病史。

（二）体格检查

体温36.2℃，呼吸22次/分，脉搏89次/分，血压128/87mmHg，体重45kg，身高149cm。神清，心肺（－），腹软，无压痛及反跳疼，双下肢无水肿。神经系统检查：神清，定向力完整，语利，双侧瞳孔等大等圆，对光反射灵敏，颅神经（－），颈软，四肢肌力、肌张力正常，双侧腱反射对称存在，共济运动协调，感觉系统检查未发现明显异常，病理征阴性。左手臂多处划痕。

（三）精神检查

1. 意识　清楚，时间、地点、人物定向完整。

2. 仪态　整洁，衣着得体，戴着帽子，无怪异姿态。不愿穿短袖衣服。

3. 面部表情　大部分时间表情愁苦，低着头，眼神无对视，反复抠手指，紧张不安。

4. 接触交谈　接触被动，语音低沉，语量少，多问少答或不答，有时点头或摇头示意。

5. 情感　反应协调，情绪低沉，开心不起来，觉得生活无乐趣，枯燥无味，有消极观念和用刀划手臂的行为，自伤手臂，情绪不稳定，烦躁易怒，要求不满足就发脾气，打骂母亲，自我评价低，对学习焦虑不安，学习成绩下降，学习效率不高，担心考不上好的高中，就考不上好的大学，找不到好的工作；情绪高涨时兴奋、话多、爱管闲事，精力充沛，自我评价过高，为小事发脾气，有冲动行为。

6. 感知觉　存在幻听，耳边听到同学议论她的声音，说她的坏话，贬低她。

7. 思维　联想减慢，注意力不集中，记忆力下降，背课文记不住，发呆，存在关系妄想，觉得同学议论她，话中有话，看她的眼神有异样，父母也嫌弃她，觉得她是累赘，一无是处。妄想内容与其内心情感体验相一致。

8. 意志行为　意志活动减退，生活懒散，不想动，总想躺着，回避社交，与家人沟通减少，白天觉得疲乏，精力减退。网上购买美工刀或笔形刀。

9. 性症状　患者否认有性活动，亦未见性欲改变。

10. 睡眠　差，入睡困难，半夜易醒，早醒，多梦，睡眠质量不高。

11. 食欲　下降，没胃口，不想吃东西。

12. 智能　计算力、判断力、理解力及社会常识与其文化程度和社会经历相符。

13. 自知力　不全，被动接受治疗，间断服药。

（四）辅助检查

1. 血液生化检查　入院后查血清泌乳素测定：血清泌乳素 18.64ng/ml ↑，甲状腺功能 5 项：促甲状腺激素 5.44μIU/ml ↑；余血生化未见明显异常。

2. 心电图检查　窦性心律，正常范围心电图。

3. 脑电图检查　未见异常。

4. TCD 检查　正常范围 TCD。

5. CT（头颅＋胸部）检查　未见明显异常。

6. 甲状腺彩超检查　甲状腺回声欠均匀。

7. 脑诱发检查　EP 中度异常，P300 未见异常。

8. 心理测量　瑞文智力测示 92 分，MMPI 示心理状态重度异常。SDS 示 61 分，SAS 示 53 分，躁狂量表示有严重的躁狂症状，强迫量表提示正常范围，EPQ 示属于内向，情绪不稳定，PANSS：85 分。

（五）诊断

双相情感障碍，目前为伴有精神病性症状的重度抑郁发作。

（六）诊疗经过

1. 入院后积极完善相关检查，初步诊断：双相情感障碍，目前为伴有精神病性症状的重度抑郁发作。

2. 药物治疗　起始予以碳酸锂缓释片 0.3g 2 次／日，喹硫平缓释片 200mg 1 次／晚口服，逐渐加量至碳酸锂缓释片 0.6g 2 次／日，喹硫平缓释片 400mg 1 次／晚，加药期间定期监测血药浓度、甲状腺功能及心电图，密切关注药物不良反应，及时与家属沟通。

3. 心理治疗　予以认知行为疗法、家庭治疗等辅助治疗。

4. 物理治疗　患者存在严重消极言行，考虑起效较快的 MECT 方案，家属担心治疗的不良反应，未同意。

5. 病房管理　患者存在严重消极言行，每日想划手，网上购买美工刀或笔形刀，四处寻找病房内尖锐物品划手，左手臂多处划痕，自杀风险极大，要求家属留陪，一级护理，防消极，床旁交班。病房内危险物品管理非常重要，每日清查患者危险物品。

（七）随访

制订随访计划，定期复诊评估，患者家庭支持良好，患者依从性良好，预后可。

患者为在校学生，加强学习心理和技巧的辅导。

二、病例分析

1. 病例特点

（1）女性，14岁复发患者，第二次住院。

（2）全程病程特点为发作－缓解－发作。缓解期功能状况良好，可以坚持上学。

（3）首发表现为抑郁症状群，病程中有情感高涨，言语增多、思维奔逸、自我评价高、睡眠需求减少等表现。

（4）上述症状在2年内交替发作≥3次。

（5）本次发作病程1个月余，表现为抑郁症状群，伴敏感多疑、幻听等精神病性症状，存在睡眠差、食欲下降，消极言行等。

（6）风险评估：当前表现为抑郁症状群，且存在明确消极观念，故评估高自杀风险。

（7）既往史及本次发作期间均无躯体疾病或脑器质性疾病存在、精神活性物质接触史的依据。

（8）患者依从性差，间断服药，家属对病情特点认识不足，未督促患者按时按量服药，导致病情复发，预后一般。

2. 诊断与诊断依据

（1）诊断：双相情感障碍，目前为伴有精神病性症状的重度抑郁发作。

（2）诊断依据：目前符合"伴有精神病性症状的重度抑郁发作"诊断标准。

1）总病程2年。

2）存在3条抑郁发作核心症状：情感低落、精力减退、乐趣体验缺乏；存在5条抑郁发作主要症状：自我评价低，认为前途暗淡、自杀观念、睡眠减少、食欲下降。存在与心境相协调的精神病性症状：敏感多疑，幻听。

3）病程中存在躁狂发作：患者在持续至少1周时间内，几乎每一天的大部分时间里，有明显异常的、持续性的高涨，心境易激惹，活动增多，精力旺盛。同时伴有自尊心膨胀，睡眠需求减少，比平时更健谈，思维奔逸，注意力随境转移和精神运动性激越。

4）这种心境障碍导致严重的社交和学习功能损害。

5）患者无重大躯体疾病史、无颅脑外伤史，无高热、抽搐史，无精神活性物质摄入史，可排除器质性精神障碍及精神活性物质所致的精神障碍。

3. 鉴别诊断

（1）精神分裂症：患者当前存在明确精神病性症状（敏感多疑、幻听），症状和功能损害符合精神病性障碍标准。但上述精神病性症状均以情感低落、自我评价低等抑郁症状群为背景，与患者当前心境背景相协调。患者病史1年，其精神病性症状均非主要临床相，呈发作－缓解－发作的病程特点，间歇期无残留功能损害，当前社会功能衰退征象不显著，故不支持本诊断。

（2）焦虑障碍：患者存在明显的焦虑情绪，主要与其自我评价低、情绪低落有关，持续时间较短，受情绪变化影响，无具体的事物，无明显的躯体化症状，对未来、健康无持续性地担心，对预期发生的事情无回避行为，主要围绕患者已发生的生活事件，反复想，以情绪低落为主要背景，可注意鉴别焦虑障碍。

（3）注意缺陷与多动障碍：患者存在注意力不集中表现，但自幼并无多动、冲动等行为，也无做作业拖延、马虎、上课开小差等表现，且学习成绩中等，遵守课堂纪律，Conners父母版评分正常，故可排除此诊断。

4. 治疗与护理

（1）护理和临床观察要点：因患者存在高自杀风险且其院外行为受到精神病性症状的影响，故需加强安全护理和动态临床观察，谨防消极及其他病理性行为，如冲动、出走等。

（2）物理治疗（无抽搐电痉挛治疗，MECT）：患者当前消极言行严重，网上购买美工刀或笔形刀，四处寻找病房内尖锐物品划手，故首先考虑改善抑郁和消极症状较快的MECT方案。因当前未获得家属及患者书面签署"知情同意"，故未实施。后续治疗中仍需根据病情变化（如自杀风险增高、无法配合药物治疗等）及时与患者及家属沟通和病情告知，此治疗方案仍作为备选方案。

（3）药物治疗：对于双相障碍（不论当前临床相）宜首选心境稳定剂，考虑到丙戊酸盐对女性卵巢功能的影响，建议首选锂盐。在双相障碍治疗中，第二代抗精神病药不仅可以治疗精神病性症状，又可以发挥稳定情绪的作用。

（4）心理治疗：在康复期心理治疗起到了重要的辅助作用。

5. 要点与讨论

（1）人口学特征：首发年龄＜20岁，首发年龄对抑郁症（单相）和双相障碍（抑郁发作）的鉴别有指引价值。

（2）病前人格特点：内向型。

（3）纵向病史特点：发作－缓解－发作特点，缓解期无残留症状和（或）功能损害。

（4）既往发作特征：以情感低落为核心的抑郁症状群和以情感高涨为核心的躁狂发作（致显著功能损害）交替发作；近2年交替发作≥3次。

（5）当前临床相：明确抑郁发作症状群，需重点把握精神病性症状群与心境症状的发病时间顺序和相互联系。

（6）治疗考量：风险评估（如该病例高自杀风险）、横断面症状特点（精神病性症状）等对治疗方案的选取具有重要指引价值。

三、疾病介绍

双相情感障碍传统上被认为是一种成人型障碍，随着研究进展，发现双相情感障碍也经常在儿童青少年中被诊断。由于青少年和儿童精神症状受到神经系统发育规律的影响，控制情绪的大脑边缘系统发育早于掌管认知功能的前额叶发育，导致儿童青少年的双相障碍不典型，常常以抑郁、注意缺陷、多动、焦虑、易激惹等为主诉。另外由于患者处于青少年时期，情绪、精力、物质体验症状容易极端化，且有极高的共患病概率，美国一项研究表明，95.5% 的儿童青少年双相情感障碍 I 型患者伴有超过 3 种其他精神障碍，同时处于抑郁期的患儿常见到非自杀性自伤行为。

双相情感障碍与其他精神疾病的区分可依据其诊断标准（详见病例 7 表 1）进行鉴别。

病例 7 表 1　双相情感障碍的诊断标准（DSM-5）

症状标准

诊断为双相 I 型障碍，必须符合下列躁狂发作的诊断标准。在躁狂发作之前或之后可能有轻躁狂或重性抑郁发作。

躁狂发作

1. 在持续至少 1 周的一段时间内，在几乎每一天的大部分时间里（或如果有必要住院治疗，则可以是任何时长），有明显异常且持续的心境高涨、膨胀或易激怒，或异常且持续的有目标的活动增多或精力旺盛。

2. 在心境紊乱、精力旺盛或活动增加的时期内，存在 3 项（或更多）以下症状（如果心境仅仅是易激怒，则为 4 项），并达到显著的程度，且代表着与平常行为相比有明显的变化。

（1）自尊心膨胀或夸大。

（2）睡眠的需求减少（例如，仅 3 小时睡眠就精神饱满）。

（3）比平时更健谈或有持续讲话的压力感。

（4）意念飘忽或主观感受到思维奔逸。

（5）自我报告或被观察到的随境转移（即：注意力太容易被不重要或无关的外界刺激所吸引）。

（6）目标导向的活动增多（工作或上学时的社交或性活动）或精神运动性激越（即：无目的非目标导向的活动）。

（7）过度地参与那些很可能产生痛苦后果的高风险活动（例如，无节制的购物，轻率的性行为，愚蠢的商业投资）。

重性抑郁发作

在同一个 2 周时期内，出现 5 个或以上的下列症状，表现出与先前功能相比的变化，其中至少 1 项是：①心境抑郁或②丧失兴趣或愉悦感。

续表

1. 几乎每天和每天大部分时间都心境抑郁，既可以是主观的报告（例如，感到悲伤、空虚、无望），也可以是他人的观察（例如，表现为流泪）（注：儿童和青少年，可能表现为心境易激惹）。

2. 几乎每天和每天的大部分时间，对于所有或几乎所有的活动兴趣或愉悦感都明显减少（既可以是主观陈述，也可以是观察所见）。

3. 在未节食的情况下体重明显减轻，或体重增加（例如，一个月内体重变化超过原体重的5%），或几乎每天食欲都减退或增加（注：儿童则可表现为未能达到应增体重）。

4. 几乎每天都失眠或睡眠过多。

5. 几乎每天都精神运动性激越或迟滞（由他人看得出来，而不仅仅是主观体验到的坐立不安或变得迟钝）。

6. 几乎每天都疲劳或精力不足。

7. 几乎每天都感到自己毫无价值，或过分地、不适当地感到内疚（可以达到妄想的程度，并不仅仅是因为患病而自责或内疚）。

8. 几乎每天都存在思考能力减退或注意力不能集中，或犹豫不决（既可以是主观的陈述，也可以是他人的观察）。

9. 反复出现死亡的想法（而不仅仅是恐惧死亡），反复出现没有具体计划的自杀意念，或有某种自杀企图，或有某种实施自杀的特定计划。

严重标准

导致社交、职业或其他重要功能方面的损害。

排除标准

1. 症状不能归因于某种物质（例如，滥用的毒品、药物、其他治疗）的生理效应。

2. 这种躁狂和重性抑郁发作的出现不能用分裂情感性障碍、精神分裂症、精神分裂症样障碍、妄想障碍或其他特定的或未特定的精神分裂症谱系及其他精神病性障碍来更好地解释。

四、病例点评

该案例本次诊断、鉴别诊断依据充分，治疗得当，取得了良好的疗效。

回顾这个病例的整个病史和诊疗经过，有几个具有代表性的现象值得深入思考：第一，这个患儿和家庭的依从性问题。患儿的前两次发作、治疗后，均由于这样或者那样的缘由自行停药。是我们的心理教育、医患沟通不够？还是家庭中有突出的阻碍因素？需要治疗团队将此作为治疗中一个重要部分来处理，以期提高后续治疗的依从性。第二，病史中明确提到几次病情的波动除了与药物相关外，均与开学或学业压力相关，那么在治疗方案中如何给予相应的处理？这是目前临床上普遍存在的困难。我们需要寻找、明确患儿的压力源，同时从患者、家庭、学校多方面入手。无论是提高对压力性事件的识别、加强患者和家长对自身个性基础、认知模式的了解，还是提高家长对患儿情绪的理解、关注家庭的互动模式，还是解决患儿现实的学业上的困难、给予必要的学业补救或其他学校支持，只要我们做了，患者的康复之路就会顺畅一些。第三，体格检查处提到"左手臂多处划痕"，我们对这个行为的精准解读也是十分重要的。因为非自杀性自伤既是自杀的危险因素，也是自杀的保护性因素。理解这个患者"自伤"行为特定的功能和意义，发现患者的"扳机性事件"，会有助于我们更好地进行疾病管理和风险管控。

总之，儿少双相的健康教育、社会心理支持对患儿的功能康复、预防复发是至关重要的。

（病例提供者：马　筠　武汉市精神卫生中心）

（点评专家：柯晓燕　南京医科大学附属脑科医院）

参考文献

[1] 陆林.沈渔邨精神病学（第6版）[M].北京：人民卫生出版社，2018.

[2] 于欣，方贻儒.中国双相障碍防治指南（第2版）[M].北京：中国医学电子音像出版社，2015.

[3] 美国精神医学学会.精神障碍诊断与统计手册（第5版）[M].（美）张道龙，等.译.北京：北京大学出版社，2015.

[4] Sharma A，Neely J，Camilleri N，et al.Incidence，characteristics and course of narrow phenotype paediatric bipolar I disorder in the British Isles[J]. Acta Psychiatrica Scandinavica，2016，134（6）：522-532.

双相情感障碍 II 型

一、病历摘要

（一）基本信息

患者女性，16岁，高一学生，因"反复情绪不稳1年余，再发不开心、消极2个月"来院就诊。

现病史：患者诉1年前随学习任务较前增多，渐感学习压力大，常有担忧，紧张，烦躁不安，伴头痛、食欲缺乏、全身乏力，因担忧成绩不理想，每日学习至深夜，考试结果却不能如意；激惹、易怒，常因琐碎小事感到心烦，与同学发生矛盾后久久不能释怀，认为在学校自己被孤立，无法交到真心的朋友；对身边的事情逐渐失去兴趣，以前心情不好会喜欢唱歌听音乐，现在尝试去做也达不到以往的状态，整日眉头紧锁、唉声叹气、郁郁寡欢，上课注意力不能集中，学习效率明显下降，上述情况被父母获知后，父母每日接送其上下学，母亲也想辞职陪读，更因此事常与患者父亲意见相左，患者更觉得自己一无是处反而拖累家人，常独自一人躲在房间哭泣，自觉人生不会有什么希望了，当时尚能坚持上学，未去就诊。半年前因与班上同学发生口角，后看到网上的一些关于自己的言论，患者感到委屈愤恨，没面子，故请假在家不敢去学校，回家后父母多次鼓励患者重新去上学，患者自觉委屈难当，觉得没人理解自己，生无可恋，想要结束自己痛苦的生命，某日晚上自行跑进卫生间锁上门久不出来，父母见其异常，反复敲门呼喊，因担心父母破门，故冲动从二楼跳下，当时患者家属送其至当地医院急诊救治，经检查无明显异常，故转至精神科就诊，诊断为"重度抑郁发作"，予"舍曲林100mg/d（50mg/d起，1周后100mg/d），劳拉西泮1mg/d"治疗。服药1个月后患者情绪较前有改善，鼓励下能间断上学，参加中考。但患者仍有易怒、食欲缺乏。高中后患者感觉换了新环境，有时自觉心情变好，喜爱交朋友与人聊天，好为人打抱不平；出手大方，爱打扮自己，经常网上购买一些化妆品、服饰等，晚上有时兴奋睡不着觉，上述情况可以持续2～3日，当时患者及患者家属未予重视，只觉自己好了，故自行停药。停药后患者尚能坚持上学，但感白天疲惫，易烦躁，总因为一些小事控制不住就与父母、室友等争吵，争吵完又感后悔。

2个月前患者听到父母为自己的事情吵架，认为自己拖累了家里人、自己是累赘等，晚上睡不着觉，反复想起以前不开心的事情，白天感觉没有力气，成天想躺在床上，故经常昼夜颠倒，有时会控制不住撞头、掐自己、咬自己等，今为进一步就诊，家属带其我院门诊就诊，门诊拟"心境情感障碍"收治入院。

本次起病以来无明显冲动、伤人、毁物、外跑行为，存在消极厌世想法及行为，夜眠差，昼夜颠倒，饮食不规律，偶有暴饮暴食，大小便无殊，近来身高体重未见明显增减，个人生活自行料理。

既往史： 平素体健，否认传染病史，否认重大疾病史，否认手术、重大外伤史，否认输血史，否认有食物、药物过敏史。

个人史： 独女，母孕期体健，否认感染、发热史，否认药物史，足月顺产，否认产伤窒息史。母乳喂养，幼年生长发育相同于正常同龄儿。自幼跟随父母一起生活，教养方式无特殊，父亲性格内向，脾气较暴躁，容易与患者起冲突，母亲性格偏外向，对患者干预较多。7岁上学，学习成绩中等，和同学、老师关系欠佳，目前为高一在读。病前性格：偏内向，要强，人际关系欠佳，否认特殊兴趣爱好，否认烟酒等不良嗜好。否认其他精神活性物质滥用史。

家族史： 否认两系三代有精神异常史，父母非近亲婚配，家庭关系欠和睦，父母偶有争吵，家庭条件一般。

（二）体格检查

躯体及神经系统未查及阳性体征。

（三）精神检查

1. 意识　清晰，时间、地点、人物定向完整。

2. 仪态　整洁，衣着得体，无怪异姿态。

3. 面部表情　忧愁，欲哭泣。

4. 接触交谈　合作，对答切题，言语表达流畅、有序，语速适中，语量少，语音低。

5. 情感　反应协调，情绪显低落、少言懒动、缺乏兴趣和乐趣、自信心降低、感自责，夜眠差、没精力、易疲劳、存在消极观念等，承认既往存在愉悦感，自我感觉良好，否认情绪明显高涨、易激惹、自大情况。

6. 感知觉　未及幻、错觉及感知觉综合障碍。

7. 思维　逻辑可，思维连贯，未及思维内容及思维属性障碍，未及强迫性及强制性思维。

8. 意志行为　没精力、易疲劳，无法坚持学习，存在消极厌世言行，目前无明显冲动毁物伤人行为，无外跑行为，承认既往有主动行为增多，短暂的易怒冲动，但无攻击行为。

9. 性症状　无性行为异常。

10. 睡眠　入睡困难，眠浅易醒，睡眠时间减少。

11. 食欲　减退，体重有所下降。

12. 智能　正常，智力水平与受教育背景相符。

13. 自知力　完整，有求治要求。

（四）辅助检查

1. 血液生化检查　血常规、生化、甲状腺功能、女性生殖激素、梅毒、艾滋病等未见异常。

2. 心电图检查　正常心电图范围。

3. 彩超（肝胆胰脾＋泌尿系＋子宫附件）检查　未见明显异常。

4. CT（头颅＋胸部）检查　未见明显异常。

5. 脑电图检查　未见明显异常。

（五）诊断

双相情感障碍，目前为不伴有精神病性症状的重度抑郁发作。

（六）诊疗经过

1. 药物治疗　碳酸锂缓释片：第1天：0.3g/晚；根据耐受情况，1周内加至0.3g/早晚，服药1周后监测血药浓度（血药浓度为0.6mmol/L），根据血药浓度调整剂量，以保证血药浓度维持在0.8 ～ 1.2mmol/L；第14天监测血药浓度0.77mmol/L；第21天监测血药浓度0.92mmol/L；喹硫平：50mg/d起始，根据耐受性及治疗反应，1周内增量至200mg/d，每日分2次服用，根据病情调整剂量。

2. 物理治疗　重复经颅磁刺激（rTMS）治疗，每日一次，每次30分钟，10次为1个疗程。

3. 双相障碍团体心理治疗　在药物治疗的基础上，住院期间每周一次团体心理治疗，帮助患者认识疾病、监管症状、改变和纠正或减轻与症状相关的不良认知和不良情绪，早期识别复发症状和应对这些症状的技巧，建立规律的生活方式，提高患者的药物依从性，预防复发，提高社会功能。

4. 长期监测及管理　当今快速发展的数字技术已经改变了医学领域，克服了传统医学的各种限制。在以前，临床诊断和评估依赖于临床医生的问诊、量表评估及自我报告，必然受患者及其亲密观察者的主观判断和回忆偏差。然而，随着可穿戴设备和智能手机的出现，可以从患者日常模式中推断出其心理状态。设备中的自动化数字指标可以指导临床医生更好地识别处于情绪发作或即将复发的患者。

在住院及个人日常环境中通过佩戴智能手环，以无创收集生物特征参数（如睡眠时间、心率、体温、血氧饱和度、运动步数、消耗卡路里、运动时间等），一方面帮助患者建立良好的生活方式，调整作息，完成每日运动量，另一方面有利于连续、长期的对缓和昼夜节律等情况进行监测，有助于更准确的评估睡眠及情绪状况，帮助识别双相障碍的抑郁、躁狂或混合状态的发作，并根据不同的发作提供个性化的治疗和护理计划。

（七）随访

住院 3 周后患者抑郁症状较前缓解，情绪较前稳定，否认消极厌世言行，睡眠每日 8 小时左右，进食量正常，服药后未见明显不适，故予出院。出院 2 周后门诊复诊，情绪稳定，遇到不顺心的事情时情绪波动在可控范围内，能完成日常学习，与家人、同学相处也少有冲突发生，清淡饮食，胃纳、睡觉如常，月经规律，体重正常范围，心率、血压平稳，肢体无震颤，复查血常规、肝肾功能、甲状腺功能、性激素水平无异常，碳酸锂血药浓度 0.9mmol/L，继续予碳酸锂缓释片 0.3g/ 早晚，喹硫平 200mg/d 治疗。

二、病例分析

1. 病史特点

（1）青少年女性，16 岁，14 岁首发。

（2）全病程特点呈发作 – 缓解 – 发作病程，缓解期社会功能相对良好。

（3）发病前存在一定的社会 – 心理应激因素。

（4）症状表现：首发为抑郁症状群，病程中与轻躁狂症状群交替发作。

（5）风险评估：本次发作病程 2 个月，主要为抑郁症状群，存在自伤行为，有自杀观念，存在自杀风险。

（6）病程中无明显的幻觉妄想等精神症状，无躯体疾病或脑器质性疾病存在的依据。

2. 诊断与诊断依据

（1）诊断：双相情感障碍，目前为不伴有精神病性症状的重度抑郁发作。

（2）诊断依据：目前符合"双相情感障碍，目前为不伴有精神病性症状的重度抑郁发作"诊断标准。

1）存在 3 条抑郁发作核心症状：情感低落、兴趣愉悦感缺失、精力减退。

2）存在 6 条抑郁发作主要症状：自我评价降低、自责观念、注意力下降、自我评价降低、自伤自杀观念、睡眠障碍。

3）本次发作病程 2 个月。

4）社会功能损害，无法正常上学。

5）病程中轻躁狂发作：存在多次持续 2 ~ 3 天情绪高涨、精力旺盛、行为增多、自我评价增高等症状表现，但未致显著功能损害，且持续时间不长。

3. 鉴别诊断

（1）重度抑郁发作：和双相情感障碍Ⅱ型都包括抑郁期，双相情感障碍Ⅱ型的一个主要特征是存在轻躁狂期。双相情感障碍Ⅱ型患者的情绪可能会在抑郁和轻躁狂之间波动，而重度抑郁发作患者的情绪主要是持续的低落和（或）对以前感兴趣的活动失去兴趣，持续至少两周；双相障碍有较高的家族遗传性，如果患者的亲属中有人被诊断为双相疾病，那么其患病的可能性就会增加。患者病程中存在愉悦感、精力旺盛、主动行为增多，自我评价增高等轻躁狂表现，故不支持本诊断。

（2）环性心境：多表现为许多周期性的情绪不稳定，故需与此鉴别。但环性心境出现的情绪不稳定，在严重程度或持续时间上都不符合轻躁狂发作及抑郁发作的症状标准、病程标准，患者既往发作达到重度抑郁发作、轻躁狂发作的标准，且患者的病程呈发作－缓解－发作的特点，故不支持本诊断。

（3）适应障碍：患者在生活和学习环境变化后有情绪失调，行为变化的表现，需与此病相鉴别。但适应障碍有明显的生活事件为诱因，抑郁和焦虑情绪一般较轻，脱离应激环境后其症状会有减轻和缓解，该患者抑郁程度较重，且脱离应激环境后症状改善不明显，影响社会功能，故不支持此诊断。

三、疾病介绍

双相障碍（bipolar disorder，BD）也称双相情感障碍，指临床上既有躁狂或轻躁狂发作，又有抑郁发作的一类心境障碍，其具有高患病率、高复发率、高致残率、高自杀率、高共病率、低龄化和慢性化等特点，首次发作常在 20 岁之前，终生患病率为 1.5% ~ 6.4%。最近的研究显示，双相障碍在儿童青少年群体中也不少见，有研究显示 20% ~ 50% 的患者首次发病于青少年期，10% 的患者起病于 12 岁之前。测量双相情感障碍的发病率较为困难，其临床表现的多形性与多变性易导致误诊或漏诊，近 70% 的双相障碍患者曾被误诊为其他精神障碍，如抑郁障碍、焦虑障碍、精神分裂症、人格障碍、物质使用障碍和注意缺陷多动障碍等，且儿童青少年的症状受到发育期的影响，症状往往不典型，容易和其他儿童期精神障碍重叠，因此其漏诊和误诊往往更为常见。

双相障碍的临床表现多样化，这表明可能涉及多种不同的机制，其发病与遗传因素、神经内分泌异常、脑区神经功能异常、心理社会影响等密切相关。ICD-11 将双相障碍主要分为双相障碍Ⅰ型（bipolar disorder type Ⅰ，BD-Ⅰ）、双相障碍Ⅱ型（bipolar disorder type Ⅱ，BD-Ⅱ）和环性心境障碍。双相障碍Ⅰ型的诊断要点为至少符合 1 次躁狂发作或混合发作标准之要件。双相障碍Ⅱ型的诊断要点包括：①病程中至少出现1次轻躁狂发作和1次抑郁发作；②不符合躁狂或混合发作的诊断标准。环性心境障碍的诊断要点包括：长期（≥2年）心境不稳定，表现为大量轻躁狂期和抑郁期；轻躁狂期的严重程度或病程可能满足或不满足诊断要求，抑郁期的严重程度和病程不满足诊断要求；从未出现稳定的缓解期（持续时间≥2个月）；无躁狂发作或混合发作史。

儿童青少年双相障碍最常见的表现包括抑郁、注意缺陷与多动症状、焦虑及易激惹等。与评估成年患者时不同，评估儿童青少年的抑郁及躁狂症状时，医生必须充分考虑发育水平与外在环境的因素，即不同年龄段的儿童青少年在不同的环境下，哪些表现在正常范围内，而哪些则明显不正常，并从多个来源处获取信息并有机整合，比如除了患者本人之外，患者的父母及老师也可以提供重要的信息，另外，应详尽地询问患者的躯体及精神疾病家族史，使用结构化晤谈，有助于获得症状学的全貌，提高诊断的准确率。

双相障碍Ⅱ型的急性期的治疗目标是尽快控制症状、缩短疾病发作持续时间。需要保证充分治疗，争取病情完全或基本缓解，达到临床治愈，避免症状恶化/波动以及预防自杀，治疗期一般为6~8周。在选择药物治疗方案前，应充分评估患者的精神和躯体情况，建立良好的医患同盟，选择疗效确切而潜在风险较小的药物进行初始或优化治疗，药物剂量调整宜遵循个体化原则。①药物治疗上第二代抗精神病药或心境稳定剂都可以作为儿童青少年双相障碍的一线治疗，可使用锂盐、丙戊酸盐和第二代抗精神病药喹硫平、利培酮或齐拉西酮（可用于抑郁和具混合特征的轻躁狂患者）；但不建议使用第一代抗精神病药；②抑郁发作：药物治疗上喹硫平推荐用于双相障碍Ⅱ型抑郁发作急性期的一线治疗，二线治疗包括锂盐（血锂浓度0.6~1.2mmol/L）、拉莫三嗪，SSRI等抗抑郁药可以用于抑郁相（不伴有混合特征）患者。抗抑郁药可用于心境稳定剂单用无效、抑郁症状严重、抑郁发作持续时间长、既往治疗提示能有效抗抑郁的患者，原则上应慎用抗抑郁药，如使用也须和心境稳定剂联合使用。

在非药物治疗上，心理治疗、认知行为治疗、聚焦于家庭的干预等应在儿童青少年双相障碍患者治疗的不同时期积极进行，给予患者全面支持。儿童青少年各方面发育未成熟，心理治疗不仅可以帮助患者减轻病症，对未来的发展也有一定的好处，可采用儿童青少年较能接受的疗法，包括沙盘、游戏、音乐、绘画等治疗方法。无抽搐电休克治疗是二线治疗方案，并且对于难治性患者和需要快速起效的患者可能是一种较好的选择，可与药物联合应用。非侵入性脑刺激技术，如经颅磁刺激（TMS）、深经颅磁刺激（DTMS）可以调节神经可塑性过程，改善情绪。另外，体育锻炼与许多积极效果相关，例如增加脑神经营养因子的产生和特定神经递质的活动增加，对双相情感障碍患者的认知功能也可能具有明确的益处。

双相障碍经过合理治疗可以有效得到缓解，缓解期患者的社会功能基本恢复。但是，双相障碍患者复发率高，约 40% 的患者在 1 年内复发，约 73% 的患者在 5 年内复发。双相障碍患者终生心境发作平均约 9 次，每 2 年左右发作 1 次。维持期治疗采取心境稳定剂联合心理治疗，并加强社会支持，对预防复发有重要作用。

四、病例点评

双相障碍诊断的关键是对于躁狂和轻躁狂发作的识别，而在儿童青少年中，躁狂或轻躁狂常不典型，很容易被漏诊。虽然儿少双相障碍的患病率不低，但典型的双相 I 型的比例却不多，约 0.5%。儿少科的医生经常有机会见证到儿少双相障碍的发生发展的过程，也可以观察到不同临床亚型之间的转变，这是非常有意义的。

该案例病史采集细致，真实地体现出了双相抑郁不同于单相抑郁的一些临床特征，如：病史中的"易激惹、易怒，常因琐碎小事感到心烦""人生不会有什么希望了，——感到委屈愤恨，——冲动下从二楼跳下"以及病程频繁反复等都是双相抑郁的特点，值得大家学习。双相情感障碍 II 型一般首次以抑郁发作为主，而且抑郁病程持续的时间和发作的次数都要远远多于轻躁狂，探索轻躁狂病史比较困难。病史中追溯有："高中后患者出现莫名地心情好、自我感觉好、喜爱交朋友与人聊天、好为人打抱不平、想要花钱买东西、爱打扮自己等，上述情况可以持续 2～3 天"提供了有轻躁狂发作的支持性证据，但病程不足 4 天。DSM-5 中建议将有短暂轻躁狂发作（2～3 天），1 次或多次重性抑郁发作，且轻躁狂发作时间上与重性抑郁发作不重合的归类为"其他特定的双相及相关障碍"。尽管 DSM-5 诊断体系在修改过程中也致力于减少各类"其他特定的"或"为特定的"的诊断，但各大类疾病中都保留了这两类诊断类别，其中的深意还是值得临床医生去关注的。牢记临床诊断是给予的当下的诊断，无论这个患者未来可能发展成什么，不提前诊断，尤其对于青少年来说，才是恰如其分的。

该案例在病史中除了谈到学业压力外还提供了父亲脾气暴躁，易与患者发生冲突，以及患者听到父母吵架后病情波动等信息，这些信息十分有价值，为个体化的心理教育、社会心理支持提供了线索。

（病例提供者：钟　怡　浙江大学医学院附属精神卫生中心）

（点评专家：柯晓燕　南京医科大学附属脑科医院）

参考文献

[1] 陆林.沈渔邨精神病学（第6版）[M].北京：人民卫生出版社，2018.

[2] 汪作为，马燕桃，陈俊，等.中国双相障碍防治指南：基于循证的选择[J].中华精神科杂志，2017，50（2）：96-100.

[3] Chang KD.Diagnosing Bipolar Disorder in Pediatric Patients[J].Journal Of Clinical sychiatry，2018，79（2）：SU17023TX1C

[4] National Collaborating Centre for Mental Health（UK）.Bipolar Disorder：The NICE Guideline on the Assessment and Management of Bipolar Disorder in Adults，Children and Young People in Primary and Secondary Care[J].London：The British Psychological Society and The Royal College of Psychiatrists，2014 Sep.

双相情感障碍:混合发作型

一、病历摘要

（一）基本信息

患者男性，16岁，高三学生，主因"间断情绪不稳、敏感、自伤想法2个月余"。

现病史：患者于2017年8月底升入高三后寄宿，2017年9月9日回家后家人发现其情绪差，话少，无精打采，面部表情呆愣，自诉开心不起来，家人问其原因时哭泣，诉自己能力不行，不能考入自己理想的学校，发脾气，砸东西，过后又觉得对不起家里人，自责，觉得自己什么都不行，不如死了算了，入睡困难，动力差，不做作业，未诊治。返校后老师反映患者在学校注意力不能集中，经常上课走神，表现得闷闷不乐，自觉不如周围的同学，和同学交流较少，觉得同学在背后说自己的坏话，觉得自己成绩不好、人缘也不好，在学校受到了孤立。早醒但不能按时起床，解释为自己只想在床上躺着，也不能按照要求整理内务，被批评后对家人发脾气。2017年10月患者仍有情绪不稳定，每天早晨心情很差，自责，觉得自己什么都干不好，不配活着，不如死了算了，但到了晚上又觉得自己很厉害，可以考入清华大学计算机系，经常熬夜学习，睡眠需求少，家人劝阻患者休息就发脾气，认为家里人不让自己进步。后就诊于外院，具体诊断不详，先后给予奥氮平5mg/d、阿戈美拉汀25mg/d、草酸艾司西酞普兰5mg/d，无明显改善。2017年11月12日首次就诊于我院，表现为话多，自觉反应快，紧张、手抖，小便困难，于我院留观治疗，予以利培酮4mg/d、劳拉西泮1mg/d、盐酸苯海索2mg/d以及大脑促代谢治疗，为求进一步诊治，由留观以"焦虑状态"首次非自愿收住院。

本次发病以来，无发热、咳嗽、腹痛、腹泻等不适，睡眠欠佳，进食少，大便干燥，小便频繁，体重无明显增减。无外跑行为，无抽搐、惊厥史，无大小便失禁现象。

既往史：既往体健，否认手术史；否认脑外伤史，否认其他重大躯体疾病史，否认药物及食物过敏史；预防接种史不详。

个人史：胞1行1。母孕期正常，足月顺产，体格发育无殊，智力发育正常。自幼生长发育正常，适龄说话、走路，学习刻苦，小学、初中位于班级上游，高中成绩稍有下降，位于班级中游。病前性格：内向、自我要求高、追求完美。

家族史：否认两系三代以内有精神障碍史。

（二）体格检查

体温 36.8℃，脉搏 100 次 / 分，呼吸 18 次 / 分，血压 123/80mmHg。发育正常，营养中等。心律齐，未闻及杂音。两肺呼吸音清。腹平软，无压痛，肝脾肋下未触及，生理反射存在，未引出病理征。

（三）精神检查

1. **意识**　清晰，时间、地点、人物定向完整。

2. **仪态**　衣着不整，显邋遢。

3. **面部表情**　忧愁，提及学习哭泣；提及其他问题会开心地哈哈大笑。

4. **接触交谈**　接触合作，对答基本切题，言语表达流畅，语速偏快，注意力不集中。

5. **情感**　反应基本协调。见了医生会开心互动，交谈中东张西望、走来走去，注意力不集中，提到学习情绪低落、悲伤，会哭泣，认为自己是因为父母才坚持活着。转移话题后擦干泪就开始笑着交谈，侃侃而谈，自我感觉超好，以后能干大事，能帮医生实现愿望。平素病房中经常哭泣，消极、悲观、自责，感觉能力不行，人际关系也不好，对前途悲观，兴趣下降，之前喜欢音乐，现在也提不起兴趣了。兴奋、注意力不集中，但诉自己每天下午就感觉很开心，觉得人生充满了希望，学习效率增高，脑子反应快，说话也比上午多，睡眠需求少，经常熬夜学习也不觉得困倦。

6. **感知觉**　命令性幻听，自己心情不好的时候会凭空听见耳边有声音，声音大致内容为"你去死吧……你这么差赶紧去死……赶紧去跳楼吧……"，每天都会听得到，听到后会难过，觉得活着没意思，想要结束自己生命，要去跳楼。

7. **思维**　存在关系妄想，在自己心情不好的时候会觉得同学都在针对自己，认为不和自己一起吃饭就是孤立自己，认为同学笑就是在笑自己；存在夸大妄想，在心情很好的时候觉得自己学习能力超凡，可以考上国内最好的学校、学最好的专业（实际上患者成绩为班级中游）。心情差时有思维迟缓，患者自觉反应慢了，表现得很呆滞，心情很好时有思维奔逸，联想较之前加快，觉得脑子里想法很多。

8. **意志行为**　在情绪低落时动力减退，容易疲劳，无法集中注意力学习；在情感高涨时自觉精力旺盛，学习效率增加。

9. **性症状**　无行为异常。

10. **睡眠**　需求减少，经常熬夜学习不觉困倦，晚上睡 3～4 个小时，但白天嗜睡。

11. **食欲**　暴食和食欲减退交替出现。

12. **智能**　正常，智力水平和受教育背景相符。

13. **自知力**　缺乏，虽然承认自己"很低落"的状态不正常，但认为自己每天"很开心"的状态是正常的，希望通过治疗让自己维持"很开心"的状态。

（四）辅助检查

1. 心电图、头颅 MRI、脑电图检查　正常。

2. 智商测定　正常。

3. 血常规、血生化、甲状腺功能、激素　未见明显异常。

（五）诊断

双相情感障碍，目前为混合性发作。

（六）诊疗经过

入院后完善检查，给予无抽电休克治疗（MECT）10 次，调整利培酮 2mg/d 逐渐至 4mg/d，丙戊酸钠缓释片最大剂量 1000mg/d，给予盐酸苯海索片 2mg/d 改善锥体外系综合征不良反应。3 周后患者情绪基本稳定，病情基本缓解。

（七）随访

患者家庭支持良好，出院后坚持服药，定期复诊，情绪平稳，病情稳定，可以适应学校生活。后于门诊予利培酮减量至 2mg/d，丙戊酸钠减量至 750mg/d。1 年后病情仍稳定，逐渐减停利培酮治疗，丙戊酸钠缓释片维持 500mg/d 治疗，顺利高考，升入大学。

二、病例分析

1. 病史特点

（1）男性，16 岁，首次发作。

（2）发作症状表现为抑郁症状群和躁狂症状群交替出现，抑郁症状群表现为情绪低落、兴趣减退、精力缺乏、自责、动力减退、消极观念，伴有幻听和超价观念；躁狂症状群表现为情绪高涨、精力旺盛、自信心强、思维奔逸，伴有夸大妄想。

（3）本次发作总病程 2 个月余。

（4）风险评估：患者病史中存在消极观念，严重时有命令性幻听，自杀风险较高，入院后应严防自杀。

（5）既往史及本次发作病程均无脑器质性疾病相关证据支持。

2. 诊断与诊断依据

（1）诊断：双相情感障碍，目前为混合性发作。

（2）诊断依据

1）符合抑郁发作发作的症状学标准：3 条核心症状（情绪低落、精力减退、快感缺乏）和 3 条附加症状（自责、自杀观念、动力减退）。

2）符合躁狂发作的症状学标准：核心症状（情感高涨）、4 条附加症状（思维奔逸、自信心强、精力旺盛、睡眠需求减少）。

3）躁狂症状和抑郁症状每天变化迅速（通常在数个小时内）。

4）本次发作持续约 2 个月。

5）疾病导致患者的学业能力、社交水平、人际关系明显受阻；伴有精神病性症状；需要住院治疗。

6）排除器质性精神障碍及精神活性物质所致精神障碍。

3．鉴别诊断

（1）抑郁发作（单相抑郁障碍）：患者病史中存在抑郁发作的核心症状和附加症状，故需考虑该诊断，但患者除了抑郁发作的症状，仍存在突出的躁狂发作症状（如情感高涨、思维奔逸、自信心强等），因此不考虑该诊断。临床上容易将"双相抑郁"误诊为"单相抑郁"，由于患者在躁狂或轻躁狂发作期间自我感觉良好，因此往往不会主动就诊，通常在抑郁发作阶段就诊，若病史采集不细致，就会忽略躁狂或轻躁狂阶段，导致误诊。

（2）精神分裂症：患者精神检查中可引出命令性幻听，因此需考虑诊断。但患者精神病性症状和患者的情绪体验一致，内容不荒谬，具有一定的现实性和可理解性，且多发生于情绪体验的高峰，消退较快，对药物治疗较为敏感，故不考虑该诊断。

三、疾病介绍

1．流行病学　西方发达国家 20 世纪 70 ～ 80 年代的流行病学调查显示，双相障碍终生患病率为 3.0% ～ 3.4%。世界卫生组织协调的世界心理健康调查显示全球双相障碍 I 型、双相障碍 II 型和阈下双相障碍的终生患病率依次为 0.6%、0.4% 和 1.4%，12 个月患病率依次为 0.4%、0.3% 和 0.8%。

2．危险因素

（1）年龄：双相障碍主要发病于成人早期。综观国内外调查数据，大多数患者初发年龄在 20 ～ 30 岁。

（2）性别：双相障碍 I 型男女患病机会均等，性别比约为 1 ∶ 1；而快速循环、双相障碍 II 型则以女性多见。

（3）季节：部分双相障碍患者的发作形式可具有季节性变化特征，即初冬（10 ～ 11 月）为抑郁发作，而夏季（5 ～ 7 月）出现躁狂发作。

（4）人格特征：有学者提出，具有环型人格、情感旺盛型人格特征（明显外向性格、精力充沛、睡眠需要少）者易患双相障碍。

（5）物质滥用：据 2007 年美国共病再调查报道，双相障碍与物质滥用障碍共病率约 42.3%，双相障碍 I 型、II 型及阈下双相与物质滥用障碍的共病率依次是 60.3%、40.4% 和 35.5%。

3. 发病机制

（1）分子遗传：双相障碍具有明显的家族聚集性，遗传度高达 85%，遗传方式属多基因遗传。分子遗传学研究发现很多遗传标记与双相障碍关联。

（2）神经影像：双相障碍患者的大脑结构异常主要包括前额叶、边缘系统前部和中部脑区局部灰质的容积减少及白质结构变化。fMRI 研究结果显示，与情绪调节相关的皮质 - 边缘系统通路（包括前额叶皮质部分、前扣带皮质、杏仁核、丘脑和纹状体等）过度激活可能和双相情感障碍的情感发作有关。

（3）神经递质：研究发现，5- 羟色胺和去甲肾上腺素、多巴胺、乙酰胆碱与去甲肾上腺素等神经递质的紊乱可能与双相障碍有关。

4. 双相情感障碍治疗

（1）药物治疗

1）治疗原则：安全原则、共同参与原则、综合治疗原则、联合用药原则。

2）治疗分期：①急性治疗期：在药物治疗开始的 6 ~ 8 周，本阶段应降低患者各种心理应激，防范各类意外事件，系统、动态地评估患者的躯体和精神状况，监测和处理各类药物不良反应，采取措施使治疗安全有效等；②巩固（继续）治疗期：急性治疗期目标达成之后的 3 个月的时期之内，治疗的目的在于防止已经消除的各种精神症状复燃。因而，药物治疗应维持相当的强度，药物的种类和剂量与急性治疗期应大抵相同；③维持治疗期：巩固治疗期平稳过渡，可以视为一个疾病过程已经结束。治疗进入维持治疗期，目的是预防复发。此期药物治疗重点应放在药物远期不良反应的监测与处理，药物种类酌情可以适当减少。

3）双相躁狂发作的药物治疗

A．心境稳定剂：①锂盐：临床中常用碳酸锂，急性躁狂发作治疗剂量一般为 600 ~ 2000mg/d，维持剂量为 500 ~ 1500mg/d，一般起效时间为 2 ~ 4 周。由于其治疗血锂浓度与中毒血锂浓度比较接近，定期对血锂浓度进行监测。维持治疗的浓度为 0.4 ~ 0.8mmol/L，血锂浓度的上限不宜超过 1.4mmol/L。锂盐治疗的常见不良反应包括乏力、烦渴、腹泻、多尿、震颤等。长期应用锂盐可能导致甲状腺功能低下及肾功能异常，故应定期检测甲状腺功能及肾功能。锂盐中毒可表现为恶心、呕吐、意识模糊、共济失调、高热、昏迷、反射亢进、心律失常、血压下降等，必须及早识别，发现后应立即停药，并及时抢救；②抗惊厥药：临床常用丙戊酸盐和卡马西平，其中丙戊酸盐治疗双相障碍已通过美国 FDA 的批准。治疗剂量范围为 800 ~ 1800mg/d，有效血药浓度为 50 ～ 120μg/ml。丙戊酸盐常见不良反应为胃肠道症状、镇静、震颤、脱发和体重增加等，少有的反应包括肝毒副反应和胰腺炎。白细胞减少与严重肝疾病者禁用。

B．抗精神病药物：在治疗急性躁狂和预防双相障碍中都有确切的作用，如奥氮平、利培酮、氟哌啶醇也有一定抗躁狂作用，此外氯氮平、喹硫平、阿立哌唑等均能有效地控制双相情感障碍的某些临床阶段。

C．苯二氮䓬类药物：可能是治疗躁狂发作的有效辅助手段，能缓解紧张，改善睡眠，可以控制兴奋、激惹等急性症状。

（2）改良电抽搐治疗：用于双相障碍的急性重症躁狂发作、极度兴奋躁动、严重抑郁自杀、拒食、木僵、药物疗效不佳或不能耐受药物的患者。合并使用时适当减少药物剂量，疗程可根据患者的耐受性及治疗反应相应调整。

（3）其他治疗：靶向心理治疗与药物治疗相联合是目前对于双相情感障碍的最佳管理策略，基于循证医学证据的心理治疗模型如认知行为疗法、家庭聚焦疗法、人际关系疗法、群体心理教育和系统护理管理等均有一定疗效。除此之外，音乐治疗、工娱治疗等结合药物治疗均有利于疾病的康复。

5．预后　影响预后的因素包括起病年龄、病程特点、是否经规范治疗、家庭及社会支持。因此应尽可能解除或减轻患者过重的心理负担和压力，帮助患者解决生活和工作中的实际困难及问题，提高患者应对能力，并积极为其创造良好的支持环境，以防复发。

四、病例点评

目前关于儿童青少年双相障碍的诊断上基本达成的共识是一方面可以使用与成人的诊断标准，另一方面又有其临床特征上的差异性。该案例很好地展示了儿少双相的临床特点。

通常我们认为儿少双相具有：情感症状以暴躁易怒最为突出、表现较多的精神病性症状、抑郁发作时精神或动作显著迟缓、较多躁狂与抑郁同时发作的混合状态、发作的频率呈快速或超快速循环、两次发作之间很多仍有部分残余症状且功能无法完全康复、病情较成人严重对治疗的反应差等特点。诊断时强调单独存在的"易激惹"不能作为诊断双相的依据。而这个案例的描述中可以看到患者不仅在抑郁综合征之上存在情绪不稳和易发脾气，还同时存在着自夸、睡眠需求减少、话多等现象，考虑混合发作是合理的。我们知道不同时相的双相障碍的自杀风险存在显著差异，一份关于双相障碍患者 5 年自杀未遂的随访研究显示：抑郁发作期间的自杀风险为心境正常期的60 倍，而混合状态下的自杀风险则高达心境正常期的 120 倍。可见正确进行临床分型，有助于提高我们的风险意识并进行自杀的风险管控。

遗憾的是，虽然近年来临床上对双相障碍的混合发作或混合特征的关注已经显著增加，但是对其药物治疗的研究数量很少，难以形成指南或诊疗规范指导临床。不过关于不同时相的儿少双相障碍在患者教育和心理干预方面的建议还是一致的。

（病例提供者：吴元贞　何　凡　首都医科大学附属北京安定医院）

（点评专家：柯晓燕　南京医科大学附属脑科医院）

参考文献

[1] 李凌江，陆林.精神病学（第3版）[M].北京：人民卫生出版社，2015.

[2] 马辛.精神病学（第4版）[M].北京：北京大学医学出版社，2019.

[3] 于欣，方贻儒.中国双相障碍防治指南（第2版）[M].北京：中华医学电子音像出版社，2015.

双相情感障碍:快速循环型

一、病历摘要

（一）基本信息

患者女性，14岁，初二学生，因"情绪低落与高涨反复交替发作2年，加重伴心情低落1个月"来院就诊。

现病史：2年前患者升入初中后，觉得与同学关系处不好，开始出现情绪低落，整日感到心情低沉、闷闷不乐，伴有兴趣丧失，不愿与人交流，同学叫自己出去玩也不愿出门，以前喜欢的唱歌、跳舞也不喜欢了。常感到莫名紧张、烦躁易怒，烦躁时会砸东西及用刀划手发泄情绪，诉划手后烦躁情绪能稍微缓解。伴有注意力下降、记忆力下降，存在发作性头晕头痛、心慌等躯体不适。夜间眠差，主要表现为入睡困难。上述症状持续约2个月，未至医院就诊，期间患者尚能坚持上学，能勉强完成作业及考试，考试成绩较前下降10余名。之后患者情绪低落较前进行性加重，遇到开心的事（如父母给自己买东西）也开心不起来，并逐渐出现凭空闻声，听见一群人在交谈的嘈杂声，每次持续5~10分钟自行缓解，每天出现3~5次；出现凭空视物，看见人脸和眼睛，每天出现10余次，每次持续数秒，光线暗时出现次数较多；出现被议论感，在学校时常觉得周围同学用异样的眼光看自己，看见同学聚在一起说话就觉得是在说自己不好的事，放学回家时会觉得身后有人在跟踪自己，感紧张，不敢回头看，有时看见周围人从包里拿东西会觉得是要拿刀来杀自己，情绪低落或烦躁时上述症状明显。患者渐渐感到绝望无助，开始出现自杀意念，曾过量服药（30粒，具体药名不详）欲自杀，被家属发现后送至当地医院洗胃急救处理。上述症状严重影响患者学习及生活，患者难以坚持上学，难以完成作业及考试，因此拒绝去学校，遂到当地医院门诊就诊，考虑诊断为"抑郁焦虑状态"，予"坦度螺酮、奥沙西泮、劳拉西泮及舍曲林（具体剂量不详）"等药物对症治疗。患者在家属监督下规律服药，并于门诊行心理咨询治疗（频率约为1周1次）；患者上述症状逐渐缓解，情绪低落及烦躁较前明显好转，遇到开心的事（如看自己喜欢明星的综艺节目）能感觉到开心，愿意在微信上和班级里同学聊天，凭空闻声视物及被跟踪感、被害感等也基本缓解。治疗3个月左右，患者恢复上学，到校后觉得周围同学、老师对自己很友好，很照顾自己，虽然仍有时会担心同学们议论自己的病情，但对其学习及生活影响较小，学习成绩逐渐恢复至班级前10名，期间患者仍规律服药，病情尚平稳。

1年前，患者无明显诱因开始出现情绪高涨，总是想和周围同学聊天，觉得自己脑子反应快，上课时非常活跃，积极回答问题，写作业时觉得题很简单，觉得自己很聪明，为自己制订了很多的学习计划，并觉得自己能上清华北大，以后能成为伟大的科学家；周围老师和同学诉患者"像打了鸡血一样"；周末和父母外出时反复要求父母给自己买衣服和鞋子，爱美、反复照镜子，给父母说自己想去染头发、做美甲；上述症状持续约10天，期间患者坚持上学，作业完成情况尚可，与同学关系未受到影响，未至门诊就诊。后患者情绪逐渐平稳至恢复正常，1周后患者无明显诱因下开始出现情绪低落，和同学朋友聊天、看喜欢的节目也感觉不到开心，觉得自己脑子变慢，觉得自己是个没用的人，与人相处显敏感，常因为周围人无意的话而闷闷不乐，觉得大家都不喜欢自己，有时会莫名想哭，上课时容易走神、发呆，期间患者能坚持上学，做作业速度较前缓慢；上述症状持续约2周，后患者情绪逐渐平稳。

3个月前，患者开始出现情绪高涨与情绪低落交替发作，情绪高涨症状较前加重，容易与周围同学因为一点小事争吵，好管闲事，有时扰乱课堂纪律，每次持续10天左右；情绪低落时表现基本同前，每次持续约15天；期间无缓解期，2个月内共出现5次情绪低落与高涨交替发作，患者自诉"心情像过山车一样"；上述症状对患者学习及生活影响较大，周围同学觉得患者"喜怒无常"，完成作业情况差，考试成绩较前下降。

1个月前，患者自觉情绪低落较前加重，精力明显下降，浑身乏力，早晨起床困难，白天嗜睡明显，并开始出现敏感多疑，觉得周围同学排挤自己、孤立自己，觉得老师同学在背后议论自己病情和成绩，走在路上也觉得大家用异样眼光看自己，议论自己的穿着打扮和长相，周围有陌生人时感到紧张，担心别人会伤害自己；觉得自己是个没用的人，觉得对不起父母，有无助无望感，想一死了之，有服药、跳楼等自杀想法，情绪低落加重时上述症状明显。7天前与父母发生冲突后割腕自杀未遂。上述症状严重影响患者学习及生活，致其难以坚持上学，无法完成作业及考试，故办理休学。今为进一步诊治前来我院门诊，门诊以"抑郁发作"收入我科继续治疗。

患者本次起病以来，神志清楚，精神差，睡眠差，表现为夜间入睡困难，常凌晨2点入睡，饮食欠佳，进食量较前下降2/3，大小便正常，体重下降约3kg。

既往史：否认重大躯体疾病史。

个人史：患者足月产儿，自幼各重要生长发育节点按时出现，由父母抚养长大，父亲为专业技术人员，性格较为急躁，与患者沟通时缺少耐心，教养方式为专制型，母亲是教师，性格较温和，但对患者学习要求高，教养方式较为民主。患者自幼性格较为开朗外向，与周围邻居小伙伴关系较好，小学老师反映患者在校表现好，上课能遵守课堂纪律，无明显注意力不集中，成绩为班级前几名，与班级同学相处可，乐于助人。

家族史：否认两系三代以内精神障碍史。

（二）体格检查

左侧手臂数道划痕，已结痂。余躯体及神经系统未查及阳性体征。

（三）精神检查

1. 意识　模糊，对时间、地点、人物定向不准确。

2. 仪态　稍欠整洁，衣着尚得体，年貌相称。

3. 面部表情　部分时间里显得表情茫然，并会在幻视支配下出现恐惧表情。

4. 接触交谈　被动合作，对答不切题，常常答非所问，交流期间存在自言自语现象。

5. 情感　反应不适切，且不稳定，易激惹，会无故对周围人乱发脾气。

6. 感知觉　存明显的言语性幻听，可以凭空听到有许多人骂自己，并存在幻视，可以看到许多陌生人在自己身边，看到空中有小鬼，因此会感到紧张害怕。

7. 思维　联想结构松散，存在关系妄想，认为他人的眼神在针对自己，周围发生的好多事情也都与自己有关系，存在被害妄想，觉得自己的同学老师都在密谋害自己。

8. 意志行为　注意力不集中，意志活动病理性增强，表现为近期在幻觉妄想症状的支配下存在冲动伤人行为；同时存在消极行为，会拿小刀划伤自己的手臂。

9. 性症状　患者为青少年，否认有性活动，亦未见性欲改变。

10. 睡眠　时间减少，入睡困难，夜间会突然惊醒，睡眠质量下降。

11. 食欲　一般，近期体重未见明显变化。

12. 智能　智能、计算力、近期记忆力稍减退，主要表现为可完成简单的数学题目，难以进行复杂的计算；并且做事丢三落四，经常忘记自己准备要做的事情。

13. 自知力　缺乏，可配合治疗，但对疾病没有全面的认识。

（四）辅助检查

1. 头颅 MRI、脑电图检查　正常。

2. 血常规、生化、甲状腺激素、肾上腺激素等检查　未见异常。

3. 量表　汉密尔顿抑郁量表（HAMD）：27分；汉密尔顿焦虑量表（HAMA）：17分；32项轻躁狂量表（HCL-32）：22分；贝克自杀意念问卷（SSI）：自杀意念14分，自杀危险28分，总分58分。

（五）诊断

双相障碍Ⅰ型伴有快速循环特征，目前为伴精神病性症状的重度抑郁发作。

（六）诊疗经过

1. 治疗原则　急性期治疗需基于评估，稳定并改善情绪，预防自伤自杀；症状稳定后需要巩固治疗，以防止症状复燃、复发，促进社会功能恢复，提升生活质量。

2. 入院后主要采用了药物干预，使用的药物及剂量包括：碳酸锂片：250mg/d 起始，根据耐受情况，计划2周内增量至750mg/d；丙戊酸镁：250mg/d 起始，根据耐受情况，计划2周内增量至750mg/d；喹硫平片：25mg/d 起始，根据耐受情况，计划2周内增量至100mg/d；舍曲林片：患者入院时抑郁情绪明显，予舍曲林 25mg 小剂量改善患者情绪，使用抗抑郁药物治疗2天后，患者出现情感高涨，主动找医务人员及病房其他患者聊天，接触中面带笑容，显兴奋话多，团体活动中表现活跃，自我评价高。故立即停用舍曲林。

3. 护理和临床观察要点　因患者存在高自杀风险且其行为易受精神病性症状的影响，故需加强安全护理和动态临床观察，注意防自伤自杀及防冲动伤人。

（七）随访

患者家庭支持良好，此次住院治疗效果良好，后期定期复诊、随访即可。

二、病例分析

1. 病史特点

（1）青少年女性，14岁，情绪高涨与情绪低落交替发作2年。

（2）本次发病以抑郁症状表现为主，包括情绪低落、兴趣减退、活动减少以及眠差等，同时伴有精神病性症状，如凭空闻声、凭空视物以及被跟踪感和被害妄想等。

（3）体格检查：左侧手臂数道划痕，已结痂。

（4）风险评估：患者系青少年女性，既往存在服药自杀未遂史，目前表现为抑郁发作，长期存在自杀意念，反复多次的自伤行为，病程长，症状迁延不愈，存在躁狂发作和抑郁发作，存在被害妄想和关系妄想等精神病性症状，自杀风险高。

（5）既往史中无重大躯体疾病或脑外伤存在的证据。

2. 诊断与诊断依据

（1）诊断：双相障碍Ⅰ型伴有快速循环特征，目前为伴精神病性症状的重度抑郁发作。

（2）诊断依据

1）症状标准：存在躁狂发作：抗抑郁治疗后出现躁狂发作，表现为明显异常的心境高涨，夸大观念、比平时健谈、思维奔逸、目标导向活动增加。存在重度抑郁发作：

表现为情绪低落、兴趣下降，有夜间失眠、活动减少、无助无望无价值感、注意力下降、有服药自杀未遂史。抑郁发作时伴有精神病性症状：凭空闻声、凭空视物，感被跟踪、感被害、感被议论。

2）病程标准：总病程 2 年，本次病程 3 个月；躁狂发作病程大于 1 周，抑郁发作病程大于 2 周；12 个月内出现大于 4 次的抑郁 / 躁狂发作。

3）排除标准：排除脑器质性疾病所致精神障碍、精神活性物质所致精神障碍。

4）严重程度标准：患者功能损害显著，生活、学习功能和现实检验能力均显著受损，导致入院。

3. 鉴别诊断

（1）精神分裂症：患者在抑郁发作期间存在精神病性症状，精神病性症状与患者抑郁心境协调，抑郁发作缓解后患者精神病性症状随之消失；同时，患者抑郁发作及躁狂发作均满足诊断标准，故应考虑诊断双相 I 型，而非精神分裂症。

（2）环性心境障碍：患者心境不稳定，在 2 年病程中反复出现心境高涨及心境低落交替发作，但患者心境高涨符合躁狂发作诊断标准，心境低落符合抑郁发作诊断标准，故应考虑诊断双相情感障碍，而非环性心境障碍。

（3）双相障碍伴混合特征：患者病程中主要表现为情绪高涨及低落两种极端情绪反复交替出现，尽管发作间歇期逐渐缩短，但并非同时出现，且每次躁狂发作持续时间超过 1 周，抑郁发作持续时间超过 2 周，均达到躁狂发作或抑郁发作诊断标准，故应考虑为伴有快速循环特征而非混合特征。

三、诊断体会及疾病介绍

1. 诊断体会　从纵向病史来看，患者系青春期女性，起病年龄小，总病程 2 年，主要表现为两种极端心境状态反复交替发作，发作期社会功能受损；有发作间歇期，发作间歇社会功能恢复尚可。既往发作特征：2 年前患者开始出现抑郁综合征表现，伴有凭空闻声视物等精神病性症状，自觉被周围同学议论、排挤及不安全感，精神病症状与患者心境状态基本协调；伴有划手自伤缓解烦躁情绪的不良应对方式，曾出现 1 次过量服药自杀未遂，给予抗抑郁药物及心理支持治疗有效。1 年前患者曾出现 1 次轻躁狂发作，但对患者学习及生活影响不大，故未引起重视。3 个月前患者开始出现情绪高涨与低落两种极端情绪反复交替出现，2 个月时间里出现 5 次情绪高涨与低落交替发作。

从横向病史来看，此次入院主要表现为情绪低落，伴有牵连观念，有自杀想法及割腕自杀未遂；故考虑诊断为"双相障碍 I 型伴快速循环特征，目前为伴精神病性症状的重度抑郁发作"。

2. 治疗体会　快速循环型发作者治疗上以心境稳定剂及第二代抗精神病药物为主，抗抑郁药物不仅会诱导轻／躁狂的转换，还会加快循环发作的发生，应避免使用。如果药物效果不好，可以尝试联合神经调控治疗：经颅直流电治疗，经颅磁刺激治疗，如果仍然效果不好，且自杀风险高，建议无抽搐电休克治疗（MECT）治疗。

双相障碍症状稳定期应在药物治疗基础上联合认知行为治疗、家庭治疗、人际心理治疗与社会节律治疗等社会心理干预。该患者目前对治疗依从性较好，家庭支持系统较好，故使用药物治疗联合认知行为治疗、家庭治疗等非药物干预促进患者功能恢复。

由于双相情感障碍病情的复杂性、临床现象的多相性、病程的长期性等原因，对其治疗应采取药物治疗、物理治疗、心理治疗和危机干预等措施综合应用。对于药物治疗，绝大多数双相情感障碍患者需要联合用药。该患者的临床特征主要为心境不稳定，因此心境稳定剂是主导药物。常用的心境稳定剂主要包括锂盐及抗癫痫药。目前尚缺乏锂盐治疗双相障碍快速循环型的 RCT 研究，一项为期 16 周的开放性研究显示，锂盐可改善双相快速循环型患者的 MADRS 评分；同时，锂盐可有效预防双相 I 型躁狂或抑郁发作的复发。此外，有研究证明锂盐维持治疗具有预防自杀的效果。Rosa 等纳入 14 个 RCT 研究的 meta 分析结果提出丙戊酸钠治疗双相障碍快速循环型和混合发作比锂盐作用更强。

第二代抗精神病药物具有起效快、安全性高、作用谱广泛等优势，因此在临床上广泛地用于双相障碍的治疗，不论是否混合发作、有无快速循环发作、是否伴有精神病性症状，均适用这类药物。双相抑郁发作是否使用、如何使用抗抑郁药一直是有争议的话题，临床研究结果也各不相同，综合目前国内相关治疗指南／共识，不主张单独使用抗抑郁药治疗被学界认同；若确有必要，SSRIs（帕罗西汀除外）和安非他酮推荐作为首选的抗抑郁药，与心境稳定剂合并治疗急性期双相抑郁发作。

对于本例患者，入院后考虑到患者目前抑郁情绪明显，自杀观念强烈，自杀风险高，患者既往抑郁发作病程中使用抗抑郁药物治疗有效，故在心境稳定剂及抗精神病药物治疗的基础上加用了小剂量 SSRI 类抗抑郁药物，后患者开始出现兴奋话多等躁狂表现，故立即停用抗抑郁药物，仍然使用心境稳定剂及抗精神病药物并逐渐加量至目标剂量后患者情绪逐渐平稳。因此，本例个案证实，双相障碍患者使用抗抑郁药并不能获益。

某些双相障碍患者精神病性症状和功能损害都很严重，通常需要药物治疗、物理治疗联合应用，早期回顾性和前瞻性研究均证实了 MECT 治疗双相躁狂及抑郁的有效性和安全性；对儿童及青少年双相障碍的研究发现，MECT 对学习和社会功能无影响。对于经过其他治疗方式充分治疗后无效、伴严重症状和（或）存在潜在生命危险的患者，临床上使用 MECT 治疗可能快速起效。Pallanti 等人的研究发现重复经颅磁刺激（rTMS）联合心境稳定剂治疗对双相障碍混合发作的抑郁症状和躁狂症状均有效。

加拿大双相障碍诊疗指南（CANMAT 指南）提出，在双相障碍抑郁发作期和维持期，联合心理健康教育、认知行为治疗、人际心理治疗及社会节律疗法等心理治疗可有效降低双相障碍的复发率、住院次数和药物使用量。事实上，本例患者在治疗过程中联合使用心理治疗确实收到明显效果。

四、病例点评

本例患者起病于青少年时期，主要表现为两种极端心境状态反复、快速交替发作，伴有与心境状态相协调的精神病性症状，有明显发作间歇期，间歇期社会功能恢复尚可，基本能够正常上学，发作期社会功能受损、学业成绩下降、人际关系差。此病例为青少年双相情感障碍的快速循环型，症状相对典型，辨证准确，治疗规范，诊疗思路清晰。因该病例具有病情相对复杂、临床现象较为多相性、病程的长期性等特点，治疗方案相对复杂，需多种治疗方案综合应用。就药物治疗方案而言，心境稳定剂是主导药物，需慎用抗抑郁药，警惕抗抑郁药物可能引起的转相，若确有必要使用，SSRIs（帕罗西汀除外）和安非他酮推荐作为首选的抗抑郁药，与心境稳定剂合并治疗急性期双相抑郁发作。

另外，本病例还详细阐述了在双相障碍发作期和维持期，除药物治疗外需联合心理健康教育、认知行为治疗、人际心理治疗及社会节律疗法等治疗方法，为临床工作中心理治疗、康复治疗等提供有利参考。

（病例提供者：李思迅　黄　颐　四川大学华西医院）

（点评专家：何　凡　首都医科大学附属北京安定医院）

参考文献

[1] 沈渔邨.精神病学（第5版）[M].北京：人民卫生出版社，2009.

[2] 中华医学会.临床诊疗指南：精神病学分册[M].北京：人民卫生出版社，2006.

[3] 苏林雁.儿童精神医学[M].长沙：湖南科学技术出版社，2014.

病例11

分离焦虑障碍

一、病历摘要

（一）基本信息

患者轩轩（化名），女性，5 岁，幼儿园中班，因"送幼儿园时哭闹 1 年"由母亲带来精神科门诊就诊。

现病史：患者自 1 年前上幼儿园小班开始，表现入园困难，知道早晨穿衣服后会被送去幼儿园，因此不好好配合穿衣服、哭闹、拒绝出门。母亲拽她她就往后退，母亲抱其去幼儿园时，患者一路上连踢带打，哭到面红耳赤、上气不接下气。好不容易被老师接进教室后，患者无法很好地融入班级活动，总是哭泣，或者表现得比较紧张、沉默，对老师问话不敢回答，不主动加入游戏，经常生病。随着时间的推移，患者在幼儿园认识了新朋友，能一起玩耍，虽然平时询问其明天去幼儿园好不好？患者会很不在意地回答好，但是送园过程依然很困难。有时父亲生气会打她，患者哭闹会更加严重，更抵触去幼儿园。奶奶有时会当着患者的面跟别人抱怨送患者入园困难。从幼儿园回到家，患者会特别黏母亲，母亲去哪就跟着去哪，睡觉也需要母亲陪伴，母亲不陪伴入睡就容易做噩梦。

既往史：否认有重大躯体疾病史及精神疾病史。

个人史：G1P1，自幼生长发育同正常同龄儿，长期与父母生活在一起，平时由奶奶照顾较多。奶奶非常细心，有些强势。父亲性格较严厉、易冲动，母亲比较温柔有耐心，父母有时当着孩子面争吵。患儿平素性格听话、乖巧。否认有吸烟、饮酒及吸毒史。

家族史：患者奶奶有焦虑表现，未曾治疗。否认家族其他成员中有精神疾病史。

（二）体格检查

查体未见异常。

（三）精神检查

1. 意识　清晰，时间、地点、人物定向完整。

2. 仪态　仪表整洁，行为得体，无怪异姿态。

3. 面部表情　离开其母亲时，面部表情流露出紧张、担心。

4. 接触交谈　合作，语量、语调、语速正常，眼神接触好，对问话简单切题回答。

5. 情感　反应协调，表情适切，在诊室中有母亲陪伴时比较放松，单独与医生相处会比较紧张、不知所措。

6. 感知觉　未引出错觉、幻觉及感知觉综合障碍。

7. 思维　询问患儿为何上学前总是哭闹，患儿回答"我不想离开妈妈，离开妈妈就是会很害怕，害怕幼儿园""害怕妈妈会不来接我""害怕妈妈不安全"，询问为何妈妈会不安全，患儿回答不出原因。询问患儿幼儿园里有没有人欺负她，患儿回答"没有"。询问老师对她好不好，患儿回答"好"。未引出思维形式障碍和其他思维内容障碍。

8. 意志行为　精力、体力正常，诊室中能静坐，在母亲陪伴下能正常活动、玩耍，母亲不在的时候会经常找母亲，送幼儿园途中会哭闹。未引出刻板行为、模仿行为。

9. 性症状　患者为儿童，无性活动。

10. 睡眠　时间正常，入睡无困难，无早醒，母亲不陪伴入睡容易做噩梦。

11. 食欲　正常，无体重下降。

12. 智能　正常，智力水平与年龄、教育背景相符。

13. 自知力　部分自知力，知道自己哭闹是不对的，但是依然不想和母亲分离，不想上幼儿园。

（四）辅助检查

血常规、生化、甲状腺功能五项、微量元素、脑电图、心电图检查均大致正常。

（五）诊断

根据《精神障碍诊断与统计手册（DSM-5）》的诊断标准，患者被诊断为分离焦虑障碍。

（六）诊疗经过

首先给予家庭心理教育。重新调整送园的过程，不管轩轩如何哭闹，家长要情绪稳定，在轩轩情绪很激动的时候，可以采用轻哼、轻拍、抚摸等方式安抚情绪，可以通过轩轩喜欢的东西转移注意力。尊重患儿的人格和自尊心，认真解答患儿的问题，跟她好好讲道理，父母要上班，轩轩去幼儿园可以找熟悉的好朋友一起玩，并承诺她放学一定会去接她，帮助她一起回忆幼儿园里什么最好玩，如果她在幼儿园里遇到麻烦，也可以拜托老师帮忙给家长打电话。可以带一个轩轩最喜欢的娃娃陪她一起去幼儿园。轩轩担心母亲出事，母亲可以解释这只是轩轩太害怕了，实际上母亲会注意自身安全，不会出事。轩轩每天放学后，家长可以主动询问在幼儿园里有没有遇到困难，积极与老师协调沟通，解决困难，并及时肯定和鼓励轩轩在幼儿园好的表现。奶奶要当着轩轩的面多和别人夸赞轩轩勇敢的表现，不要总说她的缺点。爸爸不要采取严厉、暴力的方式对待轩轩的哭闹。

其次，采用系统脱敏的方法。幼儿园放学时，母亲可以带着轩轩到幼儿园里与老师见面，在幼儿园内玩耍，帮助她适应环境。平时可以约幼儿园的小朋友一起玩耍，增强伙伴关系。结合上述的家庭心理教育方法，待轩轩适应后，逐渐增加刺激强度，可以短时间送园，比如每天只去 2 小时或半天，适应后可正常入园。

最后，结合家庭治疗。奶奶为主要照料人，不应过度保护和干涉，应给予轩轩更自由的成长空间，在他人面前多肯定轩轩好的表现，将对轩轩缺点的抱怨转化为建议，给予轩轩充分的尊重。爸爸对轩轩的教育方式应减少严厉，可以理性地培养轩轩一些生活自理能力，平时增加与轩轩的游戏互动，改善亲子关系。家庭养育理念尽量保持一致，父母不要当着轩轩的面争吵。平时带轩轩多接触同龄儿童，培养社交能力。

（七）随访

在积极干预几个月后，轩轩对母亲的过度依赖逐渐减轻，能够顺利去幼儿园上学，愉快地和小朋友玩耍，但她仍希望在母亲的陪伴下入睡，不过即便母亲不在，她也不会做噩梦了。

二、病例分析

1. 病史特点

（1）患者女性，5 岁，首发年龄 4 岁。

（2）临床表现为对母亲过度依赖，在即将和母亲分离时出现情绪反应，表现过度担心、哭闹、害怕、噩梦。

（3）持续性总病程 1 年。

（4）风险评估：根据患者既往史及本次发作期间无躯体疾病或脑器质性疾病的证据，躯体风险较低；未查及自伤、自杀及冲动、伤人观念及行为，自伤自杀及冲动、伤人风险较低。

2. 诊断与诊断依据

（1）诊断：分离焦虑障碍。

（2）诊断依据：目前符合"分离焦虑障碍"的诊断标准。

1）当预期或经历与主要依恋对象离别时，产生反复、过度的痛苦；持续或过度地担心会失去主要依恋对象；持续或过度担心会经历导致与主要依恋对象离别的不幸事件；因害怕离别，持续表现拒绝上幼儿园；持续地不愿或拒绝主要依恋对象不在身边时睡觉。

2）本次病程 1 年。

3）导致有临床意义的痛苦，影响正常社会功能。

4）排除脑器质性疾病所致精神障碍、精神活性物质所致精神障碍。

5）不能用其他精神障碍解释，如孤独症、精神病性障碍、广泛性焦虑障碍、社交恐怖症等。

3. 鉴别诊断

（1）正常儿童分离焦虑：部分幼儿初次与依恋对象分离，会产生焦虑和回避行为。症状可从一般的不安到严重的焦虑，但随着对新环境的适应，分离焦虑通常能自行缓解。主要需要考虑症状持续时间是否长于 1 个月，对社会功能的影响是否显著且持续。

（2）广泛性焦虑障碍：主要表现无明确原因和对象的担心、紧张、惴惴不安，而分离焦虑障碍的担心内容主要是和依恋对象的分离，即便有其他担忧，也不应占主导相。

（3）社交焦虑障碍：可能会导致拒绝去幼儿园。回避上学主要因为害怕别人的负面评价，害怕小朋友不和她玩，害怕被小朋友欺负。

（4）广泛性发育障碍：部分广泛性发育障碍的患儿，可表现出夸张的、排他的对母亲的依赖，如整天要母亲抱、在母亲身上蹭来蹭去，母亲拒绝患儿就哭闹。不只抵触幼儿园，对其他陌生的场合都会抵触。患儿还会对其他儿童缺乏兴趣，存在语言交流障碍、刻板重复行为等。

三、疾病介绍

分离焦虑障碍（separation anxiety disorder）指个体离开熟悉的环境或与依恋对象分离时存在与年龄不适当的、过度的、损害行为能力的害怕或焦虑。

1. 流行病学特点　在美国成年人中，分离焦虑障碍 12 个月的患病率为 0.9% ~ 1.9%。儿童 6 ~ 12 个月的患病率估计为 4%。在美国青少年中，12 个月的患病率为 1.6%。从儿童期到青少年期和成年期，分离焦虑障碍的患病率呈下降趋势，而且在 12 岁以下儿童中是最常见的一种焦虑障碍。儿童临床样本中，该障碍不存在性别差异。在社区中，该障碍多发于女性。国内未查到相关文献。

2. 病因和发病机制

（1）生活应激：分离焦虑障碍通常发生于生活应激之后，例如转学、父母离异、搬家、移民等，涉及与依恋对象分离的灾难。父母的过度保护和侵扰可能与分离焦虑障碍有关。

（2）遗传与生理：可能具有遗传性。在 6 岁的双胞胎的社区样本中，遗传性被评估为 73%，女孩更高一些。

（3）文化相关的因素：对分离的容忍程度随着文化的不同而变化。不同的国家和文化中，对于后代应在什么年龄离开父母家，存在巨大的差异。

（4）性别相关因素：女孩更多地表现出对上学的不情愿和回避。害怕分离的间接表达在男孩身上更普遍，如不愿意独立离家，无法联系上配偶或后代时会感到痛苦。

（5）年龄相关因素：分离焦虑障碍的起病可能早在学前期，也可能在儿童期的任何时间发生，而在青少年期起病则较罕见。通常患者焦虑症状在家中得到缓解，一些案例中，针对分离而产生的焦虑，以及避免与家庭分离的情况（如外出上大学）可能持续贯穿成年期。

3. 临床表现　主要表现为与依恋对象分离、离家外出或离开熟悉的环境时出现焦虑情绪症状体验，自主神经功能失调、运动性不安等，临床表现急性焦虑发作与慢性焦虑发作。

急性焦虑发作表现为严重的窒息感、濒死感和精神失控感，伴有严重的自主神经功能失调，心慌、胸闷、头晕、呼吸困难等，发作和终止皆迅速，一般持续数十分钟便自行缓解。

慢性焦虑发作表现长期感到坐卧不安、心烦意乱、惊慌失措、紧张性疼痛、发抖，即便休息也无法放松。可伴有自主神经功能失调症状。

4. 疾病的诊断和鉴别诊断　DSM-5"分离焦虑障碍"的诊断标准如下几方面。

（1）个体与其依恋对象离别时，会产生与其发育阶段不相称的、过度的害怕或焦虑，至少符合以下表现中的3种。

1）当预期或经历与家庭或与主要依恋对象离别时，产生反复的、过度的痛苦。

2）持续性和过度地担心会失去主要依恋对象，或担心他们可能受到诸如疾病、受伤、灾难或死亡的伤害。

3）持续地、过度地担心会经历导致与主要依恋对象离别的不幸事件（例如，走失、被绑架、事故、生病）。

4）因害怕离别，持续表现不愿或拒绝出门、离开家、去上学、去工作或去其他地方。

5）持续和过度地害怕，不愿独处或不愿在与主要依恋对象不在一起的家或其他场所。

6）持续性地不愿或拒绝在家以外的地方睡觉或不愿在家或其主要依恋对象不在身边时睡觉。

7）反复做内容与离别有关的噩梦。

8）当与主要依恋对象离别或预期离别时，反复地抱怨躯体性症状（如头疼、胃疼、恶心、呕吐）。

（2）这种害怕、焦虑或回避是持续性的，儿童和青少年至少持续4周，成人则至少持续6个月。

（3）这种障碍引起有临床意义的痛苦，或导致社交、学业、职业或其他重要功能方面的损害。

（4）这种障碍不能用其他精神障碍来更好地解释，如孤独症（自闭症）谱系障碍中的因不愿过度改变而导致拒绝离家、如精神病性障碍中的因妄想或幻觉而忧虑离别、如广场恐惧症中的因没有一个信任的同伴陪伴而拒绝出门、如广泛性焦虑障碍中的担心疾病或伤害会降临到其他重要的人身上、如疾病焦虑障碍中的担心会患病。

需要鉴别的疾病主要有正常儿童分离焦虑、广泛性焦虑障碍、社交焦虑障碍、广泛性发育障碍、广场恐惧症、惊恐障碍、品行障碍、创伤后应激障碍、抑郁与双相障碍、对立违抗障碍、人格障碍、精神病性障碍、丧痛、疾病焦虑障碍。具体的鉴别诊断需要根据个体的病史、临床表现以及可能的相关因素进行分析。

5. 疾病的治疗

（1）心理治疗：做好一般心理支持和家庭心理教育，逐步培养孩子的自理能力，培养孩子合群和与人相处能力，提前做好分离焦虑障碍的防治。对已经出现焦虑症状的患儿，可以通过放松、认知行为疗法、生物反馈、音乐疗法、转移注意力、绘画治疗等减轻焦虑。

（2）药物治疗：对个别有严重焦虑症状，影响到饮食、睡眠，并且躯体症状明显的患者，或者当心理干预和行为治疗效果不理想时，药物治疗可作为辅助手段。SSRI类药物疗效肯定，如舍曲林25～50mg/d，可改善焦虑抑郁情绪，也有一些文献支持氟伏沙明可以改善儿童青少年的社交焦虑、分离焦虑和广泛性焦虑。由于SSRI类药物起效较慢，可以在早期合并使用苯二氮䓬类药物，以尽快缓解症状，需注意成瘾性，避免滥用。

6. 共病　在儿童身上，分离焦虑障碍、广泛性焦虑障碍和特定恐惧症共病概率较高。

7. 预后　大多数分离性焦虑障碍预后好，能适应学校生活、适应社会。年幼儿童早期发病预后较好。青少年儿童在发病时伴有其他症状，如学习困难，则预后相对于年幼儿童差一些。儿童分离焦虑障碍是成年期焦虑障碍的一个风险较大的高危因素。

四、病例点评

本案例描述了一个5岁的小女孩轩轩，在被送入幼儿园的过程中表现出强烈的情绪反应。轩轩的情况符合分离焦虑障碍的诊断标准，她主要依赖母亲，睡觉需要母亲陪伴，上学时不想和母亲分开，分开后会过度担心和母亲永久分离或母亲会出现危险。轩轩的案例让我们有机会深入探讨分离焦虑障碍的疾病特点。

首先，轩轩的发病情况说明了分离焦虑障碍可能是生物－心理－社会多因素共同构成发病原因。轩轩的奶奶有焦虑表现，轩轩的爸爸情绪不太稳定，可能存在焦虑的遗传倾向。奶奶对轩轩的过度保护和要求，导致轩轩自理能力和自信均不足，缺乏足够的安全感，对情绪稳定、温柔的母亲过度依赖。

其次，轩轩的症状符合分离焦虑障碍的临床表现。在即将与主要依赖者母亲分离时，表现出哭闹、抵触去幼儿园、面红、气促等焦虑表现，分离后过度担忧母亲的安全。轩轩的焦虑已经影响到了她的正常生活，无法正常接受教育，母亲不在时做噩梦。

最后，轩轩的治疗以心理治疗为主。家庭教育、安抚情绪、系统脱敏、家庭治疗是有效的治疗方法。如当心理治疗效果不佳，或者轩轩的症状进一步加重，影响其在家中的生活质量时，可以考虑药物治疗。

（病例提供者：赵　青　崔永华　首都医科大学附属北京儿童医院）

（点评专家：崔永华　首都医科大学附属北京儿童医院）

参考文献

[1] 陆林.沈渔邨精神病学（第6版）[M].北京：人民卫生出版社，2018.

[2] American Psychiatric Association.Diagnostic and statistical manual of mental disorders：DSM-5™[M].5th ed.Arlington，VA，US：American Psychiatric Publishing，Inc，2013.

[3] 美国精神医学学会.精神障碍诊断与统计手册（第五版）[M].张道龙，等.译.北京：北京大学出版社，2015.

[4] 杜亚松.儿童心理障碍诊疗学[M].北京：人民卫生出版社，2013.

[5] Wang Zhen，Whiteside Stephen PH，Sim Leslie，et al.Comparative Effectiveness and Safety of Cognitive Behavioral Therapy and Pharmacotherapy for Childhood Anxiety Disorders：A Systematic Review and Meta-analysis[J].JAMA Pediatrics，2017，171（11）：1049-1056.

[6] Lipsitz JD，Martin LY，Mannuzza S，et al.Childhood separation anxiety disorder in patients with adult anxiety disorders[J].The American Journal Of Psychiatry，1994，151（6）：927-929.

特定恐怖

一、病历摘要

（一）基本信息

患者六六（化名），男性，9岁，小学三年级学生，因"对电梯有强烈的恐惧感1年余，加重3个月"由母亲带来精神科门诊就诊。

现病史： 患者自1年前开始对乘坐电梯产生强烈的恐惧感，具体表现为每次乘坐电梯时会感到心跳加速、呼吸急促，严重时会出现想要逃跑的冲动。尽管患者的母亲多次向他解释电梯非常安全，但这并没有改善他的恐惧感。这种恐惧感已经对他的日常生活产生了影响，例如他无法独自乘电梯，每次乘电梯都需要有家人陪伴，而且只敢在3楼以内乘坐电梯。他对电梯的恐惧感在过去的3个月中有所加重，尽管他的学校只有6层，但他还是选择走楼梯，以免坐电梯。

既往史： 否认有重大躯体疾病史及精神疾病史。

个人史： G1P1，自幼生长发育同正常同龄儿，长期与父母生活在一起，家庭关系尚和睦。父亲性格较严厉，对孩子学习要求高，母亲性格温和，对孩子学习等要求较低。患者平素性格偏内向，有2个知心朋友。否认有吸烟、饮酒及吸毒史。

家族史： 否认家族中有精神疾病史。

（二）体格检查

查体未见异常。

（三）精神检查

1. **意识** 清晰，时间、地点、人物定向完整。

2. **仪态** 仪表整洁，行为得体，无怪异姿态。

3. **面部表情** 乘坐电梯时表情痛苦、恐惧，余时间基本正常。

4. **接触交谈** 合作，较主动，对答切题，言语表达流畅、有条理，语速无明显加快及减慢。

5. **情感** 反应协调。患者大部分时候情绪平稳，但在讨论电梯时会显得有些焦虑和紧张。

6．感知觉　未引出错觉、幻觉及感知觉综合障碍。

7．思维　过程连贯，逻辑清晰。问其为何只能在 3 楼内乘电梯时，他解释说："电梯可能会坠毁，我不想冒这个险。如果我在 3 楼，即使电梯坠毁，我也能安全地爬出来。"未引出妄想性内容。

8．意志行为　未感到精力减退或容易疲劳。他可以集中精力学习。没有消极的言语和行为或冲动行为。

9．性症状　患者为儿童，否认性活动。

10．睡眠　时间正常，入睡无困难，无早醒，睡眠质量良好。

11．食欲　正常，无体重下降。

12．智能　正常，智力水平与他的教育背景相符。

13．自知力　良好，他认识到他对电梯的过度害怕是没有必要的，并希望能找到解决方法。

（四）辅助检查

血常规、生化、甲状腺功能五项、脑电图、心电图检查均大致正常。

（五）诊断

根据《国际疾病分类第十一版（ICD-11）》的诊断标准，患者被诊断为特定恐怖（电梯恐怖症）。

（六）诊疗经过

鉴于六六的年龄和病情，决定首选心理治疗，当心理治疗效果不好时再考虑药物治疗。考虑到六六的配合能力和理解力均较好，采取认知行为疗法（CBT）进行治疗，其目的是通过改变六六对电梯的认知和行为反应，帮助他克服恐惧。治疗包括暴露疗法和认知重塑两个部分。暴露疗法的目标是让六六在安全的环境下直接面对他的恐惧——电梯。开始时，他在心理医生的陪同下，以他能接受的方式接触电梯，从图片、到影像资料、到想象自己乘坐电梯，一步步逐渐放下恐惧。随着时间的推移，他接触电梯的时间和程度逐渐增加，希望最终能够独立乘坐电梯。认知重塑的目标是改变六六对电梯的过度恐惧和夸大的危险性的认知。在治疗过程中，他还学习到了恐惧和焦虑的管理技巧，以便在将来面对类似情况时能够自我应对。

经过几个月每周一次的规律治疗，六六的症状有了明显的改善。他可以乘坐电梯上下楼，虽然仍然有些紧张，但已经基本可以控制，另外他学会了如何在恐惧和焦虑萌芽时使用他在治疗过程中学到的放松技巧。他和他的母亲都对治疗的结果表示满意。

（七）随访

医生建议六六在治疗结束后的几个月内继续定期回访，以便跟踪他的恢复进程，并在必要时提供进一步的支持。

二、病例分析

1．病史特点

（1）男性，9岁，首发年龄8岁。

（2）临床表现为对电梯有明显的过度恐惧反应，且行为上尽量避免乘坐电梯。

（3）本次发作病程总病程1年，加重3个月，表现为对电梯的过度恐惧和回避。

（4）风险评估：患者既往史及本次发作期间均无躯体疾病或脑器质性疾病存在的证据，躯体风险较低；日常情绪平稳，未及自伤自杀及伤人观念，自伤自杀及伤人风险较低。

2．诊断与诊断依据　目前符合"特定恐怖"诊断标准。

（1）本次病程1年。

（2）存在暴露于情境（乘电梯）时，总是出现显著且过度的恐惧或焦虑，且与该情境可能带来的实际危险不相称，对恐惧的事物或情境主动回避，或带着强烈的恐惧或焦虑去忍受。存在的焦虑症状已导致显著痛苦和生活不便。

（3）症状无法用另一种精神与行为障碍更好地解释（如社交焦虑障碍）。

（4）排除脑器质性疾病所致精神障碍、精神活性物质所致精神障碍。

3．鉴别诊断

（1）正常发育过程中的恐惧：在不同的发育阶段，儿童可能会出现不同的恐惧。例如，许多两三岁的儿童会害怕黑暗，许多四五岁的儿童会害怕奇怪、大型的动物，如狗。然而，这些恐惧通常不会影响儿童的日常生活和功能。对于六六来说，他的恐惧已经影响了他的日常生活，如无法独自乘电梯，这已超出了正常的发育变异。

（2）其他类型的焦虑障碍：有许多类型的焦虑障碍可能表现出恐惧的症状，包括广泛性焦虑障碍、社交焦虑障碍、选择性缄默症和分离焦虑障碍等。然而，六六的恐惧症状局限于电梯情境，这与广泛性恐惧障碍的特征不符。他的症状也不是由于担心在公共场所出丑或受到羞辱等，因此也不符合社交恐惧障碍的诊断。他也没有出现在社交场合无法说话的症状，因此选择性缄默症也可以排除。此外，他并没有出现过度的担忧从主要依恋人身边离开或者被离开的情况，所以分离焦虑障碍也不符合。

（3）特定医学问题：一些医学问题可能导致类似焦虑的症状，如癫痫、低血糖、甲状腺功能亢进、嗜铬细胞瘤，以及中毒、物质使用障碍等。然而，六六的体检和病史未显示这些问题，因此这些医学问题可以排除。

三、疾病介绍

特定恐怖（specific phobia）是一种常见的焦虑障碍亚型，主要特征是对特定的对象或情境有持久的、过度的恐惧反应，并且患者会尽量避免这些恐惧的物体或情境。该疾病的发生可能与遗传、环境、学习和生理因素等多种因素有关。

1. 定义和分类　特定恐怖的定义是对特定的物体或情境有持久的、过度的恐惧反应，以及避免接近恐惧的物体或情境。在 ICD-11 中，将特定恐怖描述为暴露于一种或一种以上特定事物或情境（如接近某种动物、高处、密闭空间、出血或受伤的场景）时，总是出现显著且过度的恐惧或焦虑，且与该事物或情境可能带来的实际危险不相称，对恐惧的事物或情境主动回避，或带着强烈的恐惧或焦虑去忍受。而在 DSM-5（精神疾病诊断和统计手册第五版）中，特定恐怖被分为五个主要类型：动物型、自然环境型、血液 - 注射 - 伤害型、情境型和其他类型。这些类型是根据恐惧的对象或情境来分类的。例如，动物型的特定恐怖是对动物或昆虫的恐惧，血液 - 注射 - 伤害型的特定恐怖是对看到血液或者受到身体伤害的恐惧。

2. 病因和病理生理　特定恐怖的病因不明，可能与遗传、环境、学习和生理因素等多种因素有关。遗传因素可能通过影响大脑的恐惧和应激反应中枢，使个体更容易出现恐惧反应。环境因素，如曾经的创伤经历或者长期的压力，也可能导致特定恐怖的发生。学习因素是特定恐怖的重要病因，通过负性强化和模仿学习等方式，个体可能学会了恐惧的反应。生理因素，如大脑的生物化学过程或者神经递质的不平衡，也可能与特定恐怖的发生有关。

3. 临床表现　特定恐怖的主要症状是对特定的物体或情境有持久的、过度的恐惧反应，以及尽量避免恐惧的物体或情境。这种恐惧反应通常在面对恐惧的物体或情境时立即出现，且比实际危险大得多。在儿童中，恐惧反应可能表现为哭泣、僵硬或紧张、抱住或靠近成年人、无法动弹或无法说话。特定恐怖的临床表现可能与个体的年龄、性别、文化背景等因素有关。

4. 诊断和鉴别诊断　特定恐怖的诊断主要依赖于病史和临床表现。重要的诊断标准包括对特定的物体或情境有持久的、过度的恐惧反应，以及尽量避免恐惧的物体或情境。需要鉴别的疾病主要有其他类型的焦虑障碍、恶心症、强迫症、创伤后应激障碍等。具体的鉴别诊断需要根据个体的病史、临床表现以及可能的相关因素进行。

5. 治疗

（1）心理治疗：特定恐怖的治疗主要是心理治疗，旨在帮助儿童面对和克服他们的恐惧，可提供安慰、教育、积极的体验和游戏化的方法等，主要在儿科和初级保健机构中完成。其中，认知行为疗法尤其有用，该疗法可以帮助患者认识到他们的恐惧是不合理的，通过暴露疗法和认知重塑等手段，逐渐降低他们的恐惧反应，增强他们面对恐惧的应对能力。学习应对恐惧通常涉及处理恐惧的三个独立部分：身体反应、认知和回避行为。处理这些部分的技术包括想象、信息获取、观察和暴露等。

父母和照料者的角色在处理儿童的恐惧中十分重要。他们的安慰和必要时的保护，常能有效地缓解大部分儿童的恐惧。年幼的儿童通常需要简单和直接的安慰，而较大的儿童可能需要解释更多。对于自限性的恐惧，例如怕黑，可以点灯睡觉，并通过教会儿童在害怕时放松、想象一个快乐的场景和积极的自我陈述等。另一种有效的方式是"阅读疗法"，通过给儿童读相关的故事书、绘本来帮助他们处理恐惧。对于那些在病理环境（如存在家庭暴力的家庭）中产生恐惧的儿童，可能需要更多的社会服务和（或）心理健康专业人员的参与。教育父母和照料者是治疗儿童期特殊恐怖的一个重要组成部分。父母应理解，恐惧是正常的，并不一定意味着儿童或他们的环境存在问题。所有儿童，即使是生活在最安全和最充满爱的家庭中的儿童，也可能会有恐惧的出现。父母应尊重儿童的恐惧，并避免过度反应或轻视他们的感受，避免用恐惧作为威胁、羞辱的手段，或对儿童的恐惧无动于衷、过度保护儿童或鼓励他们的回避行为。

如果儿童的特殊恐怖导致他们的社会功能严重受损，可能需要接受儿童心理健康专业人员的治疗，例如当恐惧泛化到其他情境、出现严重的回避行为或强迫行为、初始治疗未能缓解症状等。

特定恐怖的预后因人而异，一些患者在治疗后可以完全恢复，但也有一些患者可能需要长期管理。

（2）药物治疗：一般不是首选，但在某些情况下，如当心理治疗效果不佳或者患者的症状严重影响其生活质量时，也可以考虑使用药物治疗。一线治疗药物通常是选择性5-羟色胺再摄取抑制剂（SSRI）。另外，5-羟色胺-去甲肾上腺素再摄取抑制剂（SNRI）以及三环类抗抑郁药（TCA）也有证据证明可以有效治疗儿童焦虑障碍，但相比 SSRI，患者更不易耐受这些药物的不良反应，因此一般将其用作二线或三线药物。一般不推荐将 TCA 作为治疗儿童焦虑障碍的一线或二线用药，因为来自临床试验的支持证据有限，而且相比 SRI/SNRI，患儿通常对 TCA 不良反应的耐受性更差。

SSRI/SNRI 的使用需要谨慎权衡利弊。使用这类药物可能出现副反应，例如脱抑制、激越以及焦虑症状恶化等，在儿童青少年中尤为明显。最常见的躯体不良反应包括头痛、胃部不适和睡眠障碍。而且，抗抑郁药与儿童自杀风险增加相关。另一方面，据报道，一些接受 SNRI 治疗的儿童可能出现体重增加、胆固醇升高和高血压。开始治疗前应与患儿及其父母讨论治疗相关风险与获益。给药时通常从可用的最小剂量开始，一周后如果不良反应很少且能耐受，可以逐渐增加至初始治疗剂量。如果 6 ~ 8 周后症状没有缓解，可以逐渐增加并测试剂量，直到达到最大剂量或患儿不能耐受不良反应为止。

当需要停用 SSRI 时，应逐渐减少剂量以避免撤药症状，例如每周减少 25% ~ 50%。在药物逐渐减量的过程中，主治临床医生应仔细监测儿童或青少年是否出现不良事件。

对于不能充分从 SSRI/SNRI 治疗中获益的患儿，有人提出将包括丁螺环酮、苯二氮䓬类、兴奋剂、另一种 SSRI、非典型抗精神病药和 TCA 在内的一些药物作为增效剂；但支持这些治疗策略的证据很少或没有。

SSRI 联合 CBT 可能比单用其中一种更有效。因此，对于有重度焦虑表现的儿童及青少年，推荐采用这种联合治疗。

6. 预防 特定恐怖的预防主要是早期发现和干预。例如，对于有特定恐怖风险的儿童，可以通过教育他们关于恐惧反应的知识，提高他们对恐惧反应的认识，增强他们的应对能力，从而防止特定恐怖的发生。对于已经出现恐惧反应的儿童，应及时进行评估和干预，以防止恐惧反应的进一步发展。

四、病例点评

本案例描述了一个 9 岁的小男孩六六，他在乘坐电梯时出现了过度的恐惧反应。六六的情况符合特定恐怖的诊断标准，其恐惧特定于电梯这一情境，并且这种恐惧反应是持久的、过度的，且他会尽量避免乘坐电梯。六六的案例提供了一个了解特定恐怖的机会，并让我们探讨其可能的成因、症状、诊断和治疗方法。

首先，六六的病例说明了特定恐怖的成因可能是多方面的。尽管我们无法确定六六对电梯恐惧的具体原因，但他的恐惧可能源于他对电梯的个别经历或电梯发生意外的新闻报道的影响。此外，遗传、环境、学习和生理因素可能也与六六的病情有关。

其次，六六的症状符合特定恐怖症的临床表现。他对电梯有持久的、过度的恐惧反应，甚至在想到电梯时就会感到恐惧，这表明他的恐惧反应并不仅仅在面对电梯时才出现。此外，六六的恐惧反应已经影响到了他的正常生活，这是诊断特定恐怖症的重要标准。

在诊断方面，六六的病例说明了需要排除其他可能的焦虑障碍，如广泛性焦虑障碍和社交恐惧障碍。六六的恐惧特定于电梯，而不是广泛的多个情境或物体，因此他的病情不符合广泛性焦虑障碍的诊断。同时，他的恐惧也不是由于担心在公共场所出丑或受到羞辱，因此也不符合社交恐惧障碍的诊断。

在治疗方面，六六的病例展示了特定恐怖症的治疗主要是心理治疗，特别是认知行为疗法。通过帮助六六认识到他的恐惧是不合理的，并通过暴露疗法和认知重塑等方法，逐渐降低他的恐惧反应，增强他面对恐惧的应对能力。同时，药物治疗也可以在某些情况下考虑使用，如当心理治疗效果不佳或者患者的症状严重影响其生活质量时。

　　六六的病例提供了一个理解和探讨特定恐怖的具体例子。它强调了在理解和治疗这种疾病时，需要考虑到多种可能的成因，以及个体化的治疗方法。此外，它也显示了在诊断和治疗特定恐怖时，排除其他可能的精神疾病的重要性，以确保患者得到准确的诊断和有效的治疗。

（病例提供者：汤欣舟　崔永华　首都医科大学附属北京儿童医院）

（点评专家：崔永华　首都医科大学附属北京儿童医院）

参考文献

[1] 陆林.沈渔邨精神病学（第6版）[M].北京：人民卫生出版社，2018.

[2] 美国精神医学学会.精神障碍诊断与统计手册（第五版）[M].张道龙，等.译.北京：北京大学出版社，2015.

[3] Zsido AN，Lang A，Labadi B，et al.Phobia-specific patterns of cognitive emotion regulation strategies[J].Scientific Reports，2023，13（1）：6105.

[4] Kowalchuk A，Gonzalez SJ，Zoorob RJ.Anxiety Disorders in Children and Adolescents[J].American Family Physician，2022，106（6）：657-664.

病例13

社交焦虑障碍

一、病历摘要

（一）基本信息

患者女性，12岁，初一，主因"头疼腹痛6个月，不能出门，不能上学"就诊。

现病史：初一下学期疫情过后开学，患者在学校感觉人多拥挤，嘈杂，喘不过来气。感觉好朋友远离自己，担心好朋友不愿意跟自己交往、嫌弃自己、远离自己。看到好朋友跟别人有说有笑，却不来找自己玩，又不敢询问好朋友，总是在心里反复想自己的好伙伴为什么不主动找自己玩。患者悄悄跟其他朋友抱怨，又感觉朋友把自己的想法告诉了其他人，在教室里感觉被同学盯着看，感觉是在议论自己，以至于不敢回教室，之后出现各种身体不舒服的表现：头疼、肚子疼、心慌难受、出汗，遂打电话叫家长接自己回家，回家后身体不适症状减轻。患者晚上躺在床上翻来覆去，入睡困难，第2天起床困难，不想上学，感觉各种身体不舒服，要求妈妈带自己去看病检查。之后请假在家调整一周，一周之后在家长劝说下回到学校。但再上学时感觉上课听不懂，注意力不集中，并且完成作业困难，被老师点名批评。在此之后，感觉老师说什么都在针对自己，明嘲暗讽，自己感觉同学、老师，甚至陌生人的各种行为都是针对自己，都是暗地里指桑骂槐，在说自己。回到家后，总是为白天在学校的事情哭闹。感觉害怕同学和老师，担心别人说自己身上有不好闻的味道。不敢与人交往，觉得所有人都盯着自己，对自己品头论足，喜欢用头发或者衣服把自己遮盖起来。

患者逐渐发展到宅在家中，拒绝出门，不得不出门的时候，也会思考酝酿并磨蹭很长时间，拖延到最后时刻，或者最终放弃。此外，患者还出现各种身体不适的表现，例如头疼肚子疼、心慌胸闷气短、呼吸困难、过度换气等，甚至引发呼吸性碱中毒，手足搐搦，数次急诊就诊。妈妈发现其胳膊上有划痕，自己解释是感觉出血能让自己舒服一些，情绪缓解一些。

患者目前状态明显影响正常学习生活，造成社会功能损害。一方面害怕与人交往，一方面又特别需要获得伙伴交流，会保持微信群的网上交流，或者只跟网上的陌生人交往，在虚拟世界里沟通，沉迷网络，不能上学，造成时间失控，睡眠障碍，甚至黑白颠倒，情绪失控。

既往史：否认有重大躯体疾病史及精神疾病史。

个人史：G1P1，足月剖宫产，生后无窒息抢救，无夜惊哭闹。一岁会说话，一岁两个月会走路。患者成长过程中无典型刻板重复行为表现。从小姥姥带大，做什么事情都希望姥姥陪伴，小时候主要是由姥姥带着去找小朋友玩。孩子从小内向胆小，说话声音小，不敢主动找伙伴，都是伙伴主动找自己，因此好朋友不多。不敢主动参与面对面的活动，更喜欢旁观，回避人多拥挤的地方。小时候经常不愿意上幼儿园，常常请病假在家休息。上课不敢举手发言，被老师叫起来发言就感觉脸红，明明会的问题也会忘记，无法清晰表达。自觉网上交流比现实交流更容易一些。

患者平时主要由姥姥照顾，姥姥性格强势，家里什么都说了算，照顾孩子无微不至，但习惯于越俎代庖，代替孩子做事情，过度保护。妈妈弱势，工作和生活能力弱，听从姥姥指挥。爸爸内向不说话，几乎不管家里的事情。

家族史：否认家族中有精神疾病史。

（二）体格检查

查体未见异常。

（三）精神检查

1. 意识　清晰，时间、地点、人物定向完整。

2. 仪态　仪表整洁，行为得体，身体蜷缩，眼神回避，语言表达少言寡语，声音较小。

3. 面部表情　表情痛苦，不自然。

4. 接触交谈　被动尚合作，不愿意眼神对视，语言表达少言寡语，情绪激动时会无声哭泣。

5. 情感　否认持续性的情感低落或高涨。在学校遇到人多拥挤、感觉被盯着看、同学和老师对自己的行为暗示等情况下，患者表现出明显的焦虑和紧张。

6. 感知觉　未引出错觉、幻觉及感知觉综合障碍。

7. 思维　过程连贯，逻辑清晰。存在超价观念，对于同学和老师的行为产生过度解读，认为都在针对自己。

8. 意志行为　患者主诉头疼、肚子疼、心慌、胸闷、气短等各种身体不适的表现，出现呼吸性碱中毒、手足搐搦等情况，导致数次急诊就诊。同时，害怕与人交往，拒绝出门，甚至对同学、老师、陌生人的行为产生过度解读，造成社会功能损害。

9. 性症状　患者为儿童，否认性生活。

10. 睡眠　晚上躺在床上翻来覆去，入睡困难，第2天起床困难，睡眠质量明显下降。需进一步评估其睡眠障碍的程度和影响。

11．食欲　正常，无体重下降。

12．智能　智力水平与其教育背景相符。

13．自知力　部分，患者似乎没有意识到自己过度解读他人行为和过度焦虑的问题，但有主观就诊和治疗意愿。

（四）辅助检查

1．儿童情绪量表　焦虑情绪明显，广泛性焦虑、社交焦虑和学校恐惧分量表阳性。

2．焦虑抑郁自评量表　中度焦虑和抑郁情绪。

3．症状自评量表　社交焦虑、学校恐惧、强迫分量表阳性。

4．甲状腺功能、肝功能、肾功能、血常规、尿常规和心电图　均正常。

（五）诊断

社交焦虑障碍。

（六）诊疗经过

口服舍曲林改善焦虑抑郁情绪，每日一次，第 1 周半片，第 2 周一片，共维持 3 个月；合并劳拉西泮改善睡眠，入睡前半小时，半片，维持 1 个月。同时合并心理治疗、沙盘治疗、脑电生物反馈治疗、绘画治疗。

（七）随访

1 个月、3 个月时门诊随访，患者情绪逐渐稳定，不再有自伤行为，逐渐恢复正常上学，但仍然存在人际交往的困难和问题。复查焦虑抑郁自评量表和症状自评量表，从重度焦虑抑郁变为轻 - 中度焦虑抑郁情绪。

二、病例分析

1．病史特点

（1）患者女性，12 岁。

（2）临床表现为害怕与人交往，伴随焦虑、紧张情绪和超价观念。患者在社交场合有明显的回避行为，逐渐不敢出门，社会功能受损。

（3）本次发作病程为 6 个月。

（4）风险评估：患者出现头疼、肚子疼、心慌、胸闷、气短等身体不适表现，导致数次急诊就诊，但患者既往体健，躯体风险不高。患者存在非自杀性自伤行为，再出现自伤风险较高，有一定自杀风险。

2．诊断与诊断依据

（1）诊断：根据《国际疾病分类第十一版（ICD-11）》的诊断标准，患者被诊断为：

社交焦虑。

（2）诊断依据

1）症状持续时间超过 6 个月。

2）对社交情境的持续和过度的恐惧和焦虑。患者害怕在他人关注自己，并担心自己的行为或表现会出丑、尴尬或被批评。

3）社交焦虑障碍导致患者在社交场合中表现出回避行为，或者以一种有限制的、不自然的方式进行社交，且对患者的日常生活、社交功能或职业/学校功能产生明显的负面影响。

4）症状无法用其他精神与行为障碍更好地解释。

5）排除脑器质性疾病所致精神障碍、精神活性物质所致精神障碍。

3．鉴别诊断

（1）正常发育过程中的社交焦虑：与正常发育过程中的社交焦虑不同，该患者的焦虑症状已持续较长时间，且明显影响了日常生活和社会功能。

（2）其他类型的焦虑障碍：虽然焦虑障碍可能会表现出恐惧的症状，但该患者的焦虑症状主要集中在社交情境，符合社交焦虑障碍的特点。

（3）特定医学问题：该患者的病史和体检未显示明显的医学问题，排除了医学问题导致的焦虑障碍状。

（4）抑郁障碍：该患者伴发了一些抑郁症状，需要与之鉴别。抑郁症的主要情绪是沮丧、消极、绝望感，悲伤情绪常常无法解释或与生活事件无关，并且在任何情境中均感到情绪低落和兴趣丧失。但本案例中患者的抑郁情绪主要与社交情境有关，以资鉴别。

三、疾病介绍

社交焦虑障碍（社交焦虑障碍）是精神障碍中的一种常见亚型。根据美国《精神障碍诊断与统计手册》第 5 版（DSM-5），焦虑障碍被划分为几个不同类型，其中社交焦虑障碍是一种特定于社交场合的过度恐惧和担忧，表现为对他人的评价感到不安。社交焦虑障碍患者在社交情境中可能会经历心理和生理上的不适，对日常生活和社交功能造成严重影响。

1．病因学　在病因学方面，对社交焦虑障碍的研究仍然在不断深入中。学者们从遗传学、神经影像学、神经生化及心理学等多个角度进行探讨，虽然获得了一些有价值的结果，但迄今为止尚未形成确切的发病机制。然而，研究表明社交焦虑障碍与个性特征、心理社会应激因素有关。患者可能在人际关系、婚姻与性关系、经济、家庭和工作等方面遭受过较多的生活事件。一些研究认为，个性古板、严肃、多愁善感、焦虑、悲观、保守、敏感、孤僻的人易患社交焦虑障碍。

引起社交焦虑障碍的应激事件有几个特点：

一是应激事件的强度往往不十分强烈，通常是多个事件反复发生，持续时间较长。虽然灾难性的强烈应激事件也可引起焦虑障碍，但更多的是日常琐事。

二是应激事件往往对患者具有某种独特的意义，这些事件在健康人看来也许微不足道，但对于焦虑障碍的患者来说可能极其敏感。重要的不是事件本身的正负性和强弱，而是是否造成个体的内心冲突。

三是患者对应激事件引起的心理困境或冲突往往有一定的认识，也知道应该怎样去适应以消除这些事件对心理的影响。然而，他们往往不能将理念化解为行动，也无法从困境和矛盾的冲突中解脱出来，以致应激持续存在，最终超过个体的应对能力或社会支持能提供的保护水平而导致发病。

四是患者的精神应激事件不但来源于外界，内心的自我期待、过高的标准以及对他人评价的敏感也可能成为应激因素。

2. 流行病学　社交焦虑障碍是人群中较常见的焦虑精神障碍之一，国内外对其流行病学特点已有大量研究报道。由于研究采用的诊断标准、研究对象及研究方法不同，研究结果具有较大差异。本病多青春期起病，患病率3%～13%，占焦虑障碍患者的患病率10%～20%。2004年世界卫生组织（WHO）对包括我国在内的28个国家和地区进行的世界精神卫生调查（WMHS）及跨文化研究，焦虑障碍的终身患病率为13.6%～28.8%，年患病率为5.6%～19.3%，其中特殊恐惧障碍是最常见的焦虑障碍亚型，其次便是社交焦虑障碍。

在WHO/WMHS的中国样本中，2006年沈渔邨、张明园等对5201例年龄在18～70周岁的人群进行了调查，结果发现社交焦虑障碍的患病率为0.2%。

社交焦虑障碍常同时伴有其他精神障碍。最近的研究表明，最常见的共病是情感障碍（41.4%），其次为其他焦虑障碍（56.9%）和物质滥用（39.6%）。大量研究结果显示，社交焦虑障碍共病患者具有更严重的工作、家庭和职业功能受限情况，病程更长，并且花费的医疗资源更多。

青少年患社交焦虑障碍后更可能共患抑郁症，同时与社交焦虑相关的注意分散易引起学习困难、逃学和其他行为问题以及酒精和其他物质滥用。

另有研究表明25%的社交焦虑患者同时符合特定恐惧的诊断标准，17%的社交焦虑患者共病惊恐障碍伴有广场恐惧。

3. 临床表现　社交焦虑障碍是一种常见的焦虑障碍，表现为在社交情境中持久害怕和回避可能引发尴尬的社交行为。与正常的恐惧不同，患者的恐惧反应与现实威胁不相符，可能表现为害怕、紧张、心慌等自主神经功能变化，最突出的自主神经表现是害羞脸红。患者对自己的表现评价过低，常认为自己在社交场合表现糟糕。社交焦虑患者常对他人的批评过分敏感，缺乏自信，社交技能较差，可能表现出手震颤、声音颤抖等焦虑特征，影响学习和生活。临床表现在不同文化背景下可能有差异，例如，有些文化中焦虑不是因为尴尬，而是因为怕损害他人感受，如脸红可能会让对方难受。

尽管患者自知过分或不合理，但难以自控，因此常出现回避和逃避行为。这种反应明显影响了个人的生活、职业和社会功能。社交焦虑障碍可能在儿童期常表现为学校恐惧症，患者一上学就出现焦虑、不适，拒绝上学，但在家时一切正常。

大部分社交焦虑患者只对特定社交情境或演讲表演感到恐惧，一般情况下表现正常。严重的患者在任何社交场合都感到紧张，甚至与亲人面对面也会感到恐慌。他们可能长期脱离社会生活，无法工作，严重时甚至与社会隔离。部分患者可能伴有回避型人格障碍。

4. 临床评估

（1）临床评估目的

1）确定社交焦虑障碍的存在、特征和严重程度。

2）掌握社交焦虑发作的情况、波动、持续时间和病程特点。

3）了解患者的精神痛苦和社会功能受损程度。

4）探索患者的人格特征，寻找诱发或危险因素，为诊断和治疗提供依据。

（2）临床评估内容

1）病史采集：主要询问患者本人，同时借助知情者提供信息。重点关注社交焦虑的内容、症状特点和发生背景，还包括发病年龄、躯体、心理和社会因素、临床现象学特征、病程特征、既往病史和共病情况等。

2）体格检查和辅助检查：排除躯体疾病，特别注意神经系统检查。

3）精神检查：区分精神性社交焦虑和躯体性社交焦虑。了解患者的主观体验，症状包括紧张、恐惧、忧虑、回避等，以及外在表现如坐立不安、自主神经功能亢进症状等。

4）量表评估：可辅助诊断和评估症状。包括评估普遍焦虑水平的量表和特定焦虑障碍的量表，如汉密尔顿焦虑量表、Liebowitz 社交焦虑量表等。

评估结果有助于制订合理的治疗方案，并为患者的康复提供支持。

5. 诊断和鉴别诊断

（1）诊断：社交焦虑障碍是一种常见的焦虑精神障碍，其主要特征是对社交性情境感到持久和明显的害怕，或可能导致尴尬的社交行为和活动时出现严重的焦虑反应。

1）根据国际疾病分类第 11 版（ICD-11）的诊断标准，社交焦虑障碍被归类为特定的社交焦虑障碍。诊断要求至少满足以下条件：①对社交情境持续和明显地害怕，或可能导致尴尬的社交行为发生和活动时出现严重的焦虑反应；②在社交情境中可能出现过分的担忧和害怕，担心被他人负面评价或担心自己会尴尬或屈辱；③这些情况持续存在，并导致明显的社交功能受损；④不是由其他精神障碍或躯体疾病引起的。

2）根据美国精神障碍诊断与统计手册第 5 版（DSM-5）的诊断标准，社交焦虑障碍被称为社交恐惧症。诊断要求至少满足以下条件：①在社交情境中，持续和强烈地害怕或担心自己的行为或表现会尴尬或屈辱；②担心在这些情境中会被他人负面评价或批评；③这些情境几乎总是引起焦虑反应；这种焦虑反应超出了情境的实际威胁，并导致明显的社交功能受损；④这种焦虑和回避行为持续至少 6 个月；⑤不是由其他精神障碍或躯体疾病引起的；⑥无论是 ICD-11 还是 DSM-5，诊断社交焦虑障碍的关键是明确持续和明显的社交焦虑症状，并排除其他导致这些症状的原因。在进行诊断时，需要仔细评估患者的症状表现和社交功能受损情况，并与其他相关的精神障碍进行鉴别。早期的诊断和干预对患者的康复和生活质量具有重要意义。

（2）鉴别诊断

1）社交焦虑障碍与恐惧症：鉴别要点：社交焦虑障碍的焦虑主要集中在社交场合中，而恐惧症的焦虑主要针对具体的物体、动物或情境。社交焦虑障碍患者可能害怕在公众场合或与陌生人交往，而恐惧症患者害怕特定的物体或情境，如蛇、飞行等。

2）社交焦虑障碍与分离性焦虑障碍：鉴别要点：分离性焦虑障碍主要发生在儿童期，表现为对与亲人的分离产生强烈焦虑。而社交焦虑障碍主要发生在青少年期或成年期，焦虑集中在社交场合和他人评价上。

3）社交焦虑障碍与强迫症：鉴别要点：社交焦虑障碍的焦虑主要与社交行为和评价有关，而强迫症患者的焦虑与强迫观念和行为有关，如频繁洗手、检查等。

4）社交焦虑障碍与广场恐惧症：鉴别要点：广场恐惧症患者害怕在公共场所或开放空间中，常伴有躲避行为。而社交焦虑障碍患者主要害怕在社交场合中，如公众演讲、社交聚会等，焦虑不一定伴随躲避行为。

5）社交焦虑障碍与抑郁症（Depression）：鉴别要点：社交焦虑障碍患者的焦虑主要集中在社交场合，而抑郁症患者可能对大部分事物都感到无趣和消极。然而，这两种疾病可能互相影响，出现共病现象。

以上是一些常见的鉴别诊断要点，但在实际临床中，鉴别诊断可能复杂多样，医生需要仔细评估患者的症状和病史，并结合临床特点和评估工具进行综合判断。确保准确鉴别社交焦虑障碍与其他疾病，这对于制订合理的治疗方案和促进患者康复至关重要。

6. 治疗原则　社交焦虑障碍的治疗通常采用心理治疗和药物治疗结合的综合治疗方案。近年来的心理学和精神病理学研究及临床实践发现，心理治疗可以显著影响大脑活动和个体的想法、信念、感受和意志，从而影响大脑功能。不同学派的心理治疗通过改变个体的想法、信念和感受等进行干预。将传统的认知行为疗法与抗焦虑和抗抑郁药物治疗结合起来已成为临床心理学研究中值得关注的发展趋势。

心理治疗的方法主要包括暴露治疗、行为功能分析、认知疗法、社交技能训练和团体治疗等。暴露疗法是治疗恐惧障碍最重要的方法，通过将患者置于相关暴露刺激中，并保持这种接触直到焦虑减轻，来打断患者的恐惧体验与现实刺激的条件性关联。行为功能分析通过分析恐惧症患者的具体情境和回避行为发生的背景、过程、条件和结果等，来评价其行为功能意义和相应的关联模式，以指导行为治疗。认知疗法可以纠正患者的不合理认知信念，改变其认知，从而减轻或缓解焦虑。社交技能训练和团体治疗有助于增强患者的社交功能，团体治疗通过组员间的互动验证和纠正患者的不合理认知，使其社交交往得以正常化。

药物治疗方面，常用的药物包括苯二氮䓬类药物和抗抑郁药。苯二氮䓬类药物可以在一定程度上减轻患者的焦虑情绪，但不适合单独使用或长期使用，以免产生依赖。抗抑郁药中的选择性 5- 羟色胺再摄取抑制剂通常作为一线药物使用，对社交焦虑障碍有效，但需要较长时间才能显现疗效。

综上所述，社交焦虑障碍的治疗应采用综合性的方法，结合心理治疗和药物治疗，根据患者的具体情况选择适宜的治疗方案，以获得最佳疗效。

四、病例点评

针对本案例中患者的情况，首先建议进行全面的心理评估。通过心理评估，了解她的社交焦虑症状、发病背景、家庭环境等因素，有助于更准确地判断她的病情和制订治疗计划。

在治疗方面，建议采用心理治疗为主要手段。由于该患者的社交焦虑较为严重，可以考虑采用认知行为疗法，帮助她纠正负性的自我评价和认知，并教导她采用适当的社交技巧和行为。同时，社交技能训练也是必要的，通过模拟社交场景和角色扮演，增加她的社交自信心。

考虑到该患者的年龄和症状严重程度，可以考虑进行社交焦虑的团体治疗，这对儿童青少年来说不失为一种有效、好接受的手段。在小组中，她可以与其他有相似问题的患者分享经验，获得互相支持和理解。团体治疗还可以让她更好地适应社交环境，逐渐克服社交恐惧。

在治疗过程中，家庭的参与和支持非常重要。建议帮助患者的家人进行家庭教育，了解社交焦虑障碍的特点，教导他们如何在家庭环境中帮助和支持患者。理解和包容是家庭中最重要的支持因素，家人的支持可以帮助患者建立积极的自我形象和社交信心。

药物治疗对于本患者并不是首要选择，但在必要的情况下，可以考虑短期使用抗抑郁药物，如选择性 5- 羟色胺再摄取抑制剂。但需要强调，药物治疗必须在专业医生的指导下进行，避免不必要的药物依赖和不良反应。

最后，本案例中患者的治疗是一个渐进的过程，需要患者本人、家人和医疗团队的共同努力。通过心理治疗和家庭支持，帮助患者逐步克服社交焦虑，重建自信，实现积极健康的发展。同时，定期进行复诊和评估，根据病情调整治疗计划，确保治疗的有效性和持续性。

（病例提供者：闫春梅　崔永华　首都医科大学附属北京儿童医院）

（点评专家：崔永华　首都医科大学附属北京儿童医院）

参考文献

[1] 陆林.沈渔邨精神病学（第6版）[M].北京：人民卫生出版社，2018.

[2] 美国精神医学学会.精神障碍诊断与统计手册（第五版）[M].张道龙，等.译.北京：北京大学出版社，2015.

[3] Mitsui N，Fujii Y，Asakura S，et al.Antidepressants for social anxiety disorder：A systematic review and meta-analysis[J].Neuropsychopharmacology Reports，2022，42（4）：398-409.

[4] Rozen N，Aderka IM.Emotions in social anxiety disorder：A review[J].Journal Of Anxiety Disorders，2023，95：102696.

[5] Kindred R，Bates GW，McBride NL.Long-term outcomes of cognitive behavioural therapy for social anxiety disorder：A meta-analysis of randomised controlled trials[J]. Journal Of Anxiety Disorders，2022，92：102640.

广场（场所）恐怖

一、病历摘要

（一）基本信息

患者小兰（化名），女性，14岁，初二学生，已休学在家1年。因"在空旷或密闭的空间紧张、心悸、失控感1年，逐渐加重半年"来医院就诊。

现病史：患者于1年前在家附近广场散步时，在远处目睹他人冲突打架事件，当时因为距离比较远也没在意，后逐渐开始表现为紧张、害怕，不敢出门，一旦要离开家门时就出现心慌、心悸、胸闷、出汗，即使有家人陪同也不敢出门，严重时影响患者不能上学及外出活动。在家时表现一切正常，一旦提及要离开家（比如重要聚会、学校要求必须本人到校等）患者就会表情愁苦、紧张、害怕，尤其在广场或者坐电梯公交车时症状严重，伴有身体反应：出汗，胸闷，心慌，必须立即逃离当下环境回家才能缓解，问其怕什么，患者也说不清楚，父母开始时比较有耐心地哄劝，时间长了，也不能理解患者，有时强行拖拽患者带其离家。患者表现特别痛苦，父母这才觉得孩子有心理问题，带到当地的精神卫生中心，诊断：恐怖症，予以盐酸舍曲林（每日150mg）治疗，有一定的效果，可以在家人陪伴下出门，能完成基本任务的需要（比如办理身份证、照毕业照等），完成后患者必须马上回家。只要不离开家，患者情绪稳定，表达能力较好。出门时避免密闭的环境，患者家住16楼，宁可走楼梯也不坐电梯，宁可走路也不坐公交地铁，不能坐飞机。父母见其病情不好，为进一步诊治来医院。

患者夜眠较好，饮食正常，二便正常，体重变化不明显，无言语紊乱，无情绪高涨或低落等表现。

既往史：健康，无脑外伤史，无酒精等成瘾物质接触史，否认严重躯体疾病（如高血压、糖尿病、哮喘、肝炎、结核等）的病史。否认抽搐、惊厥病史，正常适龄预防接种。无食物过敏，药敏史：阴性。

个人史：患者为独生女，足月顺产，出生时发育正常，爬、走路、说话均与同龄人无异。父母介绍：患者从小就胆小，比较黏人，尤其黏妈妈，比较听话，3岁时上幼儿园，与老师同学关心融洽，经常会尾随老师后面，当时老师称其是小尾巴，6岁上学，学习成绩较好，老师反映孩子听话，不让老师操心，做事有板有眼，且认真，老师交代的事情一定会办好。上初中后更为内向，话少，但心里有数。父母是公务员，以说教的方式进行教养。患儿病前性格：内向，不善谈，乖巧听话。月经史：14 岁月经初潮，经期 6 ~ 7/28 ~ 30 天，无不良嗜好。

家族史：两系三代均无精神病史。

（二）体格检查

躯体及神经系统未查及异常。

（三）精神检查

1. 意识　清晰，时间、地点、人物定向力良好。

2. 仪态　患者学生装着合体，整洁，年貌相称。

3. 面部表情　患者略显紧张，举止显拘谨。

4. 接触交谈　合作显被动，对答切题，能进行有效交流，语流语速正常，内心体验暴露充分。

5. 情感　反应协调，情绪稳定，谈及到空旷或密闭空间时显紧张，称不能坐电梯、公交车、飞机，宁可走路也不愿意坐车，如果路近走路，如果较远的路途，打车并让司机必须开车窗透气才行。

6. 感知觉　未查出幻觉及感知综合障碍。

7. 思维　患者思维联想结构明确，思维逻辑清晰，思维内容上未查出妄想。

8. 意志行为　患者注意力集中，意志无增强或减退。生活自理能力强。

9. 性症状　患者为青少年，否认性活动。

10. 睡眠　患者睡眠较好，否认入睡困难，一夜睡眠约 7 小时，睡眠质量可。

11. 食欲　正常。

12. 智能　正常，学习较好，计算力、记忆力均正常。

13. 自知力　患者承认有病，并主动上网查询疾病的特点和治疗，自知力良好。

（四）辅助检查

1. 血液生化检查　血常规正常，空腹血糖 5.6mmol/L，甲状腺功能未见异常。

2. 头 MRI　正常。

3. 脑电地形图　正常脑电地形图。

4. 脑血流图　正常。

5. 心电图　正常。

6. 彩超（心脏＋腹部＋泌尿系）　未见明显异常。

7. 心理测量　HAMD：10 分，HAMA：32 分，SCL-90：189 分，恐怖、焦虑、强

迫、抑郁因子分均大于 2 分。MMPI：抑郁焦虑障碍 68.72%，精神病性障碍 13.43%。

（五）诊断

广场（场所）恐怖。

（六）诊疗经过

予以盐酸舍曲林（开始每日 50mg，逐渐增量，最高剂量每日 150mg），合并盐酸丁螺环酮（5mg，每日 3 次口服），焦虑抑郁情绪有所好转，但仍不能出门，一旦出门就紧张、出汗、心慌、心悸，因担心下次出门还出现难受的躯体症状而退缩（预期性焦虑），因此接受心理治疗，治疗 12 次，每周一次，开始 2 次是网络咨询，先建立心理治疗关系，共情理解症状的意义和功能。1 年前患者在广场上运动时目睹一起冲突，当时虽然有一定距离，开始时没当回事，次日后怕，担心自己被伤害，一旦走到广场或者在电梯里，公交车上等均会出现身体不适的反应：心慌、胸闷、出汗，必须立即逃离现场症状，并形成强化，逐渐不愿意出门。每当避免出门就能缓解身体症状，就更加影响患者以逃避的方式应对焦虑反应。在第 2 次网络咨询里谈及其心理感受时，问及在其成长经历里还有过类似的身体反应情况吗？患者回忆儿时有一次妈妈带自己在外面玩耍，爸爸找不到母女而生气，当找到她和妈妈时，爸爸非常生气地与妈妈发生了激烈的冲突，当时她特别害怕，怕爸爸妈妈会动手，怕爸爸责怪她，怕爸爸妈妈离婚……，当谈及此事时患者称这是她的心结，总觉得自己不好，影响了爸妈的感情。一旦想起爸妈的关系就紧张，予以心理教育及告知焦虑曲线，让患者了解广场恐怖是一种心理疾病，而不是其本人做得不好，她目前的状态是保护自己，例如不离开家是她对焦虑紧张地应对方式，以缓解内心冲突。患者理解自己发病的原因，并表示希望进一步治疗。经协商鼓励进行面对面治疗，患者愿意尝试。第 3 次治疗患者在其父母陪同下前来医院，心理治疗内容主要为了解症状发生时间、临床表现以及伴随的躯体症状，让患者理解并逐渐接受。讲解焦虑曲线和应对压力时人的正常反应（木僵、逃跑和反攻击），患者逃跑回到家里也是一种保护行为。患者从之前的不接纳、逃避，到可以理解。刚开始做面询时患者仍然有紧张、出汗、胸闷等症状，并有想逃回家的想法，进行行为功能分析，发现其在来诊的前一天晚上极为紧张（10 分），到诊室时紧张值已经下降到 3 分（评分：不紧张是 0 分——最紧张是 10 分），一起评估其紧张的分数，并画出行为功能分析图，教给来访渐进式放松训练，形成新的放松的行为模式的条件反射。经过 10 次的反复练习，症状明显缓解。在治疗过程中与症状合作，而不是排斥。在此过程中用外化技术，让来访者把情绪（如恐怖、焦虑、紧张、郁闷、强迫）用格盘摆放出来，患者随着对疾病的认识并接纳，行为随之改变，症状逐渐消失。

（七）随访

患者 1 年后症状消失，并可以恢复学业。偶尔紧张时自己调整呼吸，等紧张焦虑值随时间下降后可以再进行活动。评估：临床痊愈。定期复诊。

二、病例分析

1. 病史特点

（1）患者为青少年女性，14 岁，首次发作诊治。

（2）全病程 1 年，加重半年。

（3）患儿有一定的心理因素而起病。

（4）主要表现在空旷的地方或者公交车上、电梯等密闭空间就会出现紧张、焦虑伴有胸闷气短等身体症状，促发其主动回避上述场所，这种害怕或焦虑与当时所处的文化环境实际的危险不相称。

（5）这种焦虑及回避导致其社交、学业等明显的社会功能受损。

（6）患者的紧张不能用其他的精神障碍的症状更好地解释。虽有紧张、胸闷等惊恐发作的表达，但其症状是处在害怕的环境里发生，如果脱离特定场所或处境症状即缓解并消失，症状的发生与环境密切相关。

（7）其早年成长经历中，在公共环境下因冲突引发患者形成身体反应，并建立条件发射形成肌肉记忆，当再次置于类似的环境下，引发患者内在冲突时，紧张、胸闷等症状就被"扳机"出来，引发预期性焦虑反应，形成恶性循环。以恐怖（恐惧）的症状回避危险，以保障安全。因此，打破其症状获益的平衡，建立新的有利于来访者成长的行为模式是关键，形成安全的、可以自我保护的新的条件反射，继而症状缓解并消失。

（8）风险评估：患者当处在空旷的地方或者公交车上、电梯等密闭空间就紧张、焦虑伴有胸闷气短等身体症状，回避后症状消失，排除器质性疾病的风险。

（9）既往史中患者否认无脑外伤等严重躯体疾病。

2. 诊断与诊断依据

（1）诊断：广场（场所）恐怖。

（2）诊断依据：目前符合"广场（场所）恐怖"的诊断标准。

1）患者表现为害怕开放或密闭的空间以及想逃回安全处所的行为。

2）回避行为是应对紧张害怕等焦虑的应对方式，患者多困在家中。

3）一旦回到患者害怕的场所，患者就会出现自主神经功能紊乱的症状。

4）心理症状或自主神经症状必须是焦虑的原发表现，而不是继发于其他症状（如妄想或强迫思维）。

5）焦虑必须局限于（或主要发生在）至少以下情景中的两种：人群，公共场所，离家旅行，独自独行。

6）对恐怖情景的回避必须是或曾经是突出特点。

7）单纯设想进入恐怖性处境通常会产生预期性焦虑。

3. 鉴别诊断

（1）惊恐发作：患者焦虑发作时同样会出现心慌、胸闷、气短，想象的会失控或发疯，不同的是恐怖症必须在特定情景中发作，一旦离开害怕的空间或逃回到安全的场所，患者焦虑就会缓解并消失。惊恐发作的焦虑不局限于任何特定情景，因而具有不可预测性，表现为突然发生的心悸、胸疼、哽咽感、头晕、非真实感（人格解体或现实解体）。

（2）创伤后应激障碍：患者有一定诱因（在家附近广场散步时，在远处目睹他人冲突打架事件）起病，逐渐开始表现为紧张、害怕，不敢出门，一旦要离家门时就会出现心慌、心悸、胸闷、出汗，即使有家人陪同也不敢出门，严重时影响患者上学及外出活动。患者并没有"闪回"的症状，并且改变让其焦虑的情景，患者焦虑就会缓解。单纯设想进入恐怖性处境通常会产生预期性焦虑。

三、疾病介绍

广场恐怖症（Agoraphobia）是成人常见的一种焦虑障碍，终身患病率约为 6.7%，女性多于男性。由于患者很难独自出门在外，且生理症状明显，因此正常生活受到较大影响。儿童青少年的广场恐怖症至今仍然缺乏规范研究，但童年早期的焦虑障碍，尤其是儿童分离性焦虑障碍（separation anxiety disorder，SAD），被认为是成人广场恐怖症的特异性先兆。

1. 广场恐怖症的界定　广场恐怖症于 1871 年首次提出，当时被描述为患者由于恐惧或焦虑不能步行通过某些街道或广场。美国精神疾病诊断与统计手册第四版（DSM-4）中，将广场恐怖症列为恐怖症的一种，认为其多与惊恐障碍有关，且存在惊恐障碍不伴广场恐怖、惊恐障碍伴广场恐怖以及广场恐怖不伴惊恐障碍史三种诊断。但在第五版修订（DSM-4）中，又将惊恐障碍与广场恐怖分为两个相互独立的诊断，因为大部分广场恐怖症患者并不伴有惊恐发作。

国际疾病分类第 10 次修订本（ICD-10）对广场恐怖症的描述为：一个相当明确的恐怖症集群，包括害怕离开家，进入商店、人群或公共场所，独自旅行在火车、公共汽车或飞机等情况。并表示抑郁、强迫症状和社交恐怖也通常作为辅助特征存在，且患者避免惊恐发作的出现较为明显。广场恐怖症的确定要符合相关的诊断标准，综合 DSM-4 和 ICD-10 中对于广场恐怖症诊断标准的相关描述，可以确定广场恐怖症的基本特征是：①面对独自在外，站在队伍或人群中，在市场、停车场等公共场所，在火车、公交车或飞机等公共交通工具上时产生恐惧或焦虑；②害怕或避免引起惊恐发作的情况出现；③强迫症状和社交恐惧是其辅助特征。只有当患者符合恐怖症的诊断标准，排除患其他类型恐怖障碍的可能，且同时符合以上所有诊断要点时，方可初步诊断其患有广场恐怖症。

2. 广场恐怖症的症状表现　广场恐怖症患者最突出的症状表现是对一系列情境产生回避行为。由于害怕在特定情境中惊恐发作，于是便刻意逃避出现在这些情境中，而逃避行为本身也会强化焦虑。此外，广场恐怖症的生理症状也较为明显。研究表明，心悸、呼吸急促、出汗、眩晕、震颤、面部潮红是绝大多数广场恐怖症患者惊恐发作的特征，还包括恶心与腹部不适等。

3. 广场恐怖症的流行病学　按照 DSM-2-R 标准的研究报告，广场恐怖较惊恐障碍更为常见，男性年患病率为 1.7%，女性为 3.8%，终生患病率为 6% ~ 10%。

研究显示，广场恐怖症的发病最常开始于成人早期，其一级亲属中女性亲属患广场恐怖的可能性较大，男性亲属酒精中毒的危险性较高。发生广场恐怖的患者也会有分离焦虑和学校恐怖史。虽然广场恐怖存在遗传和生物学基础，但所处环境和家庭的应激事件对广场恐怖可起促发或恶化作用。在与患有广场恐怖的儿童青少年工作时，必须首先明确其家庭内部冲突，以及学校内部、同伴之间或其他环境的应激情况。解决和消除这些问题，对广场恐怖的治疗和预后极为重要。

4. 广场恐怖症的成因　广场恐怖症的发病与多种因素有关，但具体病因尚不明确。目前的研究表明其成因涉及生理、心理、社会三方面的因素。

（1）生理因素：是影响广场恐怖症发病的重要因素。Carey 的双生子研究发现，同卵双生子同时患有广场恐怖症的比例要高于异卵双生子，说明广场恐怖症的发病可能与遗传有关。方必基等发现广场恐怖症的发病与人体的 5-HT 系统以及 NE 功能失调有关，说明广场恐怖症的发病与个体的生物化学因素相关。

（2）心理因素：精神分析学派和行为主义理论各自提出了假设。弗洛伊德认为，恐怖症是"焦虑性歇斯底里"，来自于恋母 / 恋父情节冲突导致的害怕被阉割的恐惧或焦虑。行为主义理论认为，广场恐怖症是情境与恐惧感受多次联合出现，形成了条件反射，导致这些情境本身成为了恐惧的对象。

（3）社会因素：社会环境不良、学校与家庭教养方式不当等都有可能成为广场恐怖症的发病原因。Swanson 的研究显示恐怖症与家庭结构、父母教养方式、父母的文化程度等密切相关。此外，不同种族、文化程度的群体，发病率也存在差异，甚至恐惧的内容与表现方式也有所不同。这说明恐怖症的发生与社会文化的关系也极为密切。

5. 广场恐怖症的治疗　目前公认有效的方法为心理治疗和药物治疗。

（1）心理治疗

1）暴露疗法：让患者暴露于恐惧和回避的情境中，已被证明是治疗成功的必要条件。暴露疗法包含直接的实景暴露和间接的想象暴露。采用大量实践训练的强化暴露法又称为满灌法，对于迅速减轻恐怖非常有效，而间歇期的练习和自觉完成自我逐级暴露作业可以减少复发率。

2）系统脱敏疗法：最早由美国行为治疗心理学家 Joseph Wolpe 创立，主要利用"交互抑制"原理（reciprocal inhibition），通过让患者进行放松训练来对抗焦虑，并逐级（恐惧等级由轻到重）完成令他们逃避的事情。可以先让患者想象相关情景，重要的是看到没有实际危害他们的事情发生。之后，重复进行这一步骤，直至彻底习惯于这种刺激，不再敏感，再继续下一个等级的训练。

系统脱敏和暴露治疗的目标在于让患者能够面对所回避的事物，学会控制焦虑，并因此获得掌控感，增强自信心与安全感。

3）认知行为疗法（cognitive behavior therapy，CBT）：是针对广场恐怖症最有效的心理治疗手段之一，通过改变患者对自己、他人或事件的看法和态度来改善患者的心理问题。近年来，研究者对 CBT 疗法进行了进一步的发展。Bouchard 等首次开发远程视频技术对广场恐怖症患者进行 CBT 治疗，并命名为视频 CBT 疗法。Vincelli 等进一步将虚拟现实技术（virtual reality，VR）整合进传统的 CBT 治疗中，并命名为经验认知疗法（experience-cognitive therapy，ECT），为系统脱敏疗法的创新。ECT 可显著降低广场恐怖症患者的焦虑和抑郁水平，并可获得比传统 CBT 疗法更快的减少惊恐发作的效果。尽管 VR 带来了改善，但是治疗依赖性问题依然存在。

（2）药物治疗：主要通过影响大脑中的化学成分而减少焦虑症状，对广场恐怖症具有不错的疗效。加拿大精神病学会出版的"惊恐障碍伴或不伴广场恐惧症"临床诊疗指南中认为，选择性 5- 羟色胺再摄取抑制剂（SSRI）是治疗广场恐怖症的首选药物。其中，氟西汀、帕罗西汀和舍曲林功效显著，且高安全、低/无依赖、好耐受。苯二氮䓬类药物也被证实通过阻断惊恐发作和减轻焦虑而达到强化暴露治疗的效果。应用药物可帮助患者坦然进入引起恐怖的场所，但如果药物治疗中断，复发率极高。如果患者因为过度害怕或抑郁而拒绝参与执行暴露方案，也可适当应用药物以配合行为治疗。

6. 广场恐怖症的预后　至今，对儿童青少年广场恐怖症的预后尚无可靠标准。成年人的治疗性研究显示，50%～70% 的广场恐怖患者将会改善，但仍可有某些残留症状持续存在。因广场恐怖而拒绝上学的儿童青少年，似乎更有可能出现长期的适应问题。接受任何一种已知的治疗都能明显改善儿童青少年广场恐怖症的预后。

四、病例点评

儿童青少年广场恐怖症症状与成人相比常症状不典型，需要与分离焦虑障碍、社交焦虑障碍、广泛性焦虑障碍、强迫障碍、创伤后应激障碍、精神分裂症等仔细鉴别，收集病史时需要全面了解患儿的发育情况、成长背景、个性特征、症状特点、社会心理因素及症状的诱发缓解因素、自知力等。治疗方面首选心理治疗，对于中重度以上患儿可以考虑合并使用 SSRIs 类药物等。该病例详细梳理了患者的病史特点，并且着重从心理干预的角度展示了治疗过程，通过情绪、认知行为方面的调整成功改善患儿的症状，达到了较好的治疗效果。

（病例提供者：曹　杨　沈阳市精神卫生中心）

（点评专家：黄　颐　四川大学华西医院）

参考文献

[1] 乔万通.广场恐怖症研究综述[J].科教导刊（上旬刊），2017，307（19）：164-165+87.

[2] 田志宏，张震，严善明.不同亚型惊恐障碍的临床症状比较[J].临床精神医学杂志，2001，11（02）：101-102.

[3] 美国精神医学会.精神障碍诊断与统计手册（第五版）（DSM-5）[M].（美）张道龙，等.译.北京：北京大学出版社，2014.

[4] 方必基，邹焕聪，童辉杰.生物心理社会因素与恐怖症[J].河南职工医学院学报，2006，18（05）：399-400.

[5] 陶明.焦虑与焦虑障碍的心理生理学机制及干预策略[C].2011年浙江省心理卫生协会第九届学术年会论文汇编，2011，4.

[6] 乐国安，梁樱，陈浩，等.伴有广场恐怖症的惊恐障碍的网络心理学治疗新技术[J].心理科学，2006，29（02）：383-4+79.

[7] Pitti CT，Penate W，De La Fuente J，et al.The combined use of virtual reality exposure in the treatment of agoraphobia[J].Actas Espanolas De Psiquiatria，2015，43（4）：133-141.

[8] 冯威，吴文源.加拿大精神病学学会"惊恐障碍伴或不伴广场恐惧症"临床诊疗指南
[J].国际精神病学杂志，2008，35（04）：234-249.

[9] 范肖冬.译.ICD_10精神与行为障碍分类[M].北京：人民卫生出版社，1993.

[10] 陆林.沈渔邨精神病学（第6版）[M].北京：人民卫生出版社，2018.

病例15

惊恐障碍

一、病历摘要

（一）基本信息

患者女性，15岁，初三学生，因"发作性心悸、胸闷、濒死感5个月"就诊。

现病史：患者5个月前某日在骑自行车回家途中经过一路口转弯时险被一辆汽车碰撞，当时感觉心脏剧烈跳动，同时有呼吸困难、胸闷，肢体发麻、出汗、腿软，感到非常恐惧，觉得自己马上就要晕倒，随即下自行车坐在路边，约10分钟后症状自行缓解。

此后有多次前述症状出现，一般在没有明显的触发事件的情况下突然发作，每次发作时持续数分钟至20余分钟，发作时感到极度恐惧，并且担心自己可能会窒息、晕倒甚至死亡。发作频率逐渐增加，从开始的发作间隔3~4周，到近1个月来每周出现一次，家长带其到综合医院就诊也未发现明确异常。患者由于担心症状会突然发作，并且可能会在某些场合导致尴尬。刚开始，上学要求父母接送，回避一些活动以及与朋友、同学的交往，无法参加社交活动，不敢上体育课，逐渐发展为缺席上课，并感到可能受到孤立，自感沮丧，因为害怕症状的发作而变得沉默，不愿意与他人分享自己的困扰。

1天前在排队点餐时再次发作，症状同前，被就餐地点工作人员送至医院急诊，心电图提示"窦性心动过速"，余辅助检查未见异常，症状约15分钟缓解，急诊科医生建议患者到精神科就医。

既往史：否认重大躯体疾病史。

个人史：独生女，本地出生，自幼由父母抚养长大，发育正常；适龄入学，成绩优秀，近半年进入初三，感觉备考有压力；性格偏内向，自幼怕生、敏感和拘谨，学龄期后只有几个固定的朋友；母亲是大学老师，性格沉稳、内敛，父亲是刑警，工作上精神和体力方面的压力均较大，平时患者的照养主要由母亲承担；无重大心理创伤史。

家族史：否认两系三代以内精神障碍史。

（二）体格检查

躯体及神经系统未查及异常。

（三）精神检查

1. 意识　清晰，定向力完整。

2. 仪态　年貌相符，衣着得体。

3. 面部表情　表情大部分时间显紧张、警觉。

4. 接触交谈　合作，主动，对答切题，言语表达流畅、有序。

5. 情感　反应协调，查及焦虑情绪，对曾经的发作感到非常恐惧，担心再次发作，怕发作可能会使自己受伤、出现意外，甚至出现更严重的后果，也怕当众倒地被别人看到会非常尴尬；因为担心、紧张让自己和同学疏远，甚至不敢上学，有时觉得难过，但未查及持续性情绪低落。

6. 感知觉　未查及错觉、幻觉。

7. 思维　联想如常，未引出妄想。

8. 意志行为　无明显意志行为增强或减弱，无消极行为。

9. 性症状　患者为青少年，否认有性活动。

10. 睡眠　无入睡困难、眠浅和早醒等异常。

11. 食欲　基本正常，体重无明显变化。

12. 智能　正常，智力水平与受教育背景相符。

13. 自知力　部分存在，认为症状可能由身体疾病引起。

（四）辅助检查

1. 实验室检查　血常规、生化等均未见异常。

2. 心电图、脑电图、颅脑磁共振成像等检查　均未见异常。

（五）诊断

惊恐障碍。

（六）诊疗经过

患者住院治疗 26 天，予药物治疗联合心理治疗、物理治疗等综合性干预方案，结合综合护理和社会工作服务。

1. 药物治疗　予氟西汀 20mg 每日 1 次口服，阿普唑仑 0.2mg 每日 2 次口服。

2. 心理治疗　在认知行为疗法干预下，患者学习了如何辨别和挑战负性思维，以及如何采用积极的思维模式来应对恐惧和焦虑；并进行了暴露治疗，逐渐暴露自己于害怕的情境中，以便逐渐减少对这些情境的恐惧和不适感。

3. 物理治疗　予重复经颅磁刺激（rTMS）治疗，每周 5 次，每次 20 分钟，共 20

次，刺激部位为左侧前额叶背外侧皮质（DLPFC）。

（七）随访

出院后患者在家人陪同下规律复诊，经过 8 个月的治疗，患者症状得到了明显改善，不断尝试更好地管理自己的恐惧和焦虑，情绪明显较前稳定，并且能够重新参与到日常活动中。尽管偶尔还会感到焦虑，但现在可以使用处理症状的技巧和策略。

二、病例分析

1. 病例特点

（1）患者 15 岁青少年女性。

（2）病程呈现出突然发作自行缓解的特点，发作间期存在预期性焦虑。

（3）表现为反复出现的急性焦虑症状，如心慌、呼吸困难、胸闷、手脚发麻，伴有濒死感，病程较短，可自行缓解。

（4）发作后患者继发害怕再次发作的焦虑持续时间超过 1 个月；有避免复发的行为，上学要求父母接送，回避社交和学业活动。

（5）发作不可预测，发作时意识清晰。

（6）既往史及本次发作期间均无躯体疾病或脑器质性疾病存在的证据。

2. 诊断与诊断依据

（1）诊断：惊恐障碍。

（2）诊断依据

1）发作时环境中不存在客观的危险。

2）突然发生强烈恐惧、濒死感，伴有明显的自主神经症状。

3）发作时意识清晰，发作时间短暂。

4）发作后持续担忧再次发作，有预期性焦虑，有避免复发的行为。

5）功能损害明显，生活、学业能力受损。

6）不是由生理疲劳、躯体疾病或物质滥用引起的结果。

3. 鉴别诊断

（1）躯体疾病：患者病程中存在心悸、胸闷等躯体不适，一些躯体疾病，如心脏病、甲状腺功能亢进等，亦可能引起。但这些躯体疾病一般都有特定的躯体症状和体征，本患者并无相关病史，而且已于综合医院就诊基本排除了器质性疾病的可能。

（2）其他焦虑障碍：伴有急性焦虑症状如社交恐惧症或特定的恐惧症，在这些恐惧障碍中的惊恐发作仅发生在特定的刺激或情境中，因而可以预测，这种情况下就不能作出惊恐障碍的诊断。

三、疾病介绍

惊恐障碍（Panic Disorder）是一种急性焦虑障碍，主要特征是反复出现的、突然发作的、在没有客观危险的环境中发生的惊恐症状。这些症状包括强烈的恐惧、心悸、呼吸困难、头晕、胸闷、恶心、出汗等身体不适感，严重者可有濒死体验或担心失控、发疯或死亡，发作通常在几分钟内达到高峰，虽然持续时间较短，但对患者来说却是极为痛苦和恐怖的体验。惊恐障碍通常在青少年或成年早期开始发作，在大多数情况下，症状首次发作后即成为慢性病程。这种障碍极大地影响了患者的日常生活和社交功能。患者常常因为担心新一轮的惊恐发作而避开可能触发症状的情境，避免社交活动和公众场合，从而造成社交隔离和心理困扰。

根据世界卫生组织（WHO）的估计，全球有 2% ~ 3% 的人口在其一生中曾经经历过符合惊恐障碍标准的发作。惊恐障碍常于青少年期起病，许多成人惊恐障碍患者报告，他们首次发作是在青少年期。女性患上惊恐障碍的比例明显高于男性。许多人患有惊恐障碍的同时，还同时存在其他精神障碍，焦虑和抑郁障碍是最常见的共病，此外，身体疾病如心脏病、慢性疼痛、癫痫等也与惊恐障碍的发病风险增加相关。

关于惊恐障碍的诊断，国际疾病分类第 11 版（ICD-11）将"惊恐障碍"的特点表述为反复发作的意外恐慌，不限于特定的刺激或情况，是不连续的剧烈恐惧或忧虑的发作，并伴有快速和同时出现的几种特征性症状（如心悸或心率加快、出汗、颤抖、气短、胸痛、头晕或头昏、发冷、潮热、担心即将死亡），持续关注惊恐发作的复发或重要性，或旨在避免其复发的行为，从而导致个人、家庭、社会、教育、职业或其他重要功能领域的严重伤害。惊恐障碍（Panic Disorder）的诊断标准如下（病例 15 表 1）：

病例15表1　惊恐障碍ICD-11的诊断标准

A. 不限定于特定刺激或情境下的、反复出现的、不可预期的惊恐发作。惊恐发作是零散发作的强烈恐惧或忧虑，伴有若干特征性症状的急骤发作，可能包括以下症状但不限于：

心悸或心率加快

出汗

震颤

气短

窒息感

胸痛

恶心或腹部不适

眩晕感或头昏目眩

寒战或面部潮红

续表

刺痛或四肢感觉缺失（感觉异常）
人格或现实解体
害怕失去控制或发疯
濒死感

B. 惊恐发作后，个体持续（如数周）关注或担忧再次发作，或从发作中所得出的负面意义（如认为生理症状可能与心肌梗死有关），或有避免复发的行为（如只在可信赖者的陪伴下出门）。

C. 症状并非另一种疾病的表现（如嗜铬细胞瘤），不能归因于物质或药物（如咖啡、可卡因）对中枢神经系统的直接影响，包括戒断反应（如酒精、苯二氮䓬），无法用另一种精神与行为障碍更好地解释（如伴有惊恐发作的强迫症）。

D. 症状足够严重，以至于导致个人、家庭、社会、教育、职业或其他重要领域的功能显著受损。

治疗方面：惊恐障碍的治疗选择应根据个体情况和症状的严重程度进行个体化的决策。通过药物治疗和心理治疗的联合，通常可以获得有效的缓解，并改善日常生活。

1. 药物治疗　选择性5-羟色胺再摄取抑制剂（selective serotonin reuptake inhibitors，SSRIs）是惊恐障碍的常用药物治疗选项。苯二氮䓬类药物被用作短期缓解惊恐发作的急诊治疗，但使用应谨慎，避免产生药物滥用和依赖。β-受体阻滞剂（如普萘洛尔）可在特定情境下使用，以减轻心悸、震颤、出汗等生理症状。

2. 心理治疗　认知行为疗法（cognitive-behavioral therapy，CBT）是惊恐障碍最常用的心理治疗方法。通过认知重构、暴露疗法和安全行为的改变，CBT 可以帮助患者改变不合理的思维模式和恐惧反应，并提供应对焦虑的技巧。暴露疗法是一种系统地面对和暴露于患者所恐惧的情境或物体的治疗方法，通过逐渐暴露于害怕的情境中，患者可以逐渐降低其对该情境的恐惧反应，并减少对该情境的逃避行为。另外，提供关于惊恐障碍的信息，以及建立支持网络和应对策略的培训，可以帮助患者更好地理解和管理自己的症状。

3. 综合治疗　药物治疗和心理治疗的结合被认为是惊恐障碍最有效的治疗方法，药物可以减轻症状，而心理治疗可以帮助患者应对焦虑和恐惧触发因素。随着治疗的进行，患者可以学习到应对焦虑和防止惊恐发作的技巧。长期的康复和预防工作包括维护药物治疗、定期复诊和心理支持，以确保患者的持续健康。

病程与预后方面：①自然病程：惊恐障碍的自然病程是反复发作的，但症状可以在治疗和自我管理的影响下得到控制。即使在治疗后，患者可能偶尔会经历发作，但这些发作的严重程度和频率通常会减少；②治疗效果：适当的治疗对于惊恐障碍的预后至关重要。药物治疗和心理治疗（如认知行为疗法）的结合被认为是最有效的治疗方法。大多数患者在接受正确治疗后能够获得显著的缓解和改善；③预防复发：由于惊恐障碍具有复发的特点，预防复发也是重要的。在治疗过程中，患者可以学习到应对焦虑和预防惊恐发作的技巧，如应对策略、心理教育和自我监测。定期药物复诊和心理支持也可以帮助患者保持稳定。

四、病例点评

儿童青少年期起病的惊恐障碍的症状表现、病程等与成人相似，基本特征是严重焦虑（惊恐）的反复发作，具有不可预测性。儿童报告的常见症状包括头晕或晕厥、心慌心悸、胸闷胸痛、窒息感、胃肠道不适、出汗等。该患者是一名 15 岁女性，性格内向敏感、家庭情感支持欠缺，病前存在学习压力问题及症状诱发的因素，病后表现出典型的惊恐障碍的症状，包括发作期的各种紧张不适以及发作间期有关的行为改变。在明确诊断的基础上医生采取了氟西汀、阿普唑仑等药物治疗结合认知行为治疗等综合干预方案取得了效果，具有循证证据，后期的门诊随访以及预防复发的训练也有利于最大化恢复患者的社会功能。

（病例提供者：卢建平　徐健昌　深圳市康宁医院）

（点评专家：黄　颐　四川大学华西医院）

参考文献

[1] 陆林.沈渔邨精神病学（第6版）[M].北京：人民卫生出版社，2018.

[2] Kogan CS，Stein DJ，Maj M，et al.The Classification of Anxiety and Fear-Related Disorders in the ICD-11[J].Depression and Anxiety，2016，33（12）：1141-1154.

[3] 苏林雁.儿童精神医学[M].长沙：湖南科学技术出版社，2014.

[4] 全球诊断卫生信息标准.国际疾病分类第十一次修订本（ICD-11）[DB/OL].2021.

病例16

强迫性障碍

一、病历摘要

（一）基本信息

患者男性，12 岁，初中学生，因"怕脏、反复清洗、吐口水 9 个月余"来院就诊。

现病史：患者 2021 年年初在小区被狗碰了裤腿后反复问父母，自己会不会感染狂犬病，在网上查狂犬病死亡率等相关知识，出门很关注猫狗。觉得和人说话距离近，会被别人的口水喷到脸上而感染传染病，所以和别人交谈时会故意躲远。觉得咽了口水后脏东西就会进入身体，所以不咽口水，口腔存得多了就会吐口水。2021 年 3 月就诊于当地医院，诊断不详，量表评估结果示：多动因子分异常，强迫症状因子分异常，Conners 父母症状问卷分数偏高，注意力和对立违抗分数偏高；予以心理疏导，症状未见改善。患者开始觉得同学家有宠物很脏，放学回家后不把书包带进自己的房间里。2021 年 4 月 30 日在家因碰到书包自己大哭，发脾气。2021 年 5 月初就诊于当地医院，诊断"强迫状态"，予以舍曲林片最高 100mg/d、枸橼酸坦度螺酮片 10mg/d 治疗，服药后患者自觉反复思考的想法有所减少，但上课注意力不集中，学习成绩下降。后患者出现即使是在夏天也必须穿 2 条裤子，要保护自己。不张嘴吃饭和喝水，食量明显减少，筷子碗都要自己洗很多遍，洗手时间较前明显增长。吃东西总是吃两口就换新的，比如喝牛奶喝两口就扔了再打开新的喝。每天出去回家必须洗澡换衣服，睡前必须再洗，晚上必须把被子裹得严实才能睡觉。2021 年 9 月升初一后，因口水多，吃饭之前一定要吐口水，口水吐得桌子和地上都是，担心同学是不是看自己；到医院检查时觉得公共设施脏，担心自己得艾滋病，在网上查艾滋病相关知识；平时患者不愿整理，房间和书包较乱，丢三落四。患者及家属为求进一步诊治，就诊于我院急诊，急诊以"强迫状态"首次收入院。

患者自发病以来，进食欠佳，睡眠可，大小便正常，体重无明显变化。无发热抽搐、咳嗽、腹泻的情况。

既往史：9 岁行左眼斜视手术。否认其余手术史；否认外伤史；否认药物及食物过敏史；否认传染病史。

个人史：胞 1 行 1。足月顺产，生长发育正常。适龄上学，学习成绩中等。病前性格内向、胆小、追求完美、敏感多疑。

家族史：阳性。奶奶晚年抑郁自杀。

（二）体格检查

全身体格及神经系统检查未及明显阳性体征。

（三）精神检查

1. 意识　清晰，时间、地点、人物定向完整。

2. 仪态　整洁，衣着得体，举止拘谨，无怪异姿态。

3. 面部表情　少，显紧张焦虑。

4. 接触交谈　合作，接触被动，对答切题、有条理。

5. 情感　反应协调，焦虑、紧张、烦躁。

6. 感知觉　未引出错觉、幻觉及感知觉障碍。

7. 思维　连贯，存在强迫性思维，反复吐口水，觉得自己可能感染病毒，反复洗手。

8. 意志行为　注意力不能集中，什么也不想干，意志活动减退，高级意向减退，对未来没有想法。

9. 性症状　患者为青少年，否认有性活动。

10. 睡眠　尚可，无明显异常。

11. 食欲　减退。

12. 智能　正常，智力水平与受教育程度相符。

13. 自知力　缺乏，否认自己有精神疾病。

（四）辅助检查

1. 实验室检查　头颅 MRI、脑电图正常，血常规、生化常规等检查未见异常。

2. 量表评估　强迫症状问卷：重度；儿童焦虑情绪障碍筛查表：中度；儿童抑郁障碍自评量表：轻度。

（五）诊断

强迫性障碍。

（六）诊疗经过

1. 药物治疗　①舍曲林片，50mg/d 起始，根据耐药性情况逐渐加至 200mg/d；②阿立哌唑片，5mg/d 起始，根据耐药情况逐渐加至 20mg/d；③辅以奥沙西泮片 15mg 2 次 / 日治疗，改善焦虑症状；盐酸苯海索片 2mg 1 次 / 日预防锥体外系反应。

2. 心理治疗　早期以支持性心理治疗为主，后期再适时增加认知行为治疗。

3．其他治疗　重复经颅磁刺激治疗。

（七）随访

本次住院约 40 天，患者的强迫症状有明显缓解。出院后患者家属带其定期门诊复查，目前精神状态良好，有时仍有吐口水、洗手行为、怕狗，但频率明显减少。出院1 个月后即恢复上学，但上学积极性不高，有时会提前回家，有一阵还能养猫。人际关系较前改善，自知力部分存在。

二、病例分析

1．病史特点

（1）男性，12 岁，首发年龄 12 岁。病前性格内向、胆小、追求完美、敏感多疑。存在阳性家族史。

（2）首发表现为强迫症状群，强迫动作，反复洗手，反复吐口水，存在强迫性思维，反复担心怀疑。慢性病程，逐渐加重的病程。

（3）体格检查及实验室检查未见明显异常。

（4）风险评估：当前患者无自知力，住院不安心，有外跑风险。

（5）既往无严重躯体疾病或脑器质性疾病。

2．诊断与诊断依据

（1）诊断：强迫性障碍。

（2）诊断依据

1）病程标准：缓慢起病，持续病程 9 个月余。

2）症状学标准：强迫怀疑或担心，强迫性洗涤，强迫性询问，强迫性缓慢，焦虑，为了缓解患者的焦虑情绪，反复出现强迫行为。

3）严重程度标准：学习、生活功能和显示检验能力均显著受损，导致入院。

4）排除标准：暂无脑器质性疾病及精神活性物质所致精神障碍的依据。

3．鉴别诊断

（1）精神分裂症：患者有一些重复行为，且患者反强迫意识并不明显，并未为此苦恼，无治疗需求，功能受损明显，故需与此病相鉴别，但精神状况检查当中，未引出幻觉、妄想等精神病性症状，故不考虑诊断精神分裂症。

（2）抑郁发作：患者存在紧张、发脾气等情绪不佳的表现，应考虑与此病鉴别，但该患者主要症状以强迫观念及行为为主，情绪问题继发于强迫症状基础之上，未达到抑郁发作的诊断标准，故可排除此病。

（3）恐惧症和焦虑障碍：恐惧症、焦虑障碍和强迫性障碍均有焦虑表现。恐惧症的对象来自于客观现实；焦虑障碍无焦虑对象；而强迫性障碍患者的强迫观念和行为常源于患者的主观体验，其回避与强迫行为和强迫思维有关。故可鉴别。

三、疾病介绍

强迫性障碍（obsessive-compulsive disorder，OCD）是以强迫观念和强迫动作为主要症状的伴有焦虑情绪和适应困难的一种精神心理障碍。强迫动作常常是为了缓解强迫观念所引起的焦虑，强迫观念或强迫动作会给患者带来烦恼、浪费时间或干扰症的生活、学习功能。

OCD 的终身患病率为 1% ~ 3%，儿童青少年 OCD 的患病率为 1% ~ 2%。2005 年 Kessler 等报告 50% ~ 80% OCD 患者的症状开始于 18 岁之前，强调了将 OCD 作为一个发育障碍来理解的重要性。

强迫性障碍的病因和发病机制尚不完全清楚，但是研究表明，神经生物学、心理社会和环境因素可能都在发病中起着重要作用。5- 羟色胺和多巴胺等神经递质的不平衡被认为是神经生物学因素的一部分。心理社会因素方面，强迫性障碍与创伤、焦虑和压力等因素有关。环境因素方面，强迫性障碍可能与感染和自身免疫疾病等因素有关。

强迫性障碍的临床表现：①强迫观念：为不自主重复出现的思想、观念、表象和冲动等。多见有以下数种情况：强迫性怀疑、强迫性回忆、强迫性对立观念、强迫性穷思竭虑、强迫性意向、强迫性恐惧；②强迫动作：常常是为了缓解强迫观念所引起的焦虑，但缓解常常是暂时的，最终会增加焦虑。多见有以下情况：强迫性洗手、强迫性仪式动作、囤积或收集；③共患病：OCD 通常与其他疾病合病，特别是与其他焦虑障碍合病。有研究报告 60% ~ 80% 的儿童青少年 OCD 共患各类精神障碍，包括抽动障碍（20% ~ 59%）、注意缺陷多动障碍、焦虑障碍、冲动控制及破坏性行为障碍、进食障碍、拔毛癖、抑郁症、躯体变形障碍和发育障碍等。

强迫性障碍的严重程度可以根据患者的症状严重程度来分级。通常使用的分级系统是耶鲁 - 布朗强迫量表（yale-brown obsessive compulsive scale，Y-BOCS），它将患者的症状分为强迫思想和强迫行为两个维度，并根据症状的频率、持续时间、强度和干扰程度进行评分。

强迫性障碍的治疗通常包括药物治疗、心理治疗和其他支持性治疗。在治疗开始前，需要对患者、患者的家庭以及学校做一个全面的评估。对共患病的评估也非常重要。药物治疗主要包括选择性 5- 羟色胺再摄取抑制剂（SSRI）和三环类抗抑郁药等。心理治疗主要是认知行为疗法（CBT），CBT 治疗主要包括个体和家庭的暴露反应预防（ERP）与认知治疗；CBT 是治疗儿童青少年 OCD 有效的循证证据最充分的心理疗法。CBT 最好从轻度至中度的儿童青少年 OCD 病例开始，在更严重的病例中建议 CBT 与药物治疗联合使用，难治性 OCD 可考虑增效治疗和物理治疗。其他支持性治疗包括家庭治疗、支持性治疗和康复治疗等。量表评估可以用于评估患者的症状严重程度和治疗效果。常用的量表包括 Y-BOCS、汉密尔顿焦虑量表（hamilton anxiety rating scale, HAMA）等。

OCD 的病程是有异质性的。儿童 OCD 是一种严重的慢性疾病，其严重程度和结果有很大差异，症状可以突然出现，也可以潜在发生。影响预后的因素包括：①家庭或学校的压力会促进或加重 OCD 的症状；②治疗的早晚以及治疗是否持续对预后有一定的影响；③伴有抽动秽语综合征的 OCD 患儿，其症状会随着年龄增长而加重，而且 OCD 的症状会比抽动的症状持续更久；④身体疾病常常会促进或加重 OCD 症状；⑤共患病常常预示着治疗反应差、复发率增高；⑥ OCD 对药物治疗的反应有遗传基础，因此 OCD 家族史和既往药物治疗史是预测转归的参考。

总之，强迫性障碍是一种常见的精神障碍，它会导致患者出现强迫观念和（或）强迫行为，对其日常生活和社交功能产生影响。治疗包括药物治疗、心理治疗和其他支持性治疗，可以帮助患者减轻症状并恢复正常生活。

四、病例点评

本病例是一例典型的起病于儿童青少年的 OCD，经过全面的评估和诊断，采取了针对性的治疗计划，取得较好的治疗效果。

OCD 是一种相对常见且严重的神经症性障碍，其核心特点是持续的强迫思维和反复的强迫行为，伴有明显的焦虑情绪。OCD 的发病机制至今尚不清楚。儿童 OCD 既往认为较为少见，归类在儿童期情绪障碍中。美国《精神疾病诊断与统计手册（第五版）》（DSM-5）取消了儿童期情绪障碍后，被划入强迫症，与成人同样分类。实际上，儿童青少年 OCD 并不少见，患病率高达 1% ~ 2%，发病平均年龄在 9 ~ 12 岁，10% 起病于 7 岁以前，男孩发病比女孩平均早 2 年，早期发病的病例更多见于男孩。

根据患儿症状、体征及辅助检查结果，对该患儿进行了准确的诊断并确诊。这一诊断准确反映了患儿的病情，为后续治疗提供基础。在治疗计划的制订上综合考虑了患儿的具体情况，包括症状程度、病程、病因等因素。治疗计划包括药物治疗、心理治疗和物理治疗，同时也要考虑患儿的生活方式调整和家庭支持，这对患儿的预后和康复都具有重要意义。经过一段时间的治疗，患儿症状得到了明显缓解，生活质量明显提高。另外，为了预防复发，应继续关注患儿的康复情况，并积极采取相应的措施进行干预和治疗。

（病例提供者：黄环环　何　凡　首都医科大学附属北京安定医院）

（点评专家：何　凡　首都医科大学附属北京安定医院）

参考文献

[1] 郑毅，柯晓燕.陶国泰儿童少年精神医学[M].南京：江苏凤凰科学技术出版社，2023.

[2] 郭兰婷，郑毅.儿童少年精神病学（第2版）[M].北京：人民卫生出版社，2016.

[3] 陆林.沈渔邨精神病学（第6版）[M].北京：人民卫生出版社，2018.

病例 17

分离性运动障碍

一、病历摘要

（一）基本信息

患者男性，13岁，初一学生，因"受精神刺激后情绪低，自残2个月余，双下肢运动异常1个月"来院就诊。

现病史：患者自幼性格内向，做事追求完美。2个月前（2023年4月）患者父母感情不和，召开家庭会议讨论离婚相关事项，患者表示不能接受，渐出现情绪低、兴趣下降，注意力不集中，自感大脑反应迟钝，记忆力下降，学习成绩明显下降，觉得前途没有希望，感到无助，入睡困难，多次用指甲划伤手臂，但未能引起父母注意。2023年5月来我院门诊就诊，诊断为"抑郁状态"，给予"舍曲林、解郁丸、劳拉西泮"等药物治疗3天。2023年5月8日凌晨，因父母决定办理离婚手续，患者受到刺激后，一次性吞服"舍曲林12片、劳拉西泮6片、解郁丸6包"。2023年5月8日早晨，家属发现其意识混浊，仅能简单回答部分问话，全身无力，紧急送其至郑州市某综合医院急诊洗胃处理，查头颅MRI未见明显异常，诊断为"药物中毒"，住院治疗5天后出院，出院时意识清，但双下肢仍不能站立，无法行走。2023年5月15日至"河南中医药大学某医院"门诊行康复治疗6天，下肢肌力较前有所改善。2023年6月1日至"河南省某医院神经内科"门诊就诊，查双下肢MRI未见明显异常。2023年6月6日来我院，门诊以"抑郁状态"收住入院，入院后需尽快完善相关检查以明确诊断。

患者入睡困难，睡眠节律紊乱，进食一般，大小便正常，近期体重未见明显变化。患者有消极言语，有自伤、自杀行为，无冲动打人表现，无外跑行为，无抽搐、惊厥史。

既往史：既往体质一般，1岁2个月时患"脑瘫"，双下肢肌力弱，步态不稳，于"郑州大学某医院"行康复训练半年后恢复。否认手术史，否认脑外伤史，否认其他重大躯体疾病史，否认药物及食物过敏史。预防接种史不详。

个人史：第1胎，有1妹妹。母孕期正常，足月剖宫产，7个月会坐，8个月出牙，10个月会爬，1岁2个月会走路，但步态不稳，经康复治疗后恢复，1岁2个月会喊爸妈，2岁会讲完整的句子，3岁上幼儿园，表现良好，幼儿园老师评价：活泼、友善。

6 岁上小学，学习成绩中等，老师评价：活泼、合群。目前学习成绩：学习成绩差。兴趣爱好：打羽毛球、游泳。病前性格：乐观、开朗。患者自幼由爷爷奶奶照看，父母经常出差，陪伴较少。

家族史：母亲曾有"产后抑郁"，期间曾有自杀行为，目前已痊愈，未服药。父亲有"焦虑症"，目前服药治疗中。

（二）体格检查

体温 36.4℃，脉搏 80 次/分，呼吸 19 次/分，血压 100/60mmHg。发育正常，营养中等，意识清晰。心率 80 次/分，律齐，未闻及杂音。两肺呼吸音清。腹平软，无压痛，肝脾肋下未触及。双上肢肌力正常，双下肢肌力 4 级，站立不稳，无法行走。指鼻试验正常，闭目难立征无法配合，跟膝胫试验（−）。浅感觉增强，触碰到下肢皮肤患者感到痒，深感觉正常。双侧巴宾斯基征（−），戈登征（−），奥本海姆征（−）。脑膜刺激征：颈强直（−），凯尔尼格征（−），布鲁津斯基征（−）。

（三）精神检查

1. 意识　清晰，对时间、地点、人物定向准确。

2. 仪态　仪表整洁，衣着尚得体，年貌相称，轮椅送入病房。

3. 面部表情　忧心忡忡。

4. 接触交谈　被动合作，对答切题，语量少、语速慢、语声低。

5. 情感　反应适切，心情低落，表情愁苦，兴趣下降，精力下降，对下肢不能行走表示出担忧，回避谈论关于父母关系的问题，对未来感到无望，对生活感到无助，自我评价低，缺乏自信。

6. 感知觉　未引出幻觉、妄想及感知觉综合障碍。

7. 思维　迟缓，语量少、语速慢、语声低。思维连贯性、逻辑性正常，无强迫思维。

8. 意志行为　注意力不集中，意志活动病理性减退，表现为自觉精力下降，疲倦，不愿外出，不愿与人交流，存在消极念头。

9. 性症状　患者为青少年，否认有性活动。

10. 睡眠　差，入睡困难，睡眠节律紊乱。

11. 食欲　一般，近期体重未见明显变化。

12. 智能　计算力、智能、近期记忆力稍减退。

13. 自知力　缺乏，可配合治疗，但对疾病没有全面的认识，认为只需要解决"不能走路"的问题。

（四）辅助检查

1. 血液生化检查　血常规、血生化、甲状腺功能、性激素、传染四项、离子分析、凝血四项、D-二聚体、C反应蛋白、血沉等未见异常。

2. 心电图检查　非特异性ST段抬高。

3. 彩超（甲状腺＋肝胆胰脾＋泌尿系）检查　未见明显异常。

4. 经颅多普勒检查　未见明显异常。

5. CT（头颅＋胸部）检查　未见明显异常。

6. 头颅MRI检查　①考虑右侧额叶缺血灶；②幕上脑室系统稍扩大，请结合临床；③脑MRA未见明显异常。

7. 双下肢MRI检查　左胫骨上端髓腔内偏心性异常信号，倾向良性，骨显微结构不良可能，其他不除外。

8. 下肢肌电图检查　肌源性损害。

9. 眼动测试、脑电地形图、事件相关电位测试等　未见明显异常。

（五）诊断

分离性运动障碍。

（六）诊疗经过

1. 患者入院后积极完善相关检查，并请上级医师查房，以明确诊断。

2. 明确诊断后，给予心理治疗。应用倾听、共情等心理治疗建立治疗同盟，应用暗示心理治疗帮助患者树立信心。

3. 考虑患者情绪低落，存在消极观念，给予马来酸氟伏沙明片：25mg 2次/日起始，逐渐加量，并于第8日调整为100mg 1次/晚。患者下肢运动障碍，思维稍迟缓，运动稍迟滞，给予舒必利0.05g 2次/日起对症治疗。

4. 治疗2周后，患者情绪较前明显好转，情感反应适切，消极观念消失，意志活动正常，能正常行走，但下蹲时容易摔倒，自知力恢复；4周后患者心情可，情绪平稳，情感反应适切，下肢活动正常，下蹲起立正常。

（七）随访

患者既往家庭支持度稍差，此次住院治疗效果良好，考虑其发病存在家庭问题等诱因，在积极治疗原发病同时，配合家庭心理治疗，长期预后尚可，后期定期复诊、随访。

二、病例分析

1. 病史特点

（1）青少年男性，13岁，首次发作。

（2）全病程特点为急性发作，总病程2个月余。

（3）本次下肢运动障碍前有明确的诱因，因父母离婚的问题出现抑郁症状群，表现为心情低落、悲观消极、兴趣下降、精力下降、思维迟缓等症状，患者曾用划伤手臂的方式试图引起父母关注，进而挽救家庭。父母准备办理离婚手续直接导致患者情感上无法接受，出现吞药自杀行为，随后出现双下肢运动障碍，站立不稳无法行走。

（4）本次发病主要表现为下肢运动障碍（站立不稳，无法行走），同时存在心情低落、悲观消极、兴趣下降、精力下降、思维迟缓等抑郁核心症状，否认幻觉、妄想。否认情绪高涨、思维奔逸、兴奋话多等表现。

（5）风险评估：患者有多次自伤行为，有吞药自杀行为，现仍有悲观消极想法，存在自杀风险。

（6）患者既往有"脑瘫"病史，存在先天发育导致运动功能异常的病史，但目前神经系统检查及辅助检查不支持脑器质性精神病；患者父母均有精神疾病史。

2. 诊断与诊断依据

（1）诊断：分离性运动障碍。

（2）诊断依据：目前符合"分离性运动障碍"诊断标准。

1）起病前有明确的心理社会因素：患者自幼由爷爷奶奶照顾，父母陪伴较少，期望得到父母更多的关爱。但2个月前父母感情不和、吵架，召开家庭会议准备离婚，1个月前父母准备办理离婚手续，均对患者产生较大影响。患者此前曾通过用指甲划伤手臂的方式企图引起父母的关注，但未实现。本次采取吞药的手段以及吞药后出现下肢运动障碍引起父母的关注，实现了其目的，却付出了沉重的代价。

2）具备分离性运动障碍的特点，且症状稳定，表现为共济失调，无法站立，步态不稳，以奇特的姿势行走，不借助扶助无法站立。

3）症状的特殊性：患者扶着轮椅能行走；虽站立不稳，但无人扶助时也未曾摔倒过。

4）神经系统检查与临床症状不相符：患者双下肢肌力4级，病理性反射均为阴性，但患者无法站稳，且表现出双腿抬不起来，双下肢没有力气。

5）神经系统症状相关的辅助检查无明显异常发现。

3. 鉴别诊断

（1）患者表现出肢体无力、共济失调，应与多发性硬化相鉴别：多发性硬化可出现肢体无力、共济失调、精神症状，但多发性硬化起病年龄多在20～40岁，多以急性/亚急性起病，病变部位呈多发性，由于多器官同时或相继受累，故临床表现和体征呈多样化，神经系统检查病理反射阳性，故可鉴别。

（2）患者步态不稳，伴有精神症状，应与肝豆状核变性相鉴别。肝豆状核变性多表现为慌张步态、运动迟缓，肌张力增高，手足徐动，常有肝脏受损的征象，眼角膜可见 K–F 环，常有家族史，故可鉴别。

（3）患者双下肢无力，应与重症肌无力相鉴别。重症肌无力可累及眼外肌和全身骨骼肌，单纯下肢骨骼肌无力少见，表现为受累肌肉活动后出现疲劳无力，经休息或胆碱酯酶抑制剂治疗可缓解，肌无力表现为晨轻暮重的特点，较少受到心理、精神相关因素影响。

（4）与创伤后应激障碍相鉴别：创伤后应激障碍发生于极其严重的创伤事件的 6 个月内，典型症状为反复出现的"闪回"，回避创伤情景，情感疏远，情感麻木，情感改变多为焦虑、痛苦、易激惹，波动性大，故可鉴别。

（5）患者有一次性吞服 6 片劳拉西泮的行为，应与镇静催眠剂所致的精神和行为障碍相鉴别：劳拉西泮的主要作用为抗焦虑、松弛肌肉、催眠等，但劳拉西泮的作用时间为 10 ~ 20 小时，患者吞药后无昏迷，洗胃较及时，6 片劳拉西泮产生持久性双下肢无力的可能性较低，故不考虑镇静催眠剂所致的精神和行为障碍。

三、疾病介绍

分离性运动障碍属于分离 [转换] 性障碍下的一个亚型，常表现为一个或多个肢体的全部或部分丧失运动功能，瘫痪可为部分的，即运动减弱或运动迟缓，也可为完全性的，可有突出的各种形式和程度不等的失调，尤以双腿为多见，引起离奇古怪的姿势或不借助扶助不能站立。也可由一个或多个肢端或全身的夸张震颤，表现为近似以下疾病的任何形式：共济失调症、失用症、运动不能症、构音困难、异常运动、瘫痪。

分离［转换］性障碍的共同特点是丧失了对过去记忆、身份意识，即刻感觉以及体运动控制四个方面的正常整合。正常情况下，一个人对于选择什么记忆和感觉加以即刻注意在相当程度上是有意识的控制的，对于将要进行运动也能控制。而在分离性障碍中这种实施有意识和选择力被认为受了损害，受损的程度每天甚至每个小时都可以不同。但是要评定所丧失某些功能在多大程度上处于自主控制之下，通常非常困难。这里描述分离性障碍，假定它在起源上是心因与创伤事件、可解决和难以忍受的问题及紊乱的关系在时间上有密切联系。因而，一般有可能对个体应付难以忍受问题的方式做出解释与假设。但是，在诊断标准或要点中并不包括任何特定理论的概念，比如，"无意识动机""继发获益"等。"转换"一词广泛用于本类中某些障碍，它意味着个人无法解决的问题和冲突所引起不愉快情感，以某种形式变形为症状。

四、病例点评

1. 患者存在较严重的抑郁情绪和消极观念，在 1 个月内有自杀行为，且目前表现为肢体运动障碍，在排除器质性疾病的前提下可考虑行 MECT 治疗。本例患者未行 MECT，主要基于以下考虑：①患者吞服精神类药品后出现下肢运动障碍，伴有意识混沌，及时救治后意识恢复，MECT 可能对认知功能造成影响，患者家属表示拒绝 MECT 治疗；②MECT 治疗中需要全身麻醉，再次使用镇静药物，患者及家属均认为目前下肢运动功能异常与镇静类药物过量应用有关，进行药物相关知识宣教患者及家属接受差，拒绝再次使用镇静类药物；③患者年龄偏小，在 MECT 治疗的最低年龄，患者家属对其后续学习和期末考试期望较高，不同意行 MECT 治疗。

2. 为患者选用的氟伏沙明片为抗抑郁药，既可以改善抑郁情绪，又有辅助改善睡眠的作用，可避免再次使用苯二氮䓬类药物给治疗带来干扰。

3. 患者思维迟缓、运动迟缓、下肢运动障碍，需考虑有进一步发展为心因性木僵的可能，故起始即应用舒必利，来改善抑郁情绪、运动功能和食欲。后续抗抑郁药物加量后病情逐渐好转，舒必利未继续加量。

4. 心理因素在本病的起病中占有重要作用，心理治疗在本病治疗中也占主要因素，心理治疗中应用倾听、共情心理技术支持患者情感表达，建立良好的信任关系，鼓励其疏泄不良情绪；与患者建立良好的治疗联盟，向其解释疾病、症状与其未经处理的心理冲突之间的关系；合适的时机向患者暗示治疗服药后下肢运动功能会逐渐回复，并给予维生素 B_{12} 治疗，并不断强化此心理暗示，最终使患儿树立战胜疾病的信心。

（病例提供者：王体宾　张大鹏　郑州市第八人民医院）

（点评专家：孔德荣　郑州市第八人民医院）

参考文献

[1] 陆林.沈渔邨精神病学（第6版）[M].北京：人民卫生出版社，2018.

[2] 郝伟，陆林.精神病学[M].北京：人民卫生出版社，2018.

创伤后应激障碍

一、病历摘要

（一）基本信息

患者男性，14岁，初二学生，因"被打后情绪不稳伴紧张不安1年，加重伴自杀行为5个月"收住院。

现病史：2020年11月21日，患者被殴打至浑身是伤，家属报警并送医治疗，刚入院时，患者反应迟钝，像是吓傻了；后逐渐出现情绪低，诉不想活了；脾气暴躁，常因小事大发脾气；凭空听到有人说话，但具体内容听不清。害怕人多的地方，觉得周围人都在议论自己，担心有人跟踪、围堵自己。睡眠差，常做噩梦惊醒。医院诊断为：①闭合性颅脑损伤轻型；②胸部、腹部软组织挫伤；③脑震荡；④焦虑抑郁状态。警方鉴定躯体为"轻微伤"。

2020年11月30日，患者首次至当地精神专科医院就诊，诊断为"伴有精神病性症状的重度抑郁发作"，予氟伏沙明300mg/d、利培酮6mg/d、喹硫平300mg/d、碳酸锂0.3g/d治疗，住院71天后出院。出院后情绪较前稳定，仍偶尔发脾气，对家人言语粗鲁。仍害怕人多的地方，不愿意出门。常哭诉肚子疼、头疼，家人带其去医院检查未见异常。门诊将碳酸锂加量至0.6g/d，未观察到兴奋话多等轻躁狂体验。

2021年3月4日，在母亲陪同下，患者转回老家上学。但患者在课堂上突然哭闹，说同学都想打他，感觉害怕；浑身难受，腿抖不能控制。退学回家后，出现难过时掐自己大腿、捶头、撞墙等行为；情绪更加容易激动、暴躁。2021年3月8日，第二次在当地住院，常哭诉不想活了，让家里别再给自己花钱了。多次因小事（嫌吵、人多等）心烦，打砸设施，掀翻病床，在医生办公室打人砸物。予舍曲林150mg/d，碳酸锂0.75g/d，喹硫平100mg/d，坦度螺酮90mg/d，联合MECT治疗3次后，脾气暴躁减轻，冲动行为可控制，治疗15天后出院。

2021年5月5日，家人让患者少玩手机，说当时被打可能是因为患者带手机去学校了，患者大吵后睡去。第2天趁父母不在时，过量服用"舍曲林70片，碳酸锂150片，喹硫平20片，坦度螺酮42片"，家人3小时后发现，送其至医院洗胃，后未诉不适。其后家人带其外出旅游 2 个月，旅游期间，遇到感兴趣的景点，能玩得开心。发脾气次数减少，偶尔没什么原因就很难过，哭泣、用手捶头。旅游回家后，患者要求上学，家属未准许。

2021 年 9 月 13 日，第三次住院治疗，考虑"童年情绪障碍，精神分裂症待排"，换用奥氮平 5mg/d，阿立哌唑 10mg/d，丙戊酸镁 500mg/d 治疗，未见明显疗效，住院 4 天后，自动出院。出院后，患者主动要求回到原学校上学，上学期间经常猜疑老师对自己不好，针对他。2021 年 9 月 30 日，患者说放学时在校门口看到了之前打自己的人，后哭诉自己头疼、肚子疼、浑身难受，拒绝上学。

发病以来，睡眠不规律，常通宵玩手机。饮食不规律，体重增长近 25kg，大小便正常。

既往史：无特殊。

个人史：母亲 29 岁（父亲 33 岁）生育患者，否认母孕期前后特殊事件。患者自幼语言及动作发育无延迟。社会交往可，有两个从小玩到大的好朋友。爱好打篮球、玩游戏、街舞。否认特殊兴趣爱好、刻板行为。

自幼跟随父母生活，父亲性格直爽，爱交朋友，高中学历；母亲性格细腻，初中辍学。父母从事个体经营，工作忙碌，经济状况一般，教养方式宽松。

患者 4 岁上幼儿园，否认老师反应不合群、调皮多动等行为。7 岁上小学，和同学老师关系良好。四年级开始上课注意力不集中，时不时被老师点名，作业拖拉、粗心大意，成绩逐渐下滑。小学时曾被高年级同学勒索钱财，初一时才告知家人。13 岁上初中，父亲诉"班里风气差，有几个同学经常逃课出去玩、偷电瓶车"。初中期间，成绩处于中下游，英语有时不及格。

患者自幼内向胆小，独立懂事。但一年来，父母观察，患者变得说话直，没礼貌，不爱称呼人，也不像以前那么活泼灵活了。否认吸毒、酒精等不良嗜好，否认其他精神活性物质滥用史。

家族史：阴性。

（二）体格检查

双手平举时手抖明显，上肢肌张力高，余未见明显异常。

（三）精神检查

1. 意识　清晰，定向力完整。

2. 仪态　青少年男性，衣着得体，年貌相当。

3. 面部表情　交谈中难忍泪水。

4. 接触交谈　接触被动合作，对答切题，讲话有条理。

5. 情感　询问下诉"那件事想起来就会不开心，但是可以谈……当时是晚上放学回家之后，又被同学叫到了校门口，到了之后就有十几个年轻人把自己围住了，他们抢走了我的手机和电动车之后，又问我要 7 万块钱，拿不出来的话，就以后偷电瓶还。我不答应，他们就威胁我要打死我，大概从晚上 8 点多一直到凌晨 2 点多，中间晕过去了 2 次，具体的细节记不清了"。询问其目前的情绪状态，诉"大部分时间没什么情绪，想到被打的事情时很痛苦，玩的时候很开心"。诉"刚被打的时候脑子里都是被打的画面，觉得很委屈、很羞辱，心情不好，整天什么都不想干，晚上睡不着时会一直流泪，但和病友在一起玩游戏的时候能忘记这些事，跟之前一样开心"。未查及既往存在抑郁综合征和轻躁狂 / 躁狂体验。

6. 感知觉　可查及被打后出现间断幻听、幻视，诉"会看到一个陌生的人出现在自己的面前，感觉他在盯着自己。有时晚上会听到有陌生的声音喊自己的名字"。否认存在评论性、命令性幻听。

7. 思维　存在创伤相关的敏感多疑，诉"到了人多的地方会害怕，担心他们围住我打我"，未查及被针对、被害、被控制等妄想。查及持续存在创伤相关的闪回，诉"刚被打时脑子里一直总是有被打的画面，感觉紧张害怕，没法控制不想。晚上也会梦见被打的情景而惊醒，现在偶尔也会出现"。存在警觉性增高，承认近一年变得容易害怕、间断烦躁，常控制不住大发脾气。否认目前存在自伤自杀观念，诉"很难过的时候会撞墙、打自己，那次过量服药是因为太委屈了，知道当时是自己冲动了，但控制不了"。

8. 意志行为　查及创伤相关回避和麻木，诉"不能去当时被打的地方，看到相似打扮的青年也会害怕"，"感觉自己反应迟钝了，脑子里会一片空白"。意志行为减退，懒动，在家多玩手机。既往存在冲动毁物、多次自伤、过量服药试图自杀行为。

9. 性症状　否认性欲改变。

10. 睡眠　入睡困难，常凌晨 1、2 点才睡着，偶做噩梦惊醒，否认早醒。

11. 食欲　食欲可，饮食不规律，体重增长近 25kg。

12. 智能　交谈中注意力尚集中，智能粗测正常。

13. 自知力　缺乏，能配合治疗。

（四）辅助检查

1. 血常规＋ CRP、生化组合、甲状腺功能等化验检查及心电图、头颅 MRI 平扫未见明显异常。

2. SNAP-IV-18（自评）　注意力不集中：2 分，多动：0.6 分，冲动：2.25 分。

3. SNAP-IV-18（父母评）　注意力不集中：1.67 分，多动：1.2 分，冲动：1.25 分。

（五）诊断

创伤后应激障碍，双相情感障碍待排，注意缺陷多动障碍待排。

（六）诊疗经过

1. 患者院前服用奥氮平 5mg/d、阿立哌唑 10mg/d、丙戊酸镁 500mg/d、苯海索 4mg/d。

2. 入院时受创伤闪回影响，患者情绪低落等抑郁体验明显；常诉头疼、肚子疼，感恶心，感觉像是被打了一样，查体未见异常，考虑躯体不适受情绪影响。加用来士普（酸艾斯西酞普兰）2.5mg 起始，渐加量至 7.5mg/d；联合渐进式放松技术、安全岛技术等稳定化心理干预治疗，缓解不安全感；加用维生素 B_6、四磨汤对症。奥氮平减量至 2.5mg/d，减轻手抖、体重增加等不良反应。

3. 后患者出现混合表现，每天情绪亢奋的时候占 20% ~ 80%，显烦躁，坐不住，觉得精力旺盛，总想找点事情做。情绪波动大，自伤自杀的想法变多了。诉脑子里被打的画面、幻觉越来越多，不论亢奋还是低落都会出现，但情绪好的时候能适应。入睡困难、食欲差。将来士普减停，奥氮平加量至 12.5mg/d。

4. 后患者心慌明显、心率快、闪回多、眠差，考虑将阿立哌唑逐渐换为喹硫平，予普萘洛尔 40mg/d 改善症状。治疗过程中，患者在闪回发作时坚持使用稳定化技术稳定紧张不安的情绪。喹硫平加量至 300mg/d 时，患者情绪渐稳定，闪回、自伤自杀想法减少，开始参与病房活动，愿意参加并主持病房联欢会等活动。住院 42 天后，病情好转出院。

（七）随访

患者出院 1 年半后对其进行电话随访。家属报告出院后最初半个月患者情绪仍不稳定，容易发脾气，随着时间的推移，患者的情绪逐渐平稳，仍然在人多的场合容易激动，但未再出现冲动行为。偶有突发的情绪低落、面露绝望惊恐，感到自责，但未再出现自杀 / 自伤行为，父母未观察到患者出现持续地兴奋、话多等表现。仍然时有心慌、心动过速。饮食、睡眠规律。大多数时候，患者独自在家玩游戏，自己做饭及收拾家庭卫生，偶尔与朋友一起玩。患者对犯罪心理学感兴趣，偶尔会提及想要回到学校，但家人未同意。患者与父母、妹妹相处时仍然显得疏远，很少露出发自真心的笑容，但总体相处融洽。

患者出院后继续规律服用奥氮平、喹硫平、丙戊酸镁，未观察到明显的药物副反应。但患者抗拒去医院复诊及心理治疗，大多数时候由父母代取药。由于担心既往创伤事件被反复提及、造成刺激，家属并未积极推进心理治疗。

二、病例分析

1. 病史特点 从病史中不难看出，患者自从被打后，逐渐出现了一系列创伤相关的精神症状，除最初的"茫然"外，其后警觉性增高的表现较为突出。但又同时存在被议论感、被针对感等可疑精神病性症状，并且有情绪不稳，多次试图自杀等可疑情感障碍表现。进一步精神检查发现，患者还存在持续的创伤性再体验症状、创伤相关的回避和麻木，构成了创伤后应激障碍的三主征。患者存在的幻听和妄想内容与创伤相关，相对是可理解的。在被打后曾有持续的情绪低落，但当时处在急性应激影响中；患者 1 年来情绪不稳、暴躁，住院期间曾有数天混合特征，但抗抑郁药的使用干扰诊断，需进一步观察。患者自评的 SNAP-IV-18 注意力缺陷和冲动分量表达到诊断标准，虽然诊断缺乏父母及教师方面的依据，但不能除外 ADHD 共病的可能。综合考虑诊断为创伤后应激障碍，双相情感障碍待排、注意缺陷多动障碍待排。

在治疗方面，考虑患者病情较重，在奥氮平、喹硫平、丙戊酸镁等药物治疗稳定情绪的同时，进行了每周 3 次的稳定化心理干预。即便创伤事件已经过去 1 年，心理治疗依然收到了较好的治疗效果，患者不仅在治疗的当时获益，并且自己掌握了安全之所等稳定化技术，继而发挥持续作用。

回顾患者的病程，有几个问题值得我们注意：

（1）距离创伤事件发生 1 年余，疾病诊断从重度抑郁发作、精神分裂症可能、到最后的 PTSD 一变再变，诊断的困境在何处？

首先，对于未成年人的病史采集，很大程度依赖于家属报告，病史的真实性受到家属的主观因素的影响。在本案例中，患者家属在最开始接触精神科医生时，因为担心患者再次受到创伤事件的刺激，有意向医生隐瞒创伤相关的病史。那么如果医生忽略体格检查，也不去追问情绪不稳、自伤自杀背后的原因，就很容易遗漏这一线索，诊疗思路就此跑偏。

其次，儿童精神障碍症状不典型，不同年龄段、不同发展水平的孩子对于创伤的阈值不同、感知并表达情绪等心理状态变化的能力不同，故表现出来的症状不同。对儿童精神障碍的检查非常考验精神科医生的功力和耐心，应在安全的范围内尽可能地全面搜集信息、深入挖掘患者的内心体验，避免武断浅显地做出诊断。在本案例中，乍看病史中患者的情绪低、易激惹、自伤自杀似乎更突出，同时伴有凭空闻语、疑人议论。如就此作罢，再加上睡眠差、注意力不集中等，很容易做出伴精神病性症状的重度抑郁发作的诊断。但进一步深究后发现，这些症状均是在创伤事件后发生，内容与创伤紧密相关，情绪受创伤闪回影响，诊断创伤后应激障碍显然更合适。

（2）随访时患者依然饱受过高的警觉性等创伤相关症状的困扰，不能回到正常的生活轨迹。分析该病例预后一般可能的原因有：

1）社会不安全因素仍然存在，施暴的人包括患者的同学，他们活跃在患者身边的各个场所、包括学校中，患者始终无法获得一个安全的环境疗愈创伤，增加复学难度。

2）患者无法获得有效的心理干预，家庭及社会支持欠佳。社会支持在减轻创伤后情绪反应、避免 PTSD 的形成中起重要作用，科学有效的心理干预可以有效降低高危个体的心理压力。虽然父母心疼患者的遭遇并希望他摆脱痛苦，但是他们并不理解患者的内心创伤，患者也无法获得长期专业的心理干预，并且整个家庭其实都处在创伤事件的阴影之中，他们不经意地就会谈及此类话题，一次次揭开患者的伤疤，又难以有效"清创""包扎"，使得创伤难以愈合。

3）患者存在可疑注意缺陷多动障碍。ADHD 可能增加了患者学习、社交上的困难，增加了社交不合群、被霸凌的风险；而在被霸凌后，患有 ADHD 的孩子出现严重心理障碍的可能性更大，治疗更困难。不论是从 PTSD 的治疗还是患者后续学业、社交等社会功能的恢复来说，都有必要针对 ADHD 给予必要的药物及心理行为干预。

2．诊断与诊断依据

（1）诊断：创伤后应激障碍。

（2）诊断依据：目前符合"创伤后应激障碍"诊断标准。

1）患者经历过极度危险的对生命造成威胁的创伤性事件，如被人殴打送至医院，而且这样的创伤性事件是足以引起任何人精神上的焦虑和紧张。

2）精神检查：患者存在持续的创伤性再体验症状，即不断回想灾难当时的记忆，因此带来极大的痛苦并影响正常生活。

3）患者也会表现出倾向于逃避回忆和讨论与创伤有关的话题。

4）患者表现出持续增长的精神性敏感和烦躁不安，包括睡眠障碍、易怒、难以集中精神、过度警觉以及夸大的应激反应等，患者不能回到正常的生活轨迹。

5）第 2）、3）、4）条标准均发生在患者遭受创伤事件后 6 个月。

3．鉴别诊断

（1）抑郁症：主要症状是"三低"：情绪低落、思维迟缓、活动减少，抑郁症有兴趣下降、与他人疏远隔离、感到前途渺茫等表现，也有悲伤的体验，"触景生情"的类似回忆、情绪变化等表现，但两者还是有不同之处。单纯的抑郁症不存在与创伤性事件相关联的闯入性回忆与梦境，也没有针对特定主题或场景的回避。创伤后应激障碍患者有前述的三主征症状，也可出现明显的抑郁症状，可诊断与抑郁症共病。

（2）焦虑障碍：在延迟性心因性反应有持续性警觉增高和自主神经系统症状出现

时，应同慢性焦虑相鉴别。焦虑症往往对自身健康过分忧虑，躯体主诉较多，甚至有疑病倾向，而无明显精神创伤发病因素。

（3）精神分裂症：患者病程中存在凭空闻语、疑人议论等表现，精神分裂症患者也可表现出幻听、疑人害己等症状，然而该疾病患病前并无异乎寻常的创伤性体验，且伴随症状各不相同。随着病情的发展，精神分裂症患者妄想内容往往脱离现实基础，结构和逻辑推理上也越来越荒谬，且缺乏相应的情感反应，故由此加以鉴别。

三、疾病介绍

创伤后应激障碍（post-traumatic stress disorder，PTSD）是个体暴露于严重威胁或恐怖事件后所延迟发生和持续存在的一种精神障碍。

重大创伤性事件是 PTSD 发生的基本条件，通常认为事件的发生是不可预期的，严重程度达到危及生命安全、个体难以承受，如战争、重大自然灾害等，但对于儿童来说，创伤应激源与发育过程中遇到的恐惧事件相关，如被其他儿童恐吓、目睹家庭暴力等。PTSD 的发生具有个体差异，并不是每个人经历创伤事件后都会发展成 PTSD，个体对创伤性事件的主观体验程度、社会文化和教育背景等因素在疾病发生中起着重要作用。

PTSD 的核心症状有三组，即创伤性再体验症状：患者的思维、记忆或梦中反复、不自主地闯入与创伤有关的情境和内容。儿童可能表现为梦魇，反复扮演创伤性事件，玩与创伤有关的主题游戏，面临创伤相关线索时情绪激动或悲伤。回避和麻木症状：患者在创伤事件后有意识地不去想、避免提及和接触与创伤经历相关的人和事，或无意识的选择性忘记与创伤事件相关的记忆。儿童常表现为分离焦虑，不愿意离开父母。警觉性增高症状：这一症状在创伤暴露后的第一个月最普遍、最严重，患者可能表面上漠不关心，但内心警觉性增强，烦躁不安，入睡困难、眠浅易醒，甚至整夜不能入睡。儿童常表现为过度的惊跳反应，注意力不集中、易激惹或暴怒、不能入睡等。

其他症状：有些患者还伴有物质滥用、攻击性行为、自伤 / 自杀行为等不良心理行为，抑郁症状、人格改变也是 PTSD 常见的伴随症状。

PTSD 的诊断并无有价值的辅助检查手段，诊断依靠病史采集和精神检查，ICD-10 要求必须有证据表明它发生在极其严重的创伤性事件后的 6 个月内，持续超过 2 个月，必须有在白天的想象或睡梦中存在反复的、侵入性的回忆或重演。

需要注意的是，创伤性事件不仅会引起应激相关障碍，同时可能是其他精神障碍的诱因，如抑郁障碍和其他焦虑障碍。共病和强烈的应激是儿童 PTSD 预后不佳的原因之一，如患者的临床表现达到诊断标准，应诊断共病并及时处理。

在治疗方面，创伤聚焦的认知行为治疗、眼动脱敏与再加工疗法（EMDR）等心理治疗被推荐作为 PTSD 治疗的首选方案，当心理治疗不可用或不可接受时，考虑文拉法辛和 SSRIs 等药物治疗，喹硫平对于减轻过度警觉和创伤再体验症状也有较好的疗效。暂没有足够证据推荐使用药物对患 PTSD 的儿童和青少年进行干预。

四、病例点评

本病例充分显示了儿童创伤后应激障碍的诊断有一定难度。如何获得全面、客观和准确的病史资料，准确评估患者的心理发育水平是诊断的关键。患者的临床表现要立足于心理发育水平进行评估。共患病的存在通常会使症状复杂多变，以及诊断难度增加。精准的诊断是精准治疗的前提，本病例复杂迁延的治疗经过主要缘于诊断的不准确。创伤后应激障碍核心症状的治疗首选心理治疗，共患病的治疗必要时不排除药物治疗。本病例最重要的价值在于向我们展示了儿童创伤后应激障碍的诊疗思路，具有重要的借鉴意义。

（病例提供者：高　颖　曹庆久　北京大学第六医院）

（点评专家：崔永华　首都医科大学附属北京儿童医院）

参考文献

[1] 陆林.沈渔邨精神病学（第6版）[M].北京：人民卫生出版社，2018.

[2] 周宵，伍新春，曾旻，等.青少年的情绪调节策略对创伤后应激障碍和创伤后成长的影响：社会支持的调节作用[J].心理学报，2016，48（08）：969-980.

[3] Wendt FR，Garcia-Argibay M，Cabrera-Mendoza B，et al.The Relationship of Attention-Deficit/Hyperactivity Disorder With Posttraumatic Stress Disorder：A Two-Sample Mendelian Randomization and Population-Based Sibling Comparison Study[J].Biological psychiatry，2023，93（4），362-369.

[4] Zhang ZX，Liu RB，Zhang J，et al.Clinical outcomes of recommended active pharmacotherapy agents from NICE guideline for post-traumatic stress disorder：Network meta-analysis[J].Progress in neuro-psychopharmacology & biological psychiatry，2023，125：110754.

病例19

适应障碍

一、病历摘要

（一）基本信息

患者女性，13岁，初一学生，因"头晕、头痛、乏力等不适2个月"来院就诊。

现病史：患者自幼性格内向，不善交往，自尊心强，做事认真，在小学阶段多次受到老师表扬。入院前2个月，因父母在上海工作及小升初的原因，而从甘肃老家至上海一所初中上学（寄宿制），在转到新学校的第一天，在课堂上回答问题错误，被老师当众批评，下课后被同学笑话口音不好听，加上患者因为生活习惯等各方面与其他同学有很大差异，在寄宿学校也交往不到新朋友，父母因为工作繁忙周末常不能抽出时间陪伴孩子、了解孩子的学校生活，患者也因此更加自责、开心不起来，上课也无法专心听讲，放学回家后症状减轻，做自己喜欢的事情能够开心起来。之后患者经常出现头晕头痛、烦躁不安、疲乏无力等身体不适。并常因为这些身体不适原因，父母多次向学校请假并将孩子带出学校就诊，行各项身体检查均未见明显异常。患者成绩也略微下降，父母常责怪孩子'装病'，导致亲子关系更加紧张，后在某综合医院按"神经衰弱"治疗，给予中成药治疗疗效不佳，近1周来患者症状加重表现情绪低落，话少，回避社交，不愿与人交往，饮食欠佳。情绪不稳定，易发脾气，经家人劝导、门诊个体短期心理治疗后患者心情难以好转，近1个月不上学在家休息，烦躁情绪稍好一些，但不愿出门。家属觉其病情加重，现为进一步诊治，特来我院就诊。否认病中明显消极观念及自伤自杀行为，否认过度担心、坐立不安、心慌手抖。

此次起病以来，患者精神一般，食欲、睡眠正常，大小便正常，体重未见明显增加或减少。

既往史：否认重大躯体疾病史。

个人史：独女，母孕期及言语、行为等生长发育史正常，由父母抚养，管教方式较为严厉，成绩中上等，性格温和内向，有固定好友。

家族史：否认两系三代精神病及其他重大遗传病史。

（二）体格检查

生命体征平稳，各系统查体未见明显阳性体征。

（三）精神检查

1. 意识　清晰，时间、地点、人物定向完整。

2. 仪态　健康状况良好，服饰整洁，衣着得体，步态自然。

3. 面部表情　表情稍微紧张（自诉面对新的环境）。

4. 接触交谈　合作，被动，一问一答，对答切题，言语表达流畅、有条理，语速无明显加快或减慢。

5. 情感　性质和强度：情绪低落，做事情的兴趣和乐趣减少，但无对前途和未来感悲观失望，否认觉得活着没有意思，否认有自杀观念，情感反应协调，情感稳定。偶有担心成绩和人际关系，与心境反应相协调。未见心慌、手抖、坐立不安等。未见情绪高涨、兴奋话多等。

6. 感知觉　未引出幻觉、妄想及感知综合障碍。

7. 思维　未引出思维内容障碍及思维形式障碍。

8. 意志行为

（1）意志活动和本能：引出言行活动减少（想到学校不好经历时明显），否认生活懒散，未引出意志活动增强。

（2）动作行为：无动作行为异常。

（3）自伤自杀行为：无自伤、自杀计划及行为。

9. 性症状　患者为青少年，否认性生活。

10. 睡眠　正常。

11. 食欲　正常。

12. 智能　注意力较集中，记忆力粗测正常，智力水平与受教育背景相符。

13. 自知力　存在，知道自己出了问题，愿意配合治疗。日常活动：生活自理，对适应新环境有轻微困难，经人帮助很快适应，关心周围事物，愿意参加病区活动。

（四）辅助检查

1. 头颅 MRI、胸部 CT、心电图、脑电图检查　正常。

2. 血常规、生化（肝肾糖脂酶、电解质）、甲状腺激素、肾上腺激素、性激素、ACTH、PTC 等检查　未见异常。

（五）诊断

适应障碍。

（六）诊疗经过

1. 治疗原则 治疗需基于充分评估的基础上，稳定并改善情绪，预防自伤自杀，然后需要结合个体及家庭心理治疗巩固疗效，以防止症状复燃、复发，促进社会功能恢复，提升生活质量。

2. 治疗

（1）药物治疗：适应障碍首选心理治疗。因本例个案在前期门诊心理治疗无效，且伴有显著的焦虑症状和抑郁症状，故入院后选择SSRIs抗抑郁药控制焦虑症状和抑郁症状，目前可用于儿童青少年的SSRIs包括氟西汀、舍曲林、艾司西酞普兰和氟伏沙明，考虑到该患者属青少年，用药选择范围少且用药前期过程中可能会遇到药源性的焦虑，导致激越风险增加，故提前给家属交代，服药后加强看护。治疗药物应从小剂量开始，缓慢滴定至治疗剂量。

（2）非药物治疗：除药物治疗外，其个体可以联合个体及家庭心理治疗及家庭作业，提高患者适应能力及成熟应对问题的能力。同时可尝试生物反馈治疗处理不良情绪、调整身体反应，减轻焦虑症状。

3. 护理和临床观察要点 因患者情绪低落、烦躁、躯体不适等症状，存在自伤风险，护理上主要为支持性心理治疗，同时防自伤。

（七）随访

治疗过程中需加强与患者及家属（或监护人）沟通、建立治疗联盟，治疗过程中应密切监测疗效和药物副反应，维持治疗期间，应定期观察患者血液及体重等指标变化，用于积极处理药物不良反应，提高患者依从性。

二、病例分析

1. 病例特点

（1）青少年女性，13岁，病前性格内向，不善与人交流。

（2）起病前有明显的生活事件为诱因，如学校和家庭环境的改变，总病程2个月余。

（3）本次发病主要以抑郁、焦虑等情绪障碍为主，如情绪低落、兴趣减退，对学校环境感到烦躁不安，同时伴有躯体不适、无力等症状。上述症状严重影响了患者的生活和学习，导致其社会功能受损。

（4）体格检查及相关辅助检查未见明显异常。

（5）风险评估：患者病程中有明显情绪低落、易激惹以及躯体不适等症状，故评估自伤、自杀风险较高。

2. 诊断与诊断依据

（1）诊断：适应障碍。

（2）诊断依据：目前符合"适应障碍"诊断标准。

1）症状标准：患者在一定生活事件（换入新环境，地域、就学阶段、上学就读方式发生明显改变）后对新生活感到无法适应与融入，主要表现为焦虑症状和抑郁症状：在学校环境感烦躁不安、躯体不适，情绪低落、自责、注意力不集中伴身体无力等；离开学校场所后上述症状有所好转。

2）病程标准：缓慢起病，病程 2 个月。

3）严重程度标准：对学习、生活造成部分影响（学业成绩下降、社交活动减少）。

4）排除标准：患者无明显脑外伤等病史，在医院各项身体检查均未见明显异常，暂不考虑器质性疾病引起。

3. 鉴别诊断

（1）抑郁障碍：除情绪不高、自责外，此患者有明显生活心理因素（无法融入新环境）诱发，病程持续时间短，负性情绪通过离开特定环境或转移注意稍可缓解。患者否认存在明显、持续情绪低落、自罪，否认无助、无望、无价值感，否认消极观念；功能影响轻微，学业成绩下降不明显，对食欲、睡眠、体重影响不明显，个人生活能自理。

（2）焦虑障碍：患者除身体无力、容易劳累等不适，担心、紧张等症状与特定场所有关，且程度与之相协调，回家休息后、脱离学校环境焦虑情绪明显减轻。

（3）创伤后应激障碍：患者在被老师批评、同学嘲笑后不愿上学，存在回避表现，但并不存在脑海中反复出现过去不好经历（闪回），不存在坐立不安、过度担心紧张等警觉性增高表现。

（4）注意缺陷多动障碍：患者虽有注意力不集中表现，主要还是出现在进入新环境后无法适应才出现，在 12 岁之前并无注意力不集中的问题，既往成绩优异、老师评价可。

三、疾病介绍

适应障碍个体临床表现具有很强的差异性，而各类应激源等社会心理因素种类繁多，儿童患者可能出现的症状会更加广泛，包括焦虑、抑郁、爆发性暴力、攻击行为、幼稚行为、躯体不适等，严重时可出现反社会行为。尽管如此，情绪困扰和功能损害是其主要特征；减少或脱离应激源，利用心理干预技术提供支持，重建适应方式是适应障碍的治疗原则，必要时可采取药物治疗、物理治疗等措施的综合应用。

绝大多数患者在病情起初时，相应的情绪及行为异常并不明显，社会功能轻微受损，但我们仍然不能忽视该类患者发展成为焦虑障碍和抑郁障碍以及自伤自杀的潜在风险。对待适应障碍患者，治疗上首选心理治疗。对于儿童青少年患者来说，最具循证证据的心理治疗为结合家庭治疗的认知行为治疗和人际心理治疗。在访谈中应详细了解患者背景及生活事件，找出可能导致症状出现或维持的社会心理因素；在症状或功能影响较为严重的情况下，应遵循减少或脱离应激源的治疗原则，运用认知行为治疗或其他稳定化技术，稳定患者症状及功能，并进一步与患者讨论更加成熟、更加合理的应对方式。考虑到该患者在病程过程中与家属产生过矛盾，必要时可进行家庭治疗，同时与家属和患者一起寻找患者先前并没有注意到的一些社会支持资源：如基于互联网的简单适应障碍干预，若能积极调动患者及家属的治疗动机，即使是一些非专家的帮助支持，也能促进患者康复。

对于药物治疗，很少有专门针对适应障碍的药物试验，该患者刚进入青春期，对药物治疗不良反应敏感，不推荐作为一线治疗。只有当心理治疗效果不佳、或患者社会功能明显受损、出现更严重的情绪和行为问题时，我们需要结合患者病情重新评估药物治疗的利与弊，与患者和家属沟通药物治疗的必要性，并对药物治疗过程中出现的风险提前做好充分的告知和应对方法，减少患者和家属的担忧。选用药物时应遵循个体化、小剂量、逐渐滴定原则，目前针对患者继发的焦虑症状或抑郁症状必要时可选用SSRIs类抗抑郁剂，与典型的抑郁障碍和焦虑障碍的治疗不同，对适应障碍患者使用抗抑郁药不主张长期使用。在针对适应障碍共患焦虑障碍患者药物治疗研究发现，抗焦虑药和抗抑郁药疗效相当，在治疗过程中密切关注疗效及不良反应。

当上述治疗效果都不明显时，可酌情考虑物理治疗，包括生物反馈治疗、光照治疗等，帮助患者重新找回健康规律的生活作息及应对挫折时的调节能力，减少患者自觉"无用"的思维反刍，学会从掌控自己身体开始增强自我调节能力。

四、病例点评

从该病例来看，患者的焦虑、抑郁症状与主要应激源（生活变迁、教育环境改变、新环境中遭遇新挑战等）之间存在明确的时间相关性。该患者的初步诊断是适应障碍，这是目前症状最合理的解释。但不能忽略焦虑、抑郁症状的持续及加重可能导致更长期的抑郁或焦虑障碍。

适应障碍，在DSM-5里被归属于创伤及应激相关障碍这一章节，被定义为一种在暴露于令人痛苦的事件后发生的应激反应综合征。该诊断基于患者的主观症状，目前在DSM-5中也缺乏诊断所必须的关于生活事件诱因、功能受损程度、负面情绪及行为改变严重程度的有效评估措施及诊断工具。这使得正确诊断具有一定挑战性。此外，我们还需要警惕的是，在儿童和青少年时期诊断出适应障碍的个体，在成年后可能会进展为更严重的精神心理障碍。早干预、早治疗，可以有效避免进展为其他严重的精神心理障碍，同时应加强随访。

（病例提供者：王　卓　黄　颐　四川大学华西医院）

（点评专家：蒋国庆　重庆市精神卫生中心）

参考文献

[1] 沈渔邨.精神病学（第5版）[M].北京：人民卫生出版社，2009.

[2] 中华医学会.临床诊疗指南：精神病学分册[M].北京：人民卫生出版社，2006.

[3] 苏林雁.儿童精神医学[M].长沙：湖南科学技术出版社，2014.

[4] 美国精神医学学会，张道龙.精神障碍诊断与统计手册[M].北京：北京大学出版社，2015.

病例20

神经性厌食

一、病历摘要

（一）基本信息

患者女性，14岁，学生，初二休学，因"刻意节食致体重下降1年余"来院就诊。

现病史：患者于2018年4月起，自己刻意控制进食量，减少每顿饭量，当时体重60kg，身高157cm。患者体重逐渐下降，仍能继续上学。至2018年7月份时患者体重减至44kg，家人在家中沙发、床下发现了藏有饭菜的卫生纸团。此后患者进食量仍少，体重进一步下降。暑假期间父母安排患者补课，时间紧张，患者爱哭，有时因琐事和母亲发脾气。2018年8月底开学后患者体力明显下降，开学第一周体育课跳远时不慎擦伤面部。2018年9月5日于当地某综合医院心理科住院治疗，诊断"神经性厌食"，予心理治疗、重复经颅磁刺激、保肝治疗1个月，出院时体重为43kg。患者出院后进食量仍较少，关注体重，在网上购买两个体重秤，每日频繁称体重，且拒绝让家人知道体重，体重一增加就不高兴、发脾气；不愿和家人一起吃饭，将饭菜包裹在卫生纸内藏在睡衣口袋等地方，有时进食后会立刻去卫生间待一会，家人偶听到有干呕的声音；在网上购买"抖腿机"，使用频率日渐频繁；出现脱发。2019年4月家属带其至北京某综合医院心理科就诊，予舍曲林日高量50mg/d、利培酮日高量1mg/d治疗。近3天患者因感头部不适、恍惚自行停药。为求进一步诊治来我院，门诊以"神经性厌食"首次收入我科。

起病来饮食量少，近1个月左右饮食情况：早餐一个鸡蛋，少量稀粥；中餐少量绿菜，拒绝主食；下午一个苹果；晚上220ml牛奶。大便不畅，约便秘2天后自行使用开塞露排便，小便量少。起病来体重下降30kg。

既往史：体健。否认心、肝、脾、肺、肾等重大疾病史。否认肝炎、结核等传染病史。否认手术及外伤史。对阿莫西林过敏，表现为服用后全身皮疹。否认食物过敏史。

个人史：家中独女，母孕龄25岁，父亲29岁，自然受孕。母孕期体健，否认感染、发热及服药史，足月顺产，出生体重3100g。否认产伤窒息史。母乳喂养至1岁。患儿自幼大运动发育与正常同龄儿相同，4个月翻身，6个月独坐，8个月能匍匐爬行，

10 个月能手膝爬，13 个月独走。患儿 10 个月能发音 "baba，mama"，12 个月能有意识叫"妈妈"，24 个月能说 2 ~ 3 字的词，30 个月能说简短句子。患儿自幼随父母一起生活，1 岁半后白天在母亲单位的托管班上小托班。患儿日常生活方面主要由母亲负责照料，母亲"代办"较多。患儿 3 岁上幼儿园，在幼儿园能听老师指令，与小朋友相处融洽，放学后会主动和家长"学舌"，能简单描述在幼儿园发生的事情。3 岁后患儿有时暑假时会去祖父母或外祖父母家居住 1 个月时间。患儿 7 岁上小学，学习成绩中上，有时可考到班级前三名。三年级时偶有上课爱说话、注意力不集中、粗心、丢三落四、写作业偏慢，三、四年级写作业到 11 点，五年级后上述情况逐渐改善。患儿在学校和老师同学相处融洽，其父母觉得患儿性格"好强、爱出风头"，比如学校集体活动时，患儿因没有被选上"领队"就回家和父母"哭诉不公平"，认为"老师偏心"（家长说是因为患儿身高未达到要求），并多次和家长表示"不想参加这个活动了，觉得没有被选上没面子"。

患儿父亲以前是工人，经过自己努力逐步升至管理层，同时经营个体生意。患儿母亲与父亲同单位，从事后勤工作，目前"挂职"，平时多打理家中个体生意。患儿家庭经济情况良好，物质方面对患儿比较宽松，但对日常生活及学习方面要求比较高，且父母觉得会"过度保护"患儿，比如父母觉得吃糖不好，患儿一直到小学时还没吃过糖果。父亲脾气急躁，对患儿管教严格、苛刻，比如吃饭、学习时看到患儿坐姿不正就会严厉纠正，有时候甚至会动手管教。母亲性格也较急躁，容易担心、好唠叨，平时对患儿日常生活照料过于细致，会经常"代办"。

患儿病前性格外向，开朗，集体活动中爱表现自己，自我要求高，要强。平素喜欢唱歌、跳舞，未曾专业学习过相关内容，但经常参加班级或学校活动。否认烟酒嗜好。否认其他精神活性物质接触史。

月经史：12 岁月经初潮，月经周期 30 天，经期 5 ~ 6 天。因体重下降闭经近 1 年，末次月经为 2018 年 7 月。既往月经规律，经量适中，轻微痛经，不影响日常生活。

家族史：阴性。父母两系三代否认精神病患者、精神发育迟滞者、人格异常者、癫痫患者、酒精和药物滥用者、自杀者，否认近亲婚配及其他遗传性疾病史。

（二）体格检查

身高 159cm，体重 30kg，BMI 11.86。体型消瘦，全身皮肤干燥，有脱屑，皮下脂肪菲薄，四肢皮温偏低。

（三）精神检查

1. 意识　清楚，时间、地点、人物定向力完整、准确。

2. 仪态　衣着得体，年貌相称，体型明显消瘦。

3. 面部表情　表情活跃、丰富，与内心体验及环境相一致。

4. 接触交谈　主动，合作，应答切题，交流顺畅，言语条理性及逻辑性好。

5. 情感　情感反应鲜明、适切。患者诉暑假期间曾有一段时间"情绪脆弱"，爱哭，看到体重增加就会哭、心烦、发脾气，否认持续的情绪低落体验，否认当时存在精力体力下降、否认兴趣及乐趣感下降。否认情感高涨体验。

6. 感知觉　查及体像障碍，虽然患者目前体型明显消瘦，但仍觉得自己现在"体型偏胖""大腿太粗了""肚子上有很多肉"。

7. 思维　存在怕胖的超价观念，患者诉自己非常在意自己的体重，看到体重增加就觉得心烦，会因此拒绝主食、油脂类的食物，因为担心吃了后体重会增加，虽然自己想吃东西，但"潜意识"还是怕胖，吃了东西后会觉得后悔。对于体重的期待值，患者诉希望越低越好。诉现在有时候会觉得"脑子不清楚""反应变慢了"，还有脱发和闭经，可能是与进食少、营养不良、体重太低有关，但仍"害怕"体重增长。

8. 意志行为　增强，有过度关注体重、过量运动行为。

9. 性症状　患者为青少年，否认有性活动。

10. 睡眠　自感睡眠质量好。

11. 食欲　食欲正常，但因怕胖观念、体像障碍进食量少。

12. 智能　智能、计算力、近期记忆力粗测正常。

13. 自知力　存在，承认自己有进食相关的问题，也愿意配合住院治疗，但仍会担心体重上涨。

（四）辅助检查

1. 血常规　血小板（PLT）379×10^9/L↑；血红蛋白（HGB）110g/L↓。

2. 血生化　白蛋白（ALB）35.5g/L↓，总蛋白（TP）60g/L↓。

3. 甲状腺功能　游离三碘甲状腺原氨酸（FT_3）1.98pg/ml↓。

4. 心电图　窦性心动过缓53次/分。

5. 余辅助检查大致正常。

（五）诊断

神经性厌食，营养不良（中度）。

（六）诊疗经过

患者神经性厌食诊断明确，目前为中度营养不良，BMI＜12，属于再喂养综合征高危人群。入院后采用综合治疗方案：饮食营养治疗逐步改善患者营养状态，稳步增长体重，预防再喂养综合征；行为治疗对患者进行障碍相关行为进行矫正，避免过量活动；心理治疗调整认知、提高自尊、改善社交技能。

营养治疗方案：根据计算，患者理想体重为 49kg（理想体重＝身高 −110。患者身高 159cm），按 30kcal/kg 体重，初期能量摄入为 1470kcal/d，每日液体摄入量控制在 1500ml 左右，避免加重心肺负荷、出现水肿；予以维生素 B$_1$ 片口服预防电解质失衡、再喂养综合征。行为计划方面，进餐后需静坐 2 小时，非静坐时间仅能进行短时间（10 分钟）散步。心理治疗方面，予以支持性心理治疗及认知治疗。

护理方面，每日进行生命体征测量，每周测量体重，控制每周体重增加 1 ~ 2kg。

辅助检查方面，每 3 ~ 5 天进行电解质、血常规检查，每周进行心电图检查，密切监测相关化验指标变化。

患者经住院治疗 10 周，体重逐步恢复至 50kg，BMI 19.77，认知有所调整，能接受体重上涨，但仅能接受在 50 ~ 52kg。住院第 8 周时，患者对增加体重焦虑情绪明显，联合氟西汀日高量 20mg 改善焦虑症状。住院第 9 周月经恢复。患者住院 10 周后转为日间康复治疗，着重营养治疗和心理治疗，每周来院 5 天，持续约 2 个月的午饭在院内完成，早饭及晚饭在家庭中由父母督促下基本按量完成，患者体重稳定在 50kg 左右，情绪稳定，可以接受营养饮食治疗，后转为门诊治疗。

（七）随访

患者出院近 4 年时间，一直于当地进行个体心理治疗，药物方面维持氟西汀（日高量 40mg）治疗。患者进食行为明显改善，于 2 年前已不需要分餐进食，可以外出和同学一起聚餐，不再控制进食时间点及进食种类。情绪稳定，与同学人际关系相处融洽，成绩优异保持在年级第一（目前高二）。

二、病例分析

1. 病史特点　本例患者为少年女性，慢性起病，持续性病程 1 年余，存在对体重、体型的超价观念，主观地刻意控制进食量、过度运动，其目的是将体重控制在一个极低的程度，极低的体重对其躯体健康及社会功能造成损害，患者出现闭经、脱发、营养不良，无法继续维持社会功能，难以坚持上学，症状对其社交及家庭关系均造成一定程度影响，未发现引起其体重快速下降的躯体疾病，考虑神经性厌食诊断明确。

2. 诊断与诊断依据

（1）诊断：神经性厌食。

（2）诊断依据：目前符合"神经性厌食"诊断标准。

1）体格检查，患者入院时体重指数（BMI）为 11.86，小于 17.5。

2）患者有意造成体重下降，包括拒食和下列一种或多种手段：自我引吐和过度运动等方式。

3）有特异的精神病理形式的体像扭曲，表现为持续存在一种害怕发胖的无法抗拒的超价观念，患者强加给自己一个较低的体重限度。

4）包括下丘脑－垂体－性腺轴的广泛的内分泌障碍，患者因体重下降闭经近1年。

5）持续性病程1年余。

3. 鉴别诊断

（1）躯体疾病：可以表现为厌食和体重下降，如慢性消耗性疾病、肠道感染、肿瘤等。但躯体疾病患者很少有怕胖的超价观念、故意限制饮食及体像障碍。

（2）抑郁症：可表现食欲减退、进食减少，神经性厌食可表现抑郁、焦虑、情绪不稳定等情感症状，因此需要进行鉴别。两者的区别在于抑郁症患者没有对体重增加的过分恐惧，同时具有情感低落、思维迟缓、意志活动减退、自我评价过低、悲观、自责、睡眠障碍等特点。

（3）精神分裂症：可表现进食减少，但同时还具有明显的思维、情感和行为异常，社会功能损害明显，自知力常常不完整，可供鉴别。

三、疾病介绍

神经性厌食（anorexia nervosa，AN）是一种患者自己造成和（或）维持的，以有意的体重减轻、体重异常低下、强烈恐惧体重增加以及对体重和体型的感知扭曲为特征的障碍。神经性厌食多见于13～20岁的年轻女性，女性患病率是男性的10倍；运动员、舞蹈工作者、大学生等是高危人群，流行病学调查显示，神经性厌食的终身患病率为0.5%～3.7%。

神经性厌食的发病机制目前尚不清楚，目前认为是遗传易感与环境因素交互作用导致的。治疗方面，推荐多学科团队治疗，成员包括精神科医生、营养师、心理治疗师和普通内科医生。

躯体状况不稳定的进食障碍患者应住院治疗，其判定标准包括：①脉搏＜40次/分；②血压＜80/60mmHg；③直立位脉搏增加＞20/分或血压下降＞20mmHg；④心律失常（如QTc＞499ms），或其他除窦性心动过缓以外的心律失常；⑤需要医疗干预的心血管、肝脏或肾脏的损害；⑥严重脱水；⑦营养不良的严重并发症，如电解质紊乱、低血糖或晕厥；⑧BMI＜14，或体重低于理想体重的70%。

体重减轻及营养不良的严重程度是决定治疗等级的主要因素之一。体重偏低的神经性厌食患者需要先进行营养康复。虽然体重增加是神经性厌食患者的治疗基础，但过快和（或）过猛地通过再喂养恢复体重可导致再喂养综合征，从而危及生命。在补充营养和增加体重的最初1～2周，患者发生再喂养综合征的风险最高。低磷血症是再喂养综合征的标志，也是其主要病因。再喂养综合征的特征及危险因素见病例 20 表 1。

病例20表1　再喂养综合征的特征及危险因素

再喂养综合征的特征包括：	再喂养综合征的危险因素包括：
低磷血症	BMI < 12
低钾血症	肌力下降
充血性心力衰竭	近 6 个月体重下降 > 20%
外周性水肿	近 10 天几乎没有进食
横纹肌溶解	血钾 < 2.5mmol/L
癫痫发作	血磷 < 0.97mmol/L
溶血	心率 < 50 次 / 分
呼吸功能不全	血压 < 80/50mmHg

神经性厌食的标准治疗包括心理治疗，可供选择的心理治疗方法包含认知行为治疗、心理动力学心理治疗、支持性心理治疗、家庭治疗以及动机性访谈等。

药物治疗并非为神经性厌食的首选或主要治疗方法，采用药物治疗前应充分评估其利弊。如果营养康复联合心理治疗后患者体重未增加，可以辅以低剂量抗精神病药物治疗，多项研究显示奥氮平有助于恢复体重。药物治疗也可用于神经性厌食患者的共患病治疗，如抗抑郁或抗焦虑的治疗。低体重患者发生药物不良反应的风险更高，推荐使用最低有效剂量，另外应充分考虑患者的躯体并发症，如心动过缓、低血压、心率变异性降低和长 QT 综合征。

约 50% 的神经性厌食患者结局良好（包括体重增加），25% 的患者结局中等，25% 的患者结局不良。更好的自治力、良好的人际关系提示其结局良好；结局不良与以下因素相关：起病年龄较晚、病程较长、最低体重较低、体重恢复后体脂百分比较低、有共患病（如心境障碍、人格障碍和物质使用障碍）。神经性厌食患者全因死亡率是一般人群的 4 ~ 14 倍，60% 的死亡原因是躯体并发症（如心血管）。

综上，神经性厌食是以怕胖、进食行为紊乱、体重明显下降，伴有体象障碍等为主要特征的一种精神障碍，可能危及患者生命。其发病机制复杂，青年女性更加多见。临床主要推荐采用包括营养治疗、心理治疗等的综合治疗模式。神经性厌食病程大多迁延，对患者躯体健康及社会功能造成一定影响，而经常未被识别和治疗，需要临床医生重视，及时筛查评估，以促进疾病更好的治疗及康复。

四、病例点评

本病例患者为青少年女性，在对体重、体型的超价观念下同时存在控制进食量和过度运动的行为，造成出现闭经、脱发、营养不良等症状。经过饮食营养治疗、行为矫正治疗、心理治疗、精神药物治疗后，BMI恢复正常范围，社会功能得到良好恢复。该病例报告翔实，诊断明确有据，对病情和治疗进展进行了详细的记录和描述。并结合教材及指南针对神经性厌食障碍的诊疗进行了全面的讨论，为儿童青少年精神专科的临床工作者进行相关疾病的诊治提供了良好的范本。建议辅助检查中提供更完善的报告，查体时应报告患儿血压的情况、辅助检查：性激素、电解质等相关检查。同时在治疗经过中以周为单位，异常指标恢复的情况，强调体重高低变化及变化速度、月经恢复情况。

（病例提供者：赵梦婕　曹庆久　北京大学第六医院）

（点评专家：蒋国庆　重庆市精神卫生中心）

参考文献

[1] 陆林.沈渔邨精神病学（第6版）[M].北京：人民卫生出版社，2018.

[2] 郝伟，陆林.精神病学（第8版）[M].北京：人民卫生出版社，2018.

[3] Feltner C，Peat C，Reddy S，et al.Screening for Eating Disorders in Adolescents and Adults：Evidence Report and Systematic Review for the US Preventive Services Task Force[J].JAMA，2022，327（11）：1068.

[4] Karageorgiou V，Furukawa TA，Tsigkaropoulou E，et al.Adipokines in anorexia nervosa：A systematic review and meta analysis[J].Psychoneuroendocrinology，2020，112：104485.

[5] Attia E，Steinglass JE，Walsh BT，et al.Olanzapine Versus Placebo in Adult Outpatients With Anorexia Nervosa：A Randomized Clinical Trial[J].American Journal Of Psychiatry，2019，176（6）：449-456.

神经性贪食

一、病历摘要

（一）基本信息

患者女性，16岁，高二学生，因"间歇性暴饮暴食伴呕吐半年，伴情绪不稳1个月"来院就诊。

现病史：半年前患者初中升高中，就读当地高中一年级，与同学比较后，觉得自己体型偏胖，不如同龄人漂亮，希望能和同学一样苗条，开始减少自己的饭量，每日只吃蔬菜和水果，米饭等少吃或者不吃，拒绝肉类食物，同时饭后要进行 1～2 个小时的体育锻炼，1 个月后体重从开始的 56kg（身高 161cm）逐渐下降到 45kg，但仍觉得自己不够苗条，开始在饭后用手指刺激嗓子使自己呕吐。身形逐渐消瘦，有月经周期紊乱，渐出现情绪不稳。有时候见到食物控制不住要多吃，自己描述暴饮暴食的情节称大量吃任何能找到的东西，有时点餐会点 3～4 人份的餐，自己把它们全部吃光，或是直到自己胃胀得不能再进食为止，食后又担心发胖，怕自己努力减肥的心血付诸东流，所以更长时间地进行体育锻炼。患者称暴饮暴食时有一种失控感，使她无法停止进食行为。这种暴饮暴食的行为经常发生，每周 3～5 次，学习压力大时，情况会较前更加频繁。随着暴饮暴食次数的增多，情绪变得很不稳定，体重也开始增长，最高恢复到 52kg 左右，但还是控制不了自己的食量，她为这种进食行为感到羞耻，总想去隐藏自己的饭量。曾有一次感觉食物把胃撑得满满的，控制不住去卫生间吐了，呕吐后感觉胃舒服多了、心情也莫名变好了，并感觉食后呕吐是一种很好的方式，既可以随意地吃东西，还不用担心自己会变胖。后来每次暴饮暴食之后患者就偷偷去卫生间吐掉，开始还用手指刺激喉咙口催吐，随着呕吐次数多了只要想吐就可以吐出，但是渐渐地患者呕吐后胃部不适，心情逐渐变差，当体重有所增加时，心情就明显烦躁不安，她认为自己的情绪似乎依赖于自己的体重和体型看上去是否肥胖。1 个月前因胃肠道不适，患者饮食较前明显不规律，情绪不稳定，经常因为一些小事与同学和家人发生口角，慢慢变得话少，不想活动，和同伴、家人们关系恶化，让患者感觉学习生活难以坚持，生活里没什么乐趣，觉得自己做什么事情都难以完成。因担心患者的行为越来越重，家人带其去综合医院消化内科就诊，但实验室及影像学检查未见明显异常。在相关人士建议下，家属及患者来我院儿童青少年心理门诊就诊，初步诊断为"神经性贪食"，予以营养康复计划、心理疏导合并药物盐酸氟西汀 20mg/d 治疗，但患者在家服药一周，自觉效果不佳，仍无法控制饮食行为，反复出现暴饮暴食，呕吐频繁，无法正常工作、生活，再次来院就诊，门诊拟"神经性贪食"收治住院。本次起病以来，前期睡眠尚可，近一月睡眠明显变差，难以入睡、多醒，胃纳好，饮食不规律，暴饮暴食，几乎每天有 1 ~ 2 次的餐后呕吐行为，体重呈波动性，近半年波动于 45 ~ 56kg，本次发病期间无发热、外伤等。

既往史：否认颅脑外伤及重大手术史，否认有输血史，否认有高血压、糖尿病、心脏疾病等躯体疾病史，否认有肝炎、结核等传染病史，否认有药物及食物过敏史。

个人史：无特殊。病前性格内向，社交能力一般，无明显的兴趣爱好。

家族史：否认两系三代以内精神障碍史。

（二）体格检查

体温 37.2℃，脉搏 64 次 / 分，呼吸 18 次 / 分，血压 106/70mmHg。发育正常，营养一般。腮腺、口腔及腹部检查未见阳性体征，其余躯体及神经系统未查及阳性体征。

（三）精神检查

1. 意识　清晰，时间、地点、人物定向完整。

2. 仪态　整齐清洁，衣着得体，无怪异姿态。

3. 面部表情　谈话中面部表情较少，谈到饮食和身体健康问题时显得紧张不安。

4. 接触交谈　合作，被动，对答切题，言语表达流畅、有序，语速无明显加快、减慢。

5. 情感活动　情感反应协调，情绪低落，对目前的状态感到失控和无助，担心身体健康状况，担心自己失去正常学习、生活能力，对住院环境表示担忧，对需要饮食管理感到不安，反复询问饮食管理的细节，觉得自己的病很难治好。

6. 感知觉　未引出错觉、幻觉，未发现体像障碍，对自己的体型能正确感知。

7. 思维　联想速度无异常，思维内容适切，未发现思维逻辑障碍，未发现思维内容异常。

8. 意志行为　自感精力减退、易疲劳。难以控制进食行为，在暴食后常有控制不住去呕吐的冲动行为。有时会伴有消极言行。

9. 性症状　性欲无特殊，存在长时间月经周期紊乱。

10. 睡眠　质量差，易醒，睡眠时间较前减少。

11. 食欲　时有亢进，体重波动大。

12. 智能 正常，智力水平与受教育背景相符。

13. 自知力 存在，承认自己患有"贪食症"，自己能尽力去配合治疗。

（四）辅助检查

血常规、肝肾功能、电解质、淀粉酶水平、甲状腺功能等血液测定未见异常；心电图、脑电图、头颅 CT 测定正常。

（五）诊断

神经性贪食。

（六）诊疗经过

1. 制订一个营养康复计划，用规律、营养均衡的饮食来代替患者常见的禁食 - 暴食 - 呕吐模式。帮助患者恢复正常进食行为，补充电解质，恢复体重，逆转营养不良。

2. 心理治疗 采用个体化的认知行为心理治疗来改变引起暴饮暴食的潜在认知模式。具体为：①激发并维持患者的治疗动机；②治疗方法：a. 认知行为治疗，可以分为 3 个阶段：第 1 个阶段，正常化体重和进食；第 2 个阶段，认知症状及相关症状的处理；第 3 个阶段，预防复发；b. 同时结合团体治疗或家庭治疗。

3. 药物治疗 盐酸氟西汀：①第 1 ～第 2 周：20mg/d；②第 3 ～第 4 周：40mg/d；③第 5 周：60mg/d。

（七）随访

患者出院后每两周来院复诊，精神症状康复平稳，服药依从性良好，服药未见不良药物反应。

二、病例分析

1. 病史特点

（1）女性，16 岁首发，起病前有一定诱因。

（2）病程特点为慢性、易复发。

（3）首发表现为厌食、体重减轻，体重初始下降明显，后续出现暴食、体重增加，伴有诱发呕吐行为。

（4）风险评估：当前表现为大量进食后呕吐，情绪不稳定，最近 1 个月明显有情绪低落，偶尔出现消极意念，评估中等程度自杀风险。

（5）既往史及本次发作期间均无躯体疾病或脑器质性疾病存在的证据。

2. 诊断与诊断依据 目前符合"神经性贪食"诊断标准。

（1）持续存在进食的先占观念，对食物有种不可抗拒的欲望；难以克制的发作性暴食，患者在短时间内吃进大量食物。

（2）患者试图以下列一种或多种手段抵消食物的"发胖"作用：自我引吐；滥用泻药；间断饮食；使用某些药物如食欲抑制剂、甲状腺制剂或利尿药等。当糖尿病患者出现贪食症时，他们可能会无视自己的胰岛素治疗。

（3）精神病理包括对肥胖的病态恐惧，患者制定了严格的体重限度；它远低于病前合宜或医师认可的健康体重标准。患者多有（但并非总有）神经性厌食发作的既往史，两者间隔从数月至数年不等。既往厌食症可能表现得很充分，也可能以轻微潜隐的形式表现，如中度体重下降或短暂停经史。

（4）本次病程半年。

（5）功能损害显著：身体营养差，学习、日常生活功能受损，导致住院治疗。

3. 鉴别诊断

（1）神经系统器质性病变所致的暴食障碍：如间脑病变除贪食症状外，还可伴有嗜睡、体温调节障碍、水盐代谢紊乱或伴有精神症状，但患者在消化内科就诊及入院检查时未见实验室检测或影像学检查异常。

（2）导致反复呕吐的上消化道障碍：患者发病期间曾在消化科就诊，内镜检查未发现明显病变。纵观病史，患者有明显厌食、暴食、呕吐等行为异常，故不支持本诊断。

（3）人格障碍：进食障碍可能与酒精依赖及轻微违法行为（如扒窃）并存。但人格障碍不存在特征性的厌食、暴食、呕吐等进食障碍行为。该患者目前除控制不住暴饮暴食外，大部分时间社会功能较正常，有正常学习、家庭及人际关系。不支持该诊断。

（4）抑郁障碍：贪食症患者常体验到抑郁症状，目前患者除了在暴食后容易有自责、缺乏自信等抑郁症状，大部分时间情绪尚稳定。目前还达不到抑郁发作的诊断标准。

三、疾病介绍

神经性贪食（bulimia nervosa，BN）是一类以反复发作性暴食及强烈的控制体重的先占观念为特征的进食障碍，导致患者采取极端措施以削弱所吃食物的"发胖"效应。主要表现为反复发作、不可控制、冲动性地暴食，继之采取防止增重的不适当补偿性行为，如禁食、过度运动、诱导呕吐，以及滥用泻药、利尿剂、食欲抑制剂、代谢加速药物等。这些行为与其对自身体重和体形的过度关注和不恰当评价有关，神经性贪食患者体重往往正常或轻微超重。据估计，青少年和年轻成年女性神经性贪食的终生患病率为0.8% ~ 2.6%。对于年轻男性，神经性贪食的估计终生患病率为0.1% ~ 0.16%。各性别青少年神经性贪食时点患病率为0.06% ~ 4.6%。在年轻女性中，类似进食障碍的行为（短暂时间的呕吐）发生率可达到5% ~ 10%。在青少年中，发病时间通常较神经性厌食症晚，甚至可以在成年时发病。国内目前尚无大规模的流行病学调查资料。目前病因并不明确，可能起因于心理、社会和生物学诸方面因素。患者往往存在着追求完美、调整心理冲突能力较差的心理特点。

1. 诊断和鉴别诊断要点

（1）诊断要点

1）反复发作的暴食：发作时有失控感，进食量明显大于常人，进食速度快。

2）暴食后采用补偿行为来防止体重增加，如诱吐、滥用泻药、利尿剂或其他药物，禁食或过度锻炼。

3）暴食及补偿行为同时发生，至少平均每周1次、持续3个月。

4）对体形和体重存在不恰当的自我评价。

（2）鉴别诊断：需要与消化科疾病、重性精神障碍、神经性厌食、颞叶癫痫、发作性嗜睡贪食综合征等鉴别。根据病史、躯体检查、精神检查、体重特点，不难鉴别诊断。

2. 治疗

（1）躯体支持治疗：纠正营养状况，控制暴食行为，打破恶性循环，建立正常进食行为，针对不同并发症进行对症处理。

（2）心理治疗：可采用认知疗法、行为疗法及生物反馈疗法等，以改变患者对自己体形的错误认知和过分关注，并建立合理的、有计划的饮食行为。认知行为心理治疗是纠正患者认知扭曲最有效的一种心理治疗干预措施。大多数研究表明，药物联合心理治疗效果优于单纯的药物治疗。

（3）药物治疗：可采用各类抗抑郁药物，包括5-羟色胺再摄取抑制剂、三环类等。氟西汀对暴食伴有情绪障碍的患者效果较好。

3. 转归　神经性贪食通常在女性的青春期或成年早期起病，发病高峰年龄18～19岁。死亡率高达3%。经过5～10年的治疗，大约50%的神经性贪食症患者痊愈，30%部分缓解，20%未愈。痊愈患者中，1/3患者会在4年内复发。

四、病例点评

该病例展示了"神经性贪食"的所有主要症状。她疯狂地摄入食物，所吃的食物超过一个正常人在相同情况下的进食量。她为这种行为感到非常羞耻，并竭尽所能隐藏她的进食量。这种情况至少每周出现两次，持续3个月以上。她感觉难以克制自己的贪食行为，并通过出现不适当的清除行为（在本例中为诱吐）来预防因过度摄食而导致的体重增加。病例整体诊治思路清晰、治疗流程规范，加之完整介绍了生物－社会－心理多方面的综合治疗。该病病程通常是慢性或间断性的，缓解期和反复暴食会交替出现，持续至少数年的紊乱进食行为在临床样本中占很高比例。经过长期随访发现，许多个体的症状在治疗或未治疗的情况下均会减轻，但治疗的效果更为显著。尽管该病例未伴随躯体疾病，但临床上也应格外关注。频繁接触呕吐的胃液可导致严重的牙齿侵蚀。患者可能会出现腮腺肿大及血清淀粉酶水平升高。自我诱吐可引起急性胃扩张和食管撕裂。当患者出现剧烈腹痛时，需要胃肠减压、X-射线检查以及必要的外科会诊。患者常出现电解质异常，尤其是低镁和低钾。神经性贪食患者的实验室检查异常主要表现为由反复呕吐导致的低氯、低钾、代谢性碱中毒。如果患者使用催吐剂诱导呕吐，可能导致催吐剂中毒，进而引起心包疼痛、呼吸困难、低血压、广泛肌无力、心动过速、心电图异常，更甚导致死亡。据报告，神经性贪食的个体死亡风险（全病因和自杀）显著升高，其粗略死亡率（CMR）每 10 年近 2%。希望广大临床医生将对儿童青少年"神经性贪食"整体概况有更深入的体会，为改善患者临床治疗及预后康复提供一定参考价值。

（病例提供者：刘志伟　阜阳市第三人民医院）

（点评专家：蒋国庆　重庆市精神卫生中心）

参考文献

[1] 郝伟，陆林.精神病学（第8版）[M].北京：人民卫生出版社，2018.

[2] 郭兰婷，郑毅.儿童少年精神病学（第2版）[M].北京：人民卫生出版社，2016.

[3] Silén Y，Keski-Rahkonen A.Worldwide prevalence of DSM-5 eating disorders among young people [J].Current Opinion In Psychiatry，2022，35（6）：362-371.

[4] van Eeden AE，van Hoeken D，Hoek HW.Incidence，prevalence and mortality of anorexia nervosa and bulimia nervosa[J].Current Opinion In Psychiatry，2021，34（6）：515-524.

发作性睡病

一、病历摘要

（一）基本信息

患者男性，17 岁，高二学生，因"发作性睡眠增多半年余"来我院就诊。

现病史：2021 年 9 月，患者高二开学后，具体诱因不明下渐出现睡眠异常，具体表现为白天睡眠增多，嗜睡，上课时常趴在桌子上睡觉，被叫醒后没过多长时间又会感到困倦，想睡觉，无法控制，放假期间也是如此，夜间睡眠基本正常。后患者病情逐渐加重，有时脾气较大，对家人发火，有时整天躺在床上，家人喊其名字也没有反应，无法唤醒，事后难以回忆。于 2021 年 12 月在当地医院就诊，诊断为"抑郁状态"，先后予"舍曲林，最大剂量为 100mg/d；艾司西酞普兰，最大剂量为 20mg/d；阿立哌唑，最大剂量为 10mg/d"治疗。脾气较前有所好转，偶尔能去学校上学，但无法坚持，上课时仍容易睡着，故于 2022 年 3 月来我院门诊就诊。

本次起病以来，日间睡眠时间明显增加，夜间睡眠基本正常，饮食一般，体重无明显变化，二便如常；无消极言语及自伤自杀行为，无冲动毁物伤人行为，无外跑行为。

既往史：无重大躯体疾病史。

个人史：独子，自幼生长发育基本正常，适龄上学，成绩一般，现读高二，人际关系一般，平时多与母亲一起生活。病前性格：偏内向。

家族史：否认两系三代以内精神障碍史。

（二）体格检查

躯体及神经系统未查及阳性体征。

（三）精神检查

1. 意识　清晰，时间、地点、人物定向完整。

2. 仪态　整洁，衣着得体，无特异姿态。

3. 面部表情　未见明显异常，提及无法正常上学时显得苦恼。

4. 接触交谈　合作，主动，对答切题，言语表达流畅，语速无明显异常。

5. 情感　反应协调，情绪总体尚可，偶有情绪低落及情绪不稳，自称在家发脾气是因为白天总是犯困睡觉，而家人又不把自己喊起来学习。

6. 感知觉　未引出错觉、幻觉及感知综合障碍。

7. 思维　结构连贯，未引出妄想内容，未见怪异思维内容。

8. 意志行为　自感白天时精力有所减退，易疲劳、困倦，无法长时间集中注意力学习。

9. 性症状　患者为青少年，否认有性活动，亦未见性欲改变。

10. 睡眠　日间睡眠时间明显增多，夜间睡眠未诉明显异常。

11. 食欲　正常，体重未见明显变化。

12. 智能　正常，智能水平与受教育背景相符。

13. 自知力　存在，对自身病中表现有一定认识，有求治欲。

（四）辅助检查

1. 头颅 CT、血常规、生化常规等检查未见异常。

2. 动态脑电图　监测期间未见痫样放电。

3. 多导睡眠监测报告　①睡眠结构：总睡眠时间为 595.9 分钟，入睡潜伏期 12.1 分钟；入睡清醒时间为 77.0 分钟，次数为 20 次，睡眠效率 87.0%，连续性欠佳；1 期睡眠 3.9%，2 期睡眠 79.8%，3 期睡眠 4.8%，REM 睡眠 11.6%；睡眠特征以浅睡眠为主，深睡眠及 REM 睡眠量减少；②呼吸及相关事件：无显著病理意义异常呼吸事件。日间多次睡眠潜伏期试验：平均潜伏期（5 次均值）：6.06 分钟。

（五）诊断

发作性睡病。

（六）诊疗经过

1. 停用艾司西酞普兰、阿立哌唑，换用盐酸哌甲酯缓释片 18mg 1 次 / 日，1 个月后加至 36mg 1 次 / 日，日间嗜睡症状基本缓解，脾气好转，有时表现较任性，能恢复正常上学。

2. 4 个月后病情有所波动，日间睡眠增加，称早上起床后就感觉不对劲，做事情没有意识，有时自言自语，称是因为自己记忆力不好要把学的内容说出来，时表现懒散，加用氨磺必利 50mg（早晚），后症状渐缓解。

3. 1 年后停用氨磺必利，维持盐酸哌甲酯缓释片 36mg/d，病情较稳定，顺利参加高考。

（七）随访

目前患者已读大学，症状稳定，现服盐酸哌甲酯缓释片 18mg/d 维持治疗。

二、病例分析

1. 病史特点

（1）男性，17 岁，首发年龄 16 岁。

（2）首次发作表现为日间睡眠增多，过度思睡。

（3）病程半年余，呈进行性加重，表现为白天整日思睡，无法坚持学习。

（4）风险评估：无消极自杀及冲动毁物伤人风险。

（5）既往史及本次发病期间均无躯体疾病或脑器质性疾病存在的证据。

2. 诊断与诊断依据

（1）诊断：发作性睡病。

（2）诊断依据：目前符合"发作性睡病"诊断标准。

1）存在反复发作过度思睡症状。

2）日间多次睡眠潜伏期试验显示睡眠潜伏期小于 8 分钟。

3）功能损害明显，无法坚持学习。

4）排除器质性疾病所致精神障碍。

3. 鉴别诊断

（1）特发性睡眠过多症：常缺乏与快速眼动睡眠相关的表现，如发作性猝倒、睡眠瘫痪、入睡前幻觉等，无发作性睡病的多次小睡潜伏期试验表现。

（2）Keine-Levin 综合征：K-LS 以反复发作的过度思睡为主要临床特征，同时伴有认知、精神和行为异常，发作间期功能状态正常。过度思睡每次持续 2 天至 5 周，通常这种发作每年超过 1 次。睡眠监测仅出现总睡眠时间延长，无其他特异性表现。

（3）复杂部分性癫痫发作：由于 50% 左右的发作性睡病患者可出现自动行为和遗忘，容易被误诊为癫痫，本例患者行动态脑电图检查及多导睡眠监测均未发现脑电异常放电。

（4）抑郁发作：部分抑郁发作患者可出现睡眠增多，但临床会伴有情绪低落、兴趣减退等抑郁发作表现，本例患者无明显持续性情绪低落表现。

三、疾病介绍

1. 概述　　发作性睡病（narcolepsy）的概念由法国医生 Gélineau 在 1880 年首次提出，临床上以日间过度思睡（excessive daytime sleepiness，EDS）、猝倒（cataplexy）及夜间睡眠紊乱（nocturnal sleep disturbance）为主要特征。发作性睡病可发生在幼儿阶段，从发病到确诊平均延迟 8 ~ 22 年，病程贯穿求学和个性发展关键时期，临床症状严重影响患者的学习、生活和社会功能。

2. 流行病学　发作性睡病是全球公认的罕见病，不同国家报道其患病率有较大差异。已公开的流行病学资料显示，全球各地区患病率从 0.00023% ~ 0.05% 不等，以色列是患病率最低的国家，仅为 0.00023%；在亚洲地区，韩国患病率为 0.015%，中国台湾地区的患病率为 0.0129%。中国大陆目前尚缺乏系统性、大规模的流行病学研究。

3. 病因及发病机制　其发病与遗传、自身免疫、感染、神经环路变化等多种因素相关。如人类白细胞抗原（HLA）等位基因与发作性睡病 1 型高度相关。感染源（细菌或病毒）和疫苗接种后诱导产生 T 细胞相关性自身免疫反应进而诱发发作性睡病症状，常见的有化脓性链球菌、甲型流感病毒、甲型流感疫苗 Pandemrix（葛兰素史克公司，英国）等。

4. 临床表现　发作性睡病的主要临床表现为发作性 EDS、猝倒、入睡前幻觉（hypnagogic hallucinations）、睡眠瘫痪（sleep paralysis）、夜间睡眠紊乱。EDS、猝倒、入睡前幻觉和睡眠瘫痪合称发作性睡病四联症。其中，猝倒、入睡前幻觉、睡眠瘫痪可能与 REM 睡眠相关。

（1）日间过度睡眠 EDS：是发作性睡病的主要临床表现，绝大多数患者有 EDS 症状。具体表现为：白天难以遏制的困倦或睡眠反复发作，患者在单调、无刺激的环境中更容易入睡，日间小睡可暂时缓解睡意，并可保持一段时间清醒。一些患者可能在行走、吃饭、说话等活动时突然睡眠发作，呈现出一些无意识的行为或刻板的动作。无论患者夜间睡眠时间长短，EDS 每日均会发生，并伴有持续注意力和精神运动警觉性的下降。

（2）猝倒：是发作性睡病 1 型最具特征性的临床表现，发生率约 75%，通常在 EDS 出现后 1 年内发生，也可表现为首发症状。先出现猝倒发作的患者并不罕见，容易被误诊或漏诊。目前公认的观点是，猝倒发作与清醒期 REM 睡眠片段插入相关，患者在清醒期突然进入 REM 睡眠导致骨骼肌失去张力，表现为清醒期突然发生肌张力下降伴警觉性下降，但意识相对保留。猝倒发作通常由大笑、高兴等积极的情绪诱发，负面情绪如愤怒、悲伤等也可诱发，少数患者进食、运动也可诱发猝倒发作。猝倒发作也可表现为局部骨骼肌无力，如眼睑下垂、吐舌、言语不能、面部肌肉松弛，也可影响到颈肩部、上肢和下肢，引起头下垂、肩下垂、上肢下垂、膝盖弯曲、身体前倾，甚至累及全身，出现瘫倒在地等症状表现；呼吸肌通常不受累，但呼吸频率与幅度有所下降。猝倒发作时间通常短暂（< 2 分钟），可以迅速完全恢复。猝倒发作频率从数月 1 次到每天数次不等。有时强烈的情感刺激，或者抗猝倒药物突然撤药均可能引发猝倒频繁发作，严重时可持续数小时，称为猝倒持续状态（statuscatapleticus）。

（3）入睡前幻觉：在发作性睡病患者中发生率为 33% ~ 80%。入睡前幻觉是发生于觉醒 – 睡眠转换期的一种梦境样体验，一般发生在入睡前，也有少数患者发生在睡眠向觉醒转换期。这种幻觉多伴有恐怖或不愉快的体验，通常为视觉或体感幻觉（如"灵魂出窍"感），也可表现为听觉、平衡觉或多种感觉复合形式的幻觉。其发生机制可能与从清醒期直接进入到 REM 期睡眠相关，内在经历的梦境如同幻觉一样。

（4）睡眠瘫痪：发生在刚入睡或从睡眠向觉醒转换过程中，可能是发作时患者直接进入 REM 睡眠所致，通常发生率为 25% ~ 50%，发作时患者虽然意识清醒，但无法自主活动或讲话，常伴呼吸困难和各种形式的幻觉，多为恐怖性体验，一般持续数十秒到数分钟，在外界刺激（身体受到触碰）下可立即恢复正常。

（5）夜间睡眠紊乱：包括夜间睡眠不安，表现为反复夜间睡眠中断、觉醒次数增多和时间延长，以上导致睡眠片段化，发生率为 30% ~ 95%。可伴有睡眠中周期性腿动、不自主运动、REM 期或非快速眼球运动（nonrapid eye movement，NREM）期异态睡眠及阻塞性睡眠呼吸暂停（obstructive sleep apnea，OSA）等。其中，REM 期睡眠行为障碍（REM sleep behavior disorder，RBD）在发作性睡病人群中发生率为 36% ~ 61%。发作性睡病患者的 RBD 与非发作性睡病患者的 RBD 在临床表现方面不尽相同，前者起病时间更早，但暴力性动作及夜间发作次数较非发作性睡病患者少，目前尚无证据显示合并发作性睡病的 RBD 表现是神经系统退行性病变的危险信号。

此外，36% ~ 63% 的发作性睡病患者可产生自动行为，即患者在看似清醒的状态下出现漫无目的的单调、重复的动作，需与癫痫复杂部分性发作和失神发作相鉴别。其他症状可有睡眠时不自主肢体运动、夜间睡眠不安、记忆力下降等。本病可伴肥胖、性早熟、阻塞性呼吸暂停综合征、REM 睡眠期行为障碍、焦虑或抑郁、偏头痛等疾病。

5. 临床分型　根据临床表现及脑脊液下丘脑分泌素 –1（Hcrt–1）水平，国际睡眠障碍分类第 3 版（international classification of sleep disorders，3rd edition，ICSD–3）将发作性睡病分为两型：①发作性睡病 1 型：即 Hcrt 缺乏综合征，既往称为猝倒型发作性睡病，约占 85%，以脑脊液中 Hcrt–1 水平显著下降为重要指标；②发作性睡病 2 型：既往称为非猝倒型发作性睡病，通常脑脊液中 Hcrt–1 水平无显著下降。

6. 诊断标准

（1）发作性睡病 1 型的诊断标准：必须同时满足以下 2 条标准。

1）每日出现日间难以克制的困倦欲睡或非预期的日间入睡，症状持续至少 3 个月。

2）满足以下 1 项或 2 项条件：①有猝倒发作（符合定义的基本特征），和经过标准的 MSLT 检查平均睡眠潜伏期 ≤ 8 分钟，且出现 ≥ 2 次睡眠始发 REM 睡眠现象，即 SOREMP。MSLT 检查前进行 nPSG 检查（保证 6 小时以上睡眠），出现 SOREMP（睡眠起始 15 分钟内出现的 REM 期）可以替代 1 次日间 MSLT 中的 SOREMP；②放射免疫法检测脑脊液中 Hcrt-1 水平≤ 110pg/ml 或＜以同一标准检验正常者平均值的 1/3。

幼儿期的发作性睡病可能表现为夜晚睡眠时间过长或日间打盹时间延长，如果临床强烈怀疑发作性睡病 1 型，但 MSLT 的诊断标准不能满足，推荐重复 MSLT 检查。患者存在 EDS 和脑脊液 Hcrt-1 水平降低，即使不伴有猝倒发作，仍应诊断为发作性睡病 1 型。

（2）发作性睡病 2 型的诊断标准：必须同时满足以下 5 条标准。

1）每日出现日间难以克制的困倦欲睡或非预期的日间入睡，症状持续至少 3 个月。

2）标准 MSLT 检查平均睡眠潜伏期≤ 8 分钟，且出现≥ 2 次 SOREMP。MSLT 检查前进行 nPSG 检查，出现 SOREMP（睡眠起始 15 分钟内出现的 REM 期）可以替代 1 次日间 MSLT 中的 SOREMP。

3）无猝倒发作。

4）放射免疫反应法检测脑脊液中 Hcrt-1 水平＞ 110pg/ml，或大于以同一标准检验正常者平均值的 1/3。

5）思睡症状和（或）MSLT 结果无法用其他原因，如睡眠不足、OSA、睡眠时相延迟障碍、药物的使用或撤药所解释。

如果患者随后出现猝倒发作，应重新诊断为发作性睡病 1 型；如果诊断做出后，经检测脑脊液 Hcrt-1 浓度≤ 110pg/ml 或小于经同一标准检验的正常者平均值的 1/3，应重新修正诊断为发作性睡病 1 型。

发作性睡病鉴别诊断主要与特发性睡眠过多症、Keine-Levin 综合征、复杂部分性癫痫发作区分，可依据其诊断标准进行鉴别。

7. 量表评估　评估发作性睡病的核心症状及严重程度，用于筛查、诊断和疗效评估。

（1）睡眠相关量表

1）EDS：Epworth 思睡量表（epworth sleepiness scale，ESS）用于评估日间思睡程度；斯坦福思睡量表（stanford sleepiness scale，SSS）用于评估受试者当下的主观倦意；Ullanlinna 发作性睡病量表（the ullanlinna narcolepsy scale）用于评估发作性睡病思睡和猝倒症状；瑞士发作性睡病量表（the swiss narcolepsy scale，SNS）常用于筛查。

2）猝倒：情绪触发猝倒问卷（cataplexy emotional questionnaire）是用于评估猝倒发作的简明问卷。

3）其他睡眠障碍相关量表：国际不宁腿综合征（international restless legs syndrome）严重程度自评量表：包括 10 个问题的主观量表，用于衡量不宁腿综合征症状的严重程度；快速眼球运动睡眠行为障碍筛查问卷 – 香港版（rapid–eye–movement sleep behavior disorder questionnaire hongkong）用于评价发作性睡病可能伴发的 RBD。

（2）神经精神量表：包括评价认知相关量表［简易精神状态检查量表（mini–mental state examination，MMSE）和蒙特利尔认知评估量表（montreal cognitive assessment，MoCA）］，评价精神状况的量表如阳性阴性症状量表（positive and negative syndrome scale），可以评估发作性睡病共病的焦虑抑郁量表，认知和精神状况评估包括注意力缺陷或多动和冲动（attention deficit hyperactivity disorder）量表，有些儿童患者需要用到自闭症谱系筛查问卷（autism spectrum disorder screening questionnaire）筛查、通过 MMSE 和 MoCA 评估患者认知水平。

8. 治疗　在治疗方面，发作性睡病目前尚无确切的病因治疗，目前主要是对症治疗。一般多采用综合治疗，以非药物治疗与药物治疗为主。

（1）非药物治疗：发作性睡病患者首先需保持生活规律、养成良好的睡眠习惯、控制体重、避免情绪波动、白天有意安排小憩以减轻症状。其次，应尽量避免较有危险的体育活动，如登山、游泳、驾车及操作机械等。同时还要对患者进行心理卫生教育，特别是青少年患者，容易造成较大的心理压力，故应加强对本病的知识普及。

（2）药物治疗

1）EDS 的治疗：治疗 EDS 的首选药物是替洛利生（pitolisant）、莫达非尼（modafinil）、γ–羟丁酸钠（gamma–hydroxybutyrate，sodium oxybate），其他药物包括阿莫达非尼（armodafinil）、哌甲酯缓释片（methylphenidate）、索林非妥（solriamfetol）、马吲哚（mazindol）等。

2）猝倒的治疗：目前推荐的抗猝倒药物主要为替洛利生、羟丁酸钠和抗抑郁剂（三环类、文拉法辛）。三环类抗抑郁剂（TCAs）、选择性 5– 羟色胺再摄取抑制剂类（SSRIs）通常不具有很强的促醒效应，而替洛利生及羟丁酸钠可同时改善猝倒和 EDS。选择性 5– 羟色胺与去甲肾上腺素再摄取抑制剂类（SNRIs）和选择性去甲肾上腺素再摄取抑制剂（NaRIs）则具有一定的促醒作用。这些药物也可联合使用。

抗抑郁剂治疗猝倒起效迅速，但停药后易出现猝倒症状反弹。即便是长期服用缓释型抗抑郁剂，也可能在中断治疗的次日发生猝倒症状反弹，症状反弹甚至可持续数天。抗抑郁剂治疗猝倒时也可能出现耐药现象，此时增加剂量或更换药物可能会有所帮助。

抗抑郁剂的停药反应：抗抑郁剂治疗猝倒的过程中，突然减量或停药会导致猝倒发作时间延长、频率增加、严重程度增高，甚至出现猝倒持续状态。

3）入睡前幻觉和睡眠瘫痪的治疗：最新研究结果提示，替洛利生和 γ–羟丁酸钠对入睡前幻觉和睡眠瘫痪有明确改善作用，推荐用于这两种症状的治疗。入睡前幻觉和睡眠瘫痪与 REM 睡眠期有关，缩短 REM 睡眠的抗抑郁剂如三环类抗抑郁剂、SSRIs 及 SNRIs 均可改善入睡前幻觉和睡眠瘫痪，考虑到三环类药物不良反应，推荐使用 SSRIs 和 SNRIs 类药物，如氟西汀、文拉法辛等。如合并猝倒，可考虑参考猝倒的治疗药物。

4）夜间睡眠紊乱的治疗

A．夜间睡眠不安的治疗：①γ-羟丁酸钠是目前唯一被证实对于治疗发作性睡病夜间睡眠不安有确切疗效的药物。大量随机对照研究证实 γ-羟丁酸钠能治疗发作性睡病的所有症状，对于猝倒、EDS、夜间睡眠不安等均有确切疗效。γ-羟丁酸钠可能会增加睡眠呼吸障碍或肺换气不足的风险，对可能存在这些基础疾病的患者，在服用 γ-羟丁酸钠前需进行 nPSG 和血二氧化碳监测。必要时可先行气道正压辅助呼吸，改善通气功能后再给予 γ-羟丁酸钠治疗；②巴氯芬：推荐用于成人和儿童出现的夜间睡眠不安。巴氯芬可改善慢波睡眠，减少睡眠片段化，但证据较少，需要进一步研究评估其在改善睡眠中的作用。

此外，用于治疗失眠障碍的新型苯二氮䓬类药物（唑吡坦、佐匹克隆、右佐匹克隆）以及褪黑素也可用来治疗发作性睡病患者的夜间睡眠不安，考虑到苯二氮䓬类药物的不良反应，不建议长期使用。

对于夜间睡眠不安、合并 EDS 和猝倒的成人和儿童患者，可以首先考虑单用 γ-羟丁酸钠，或者联合使用 γ-羟丁酸钠和（或）文拉法辛 / 氯米帕明，以及替洛利生等一线促醒剂。

B．OSA 的治疗：推荐对所有超重患者鼓励其减轻体重，保持戒烟酒等健康的生活方式；无创气道正压通气是一线治疗方式；应用口腔矫治器和对有手术指征的患者进行手术治疗，也有一定的效果。

C．RBD 的治疗：不建议应用氯硝安定，可尝试使用褪黑素或褪黑素受体激动剂。如合并猝倒，可考虑参考猝倒的治疗药物，并推荐对患者进行定期的抑郁 / 焦虑评估。

5）特定人群的治疗：①儿童发作性睡病的治疗：我国发作性睡病发病的高峰年龄为 8 ~ 12 岁，考虑对儿童患者学业和身心发育的影响，需要积极治疗。在推荐日间规律小睡、认知行为治疗的同时，谨慎用药，在处方前，临床医师应充分考虑获益和潜在的风险；②老年发作性睡病治疗的注意事项：治疗前后，详细询问其他药物使用情况，以便充分评价发作性睡病治疗药物的价值。注意中枢兴奋类药物可能诱发和加重某些心血管事件。对有呼吸系统基础疾病的老年患者，应该注意 γ-羟丁酸钠导致的呼吸抑制作用；③孕产妇发作性睡病治疗的注意事项：怀孕期发作性睡病的治疗，一般不主张用药，若发作性睡病症状所引起的风险高于致畸或流产的风险，推荐选用替洛利生、γ–羟丁酸钠、氟西汀、文拉法辛或氯米帕明。由于分娩过程中存在发生猝倒持续状态的风险，故推荐选择剖宫产手术。哺乳期一般不主张用药，对于必须服用药物控制症状的哺乳期患者，建议停止母乳喂养。

9．预后　本病多数是持续终生，一部分患者也可随年龄增长逐渐有所减轻。

四、病例点评

典型的发作性睡病通过仔细的病史询问以及睡眠脑电检查，诊断并不困难。但是因为发作性睡病与精神科疾病的共患以及精神科药物使用后的副反应，常导致临床上对发作性睡病的漏诊或者误诊。本例病例，要与抑郁发作重点鉴别，抑郁发作的患者，常有白日过度思睡的现象，抑郁发作的精力下降、疲乏等表现，以及儿童青少年抑郁障碍患者常伴有的幻觉等精神病性症状，与发作性睡病难以鉴别。仔细的病史询问、认真的精神检查以及睡眠脑电检查（小睡实验）是鉴别的关键点。

（病例提供者：陶　洁　耿　峰　安徽医科大学第二附属医院）

（点评专家：曹庆久　北京大学第六医院）

参考文献

[1] 中华医学会神经病学分会睡眠障碍学组.中国发作性睡病诊断与治疗指南（2022版）[J].中华神经科杂志，2022，55（5）：406-420.

[2] 王蒙蒙，赵忠新，吴惠涓.发作性睡病临床表现与治疗研究进展[J].中国临床药理学与治疗学，2021，26（5）：491-496.

病例23

精神发育迟滞

一、病历摘要

（一）基本信息

患者女性，13岁，因"自幼智力发育差，言行异常2年"来院就诊。

现病史：患者母亲29岁怀孕期间有先兆子痫，足月顺产，患儿出生时有口唇发紫、宫内缺氧史。2月龄对声音缺乏反应，4月龄还未出现微笑，不注意别人说话，1岁半开始走路，2岁开口有意识叫"爸爸，妈妈"，吐字不清，只能说几个字的简单句，不能说复杂句；反应慢，多次呼喊名字才能注意，经常一个人发呆，从不主动与人交流，对周围事情缺乏兴趣。5岁左右父母亲离异，家庭经济能力差，父亲长期在外地打工，在家由奶奶一直照顾。患者自己能用勺子吃饭，能自己大小便，穿衣需家人协助，不能独自外出。7岁时上小学，不能遵守课堂纪律，上课时注意力不集中；学习能力低下，计算只能完成10以内的加减法；人际交往能力差，难以维持和其他小朋友的友谊；自我管理能力差，不能按时完成作业；感觉功能障碍，不会辨别基本的颜色，对颜色的命名困难，将几种不同的颜色都说成一种颜色；听觉迟钝明显，听到他人叫自己的名字没有反应或反应很慢，不能分辨动物的叫声。小学二年级时各科考试成绩不及格，读到小学三年级即退学。2020年患者经常在家莫名哭泣，跟家人交流少，夜眠差，行为怪异，经常莫名自语，称"脑子里有声音说自己是杀人犯，自己偷别人的东西，有人打她"，看电视中的警察害怕。后患者病情渐加重，同年至某精神专科医院住院治疗，诊断"精神发育迟滞"，予"利培酮片1mg/早晚、丙戊酸钠缓释片0.5g/晚"治疗，服药后患者睡眠状况好转，情绪较前平稳，但仍有波动，主要表现为爱发脾气、摔东西，时有自言自语。2020—2022年换用"奥氮平（具体剂量不详）"治疗，病情改善不佳，家人难以对其管理。现为求进一步治疗，门诊拟"精神发育迟滞"收入我科。

患者自起病以来，饮食、二便尚可，睡眠欠佳，体重无明显变化，个人生活需督促，无长期高热、抽搐及昏迷史。病程中未见持续情绪低落、消极表现，有冲动、外跑行为。

既往史：否认慢性疾病史；否认手术史；否认外伤史；否认药物及食物过敏史；

否认传染病史；否认吸烟及饮酒史。

个人史：患者母亲 29 岁怀孕期间有先兆子痫，足月顺产，患儿出生时有口唇发紫，宫内缺氧史。1 岁半开始走路，2 岁开口有意识叫"爸爸，妈妈"，5 岁左右父母亲离异，父亲长期在外地打工，患者由奶奶一直照顾。患儿在成长过程中始终缺乏父母亲的关心和爱护，童年时期遭受情感忽视和虐待，导致她在情感上缺乏安全感，对外界环境不信任，也不会主动接触新的人和事物，阻碍了其社会化进程。

家族史：否认两系三代以内精神异常史。

（二）体格检查

全身体格及神经系统检查未及明显阳性体征。

（三）精神检查

1. 意识　清晰，时间，地点，人物定向不全。

2. 仪态　貌龄相符，衣着整洁。

3. 面部表情　时哭时笑，表情怪异。

4. 接触交谈　被动，不合作，问话偶答，发音不清，对答不切题。

5. 情感　与周围环境不协调，情绪不稳，易激惹，未见持续情绪低落及消极意念。

6. 感知觉　可引出假性幻听，未引出幻视及感知综合障碍。

7. 思维　反应慢，理解能力差，思维内容凌乱，无法深入洞悉。

8. 意志行为　意志活动减退，主动性欠缺，不愿上学，也不与家人交流。个人生活事务需家人督促，偶有摔东西、冲动、外跑行为。

9. 性症状　患者为青少年，否认有性活动。

10. 睡眠　眠差，主要表现为睡眠维持困难，早醒。

11. 食欲　一般，近期体重未见明显变化。

12. 智能　差，复杂计算难以完成，计算只能完成 10 以内的加减法，语言理解能力差，复杂问题难以回答。

13. 自知力　缺乏，否认精神异常，拒绝配合治疗。

（四）辅助检查

1. 实验室检查　头颅 CT、脑电图正常，血常规、生化常规等检查未见异常。甲状腺功能测定：T_3：1.12ng/ml，T_4：7.26μg/ml，TSH：2.24μIU/ml；苯丙氨酸浓度 74μmol/L。

2. 量表评估　婴儿 – 初中学生社会生活能力量表（S–M）：中度低下；韦氏儿童智力量表（WISC）：总智商 47，语言智商 44，操作智商 45。孤独症行为量表（ABC）：37 分。

（五）诊断

精神发育迟滞，需要加以关注或治疗的显著行为缺陷。

（六）诊疗经过

1. 教育和训练　为患者进行针对性的生活训练，包括生活自理能力和简单的社会适应，如洗漱、换衣、人际交往中的行为举止和礼貌、正确表达自己的要求意愿等。

2. 心理治疗　当患者出现摔东西、冲门等表现时，及时疏散周边病友及医护人员，并给予保护性约束，远距离观察，不与患者交流，症状约 2 小时后消失，恢复如间歇期表现。每次给药时进行积极的暗示治疗，同时加强医患沟通，帮助家长了解疾病的相关知识，调整自身心态，减轻焦虑情绪，学习相应的与患者沟通和交流技巧以及对患者不良行为的处理和防范措施。

3. 药物治疗　利培酮 1mg 2 次 / 日口服，改善患者精神症状，并于 1 周后调整为 2mg 2 次 / 日；安坦（苯海索）2mg 2 次 / 日口服，防止出现锥体外系反应，同时联合氯硝西泮 0.5mg 2 次 / 日口服，改善患者睡眠状况。

（七）随访

本次住院 2 个月后，患者精神症状基本消失，未见明显冲动攻击行为，故予以办理出院手续。患者家属带其定期于门诊复诊，目前饮食、睡眠良好，可以料理日常简单生活，但主动性欠缺，言语偏少，思维连贯，未引出明显幻觉及妄想症状，无明显古怪想法，无自语自笑或明显冲动行为，情感反应平淡，注意力尚集中，自知力部分存在。

二、病例分析

1. 病史特点

（1）患儿女性，13 岁，母亲怀孕时有先兆子痫，出生时有缺氧史，幼年时父母亲离异，长期缺乏陪伴。

（2）患者自幼语言发育水平较差，发音不清，只能说一些简单句，学习能力低下，个人生活需督促。11 岁时出现莫名自语自笑，摔东西、冲动乱跑等行为问题。全病程特点为慢性病程，本次病情加重。

（3）体格检查及实验室检查未见明显异常。韦氏儿童智力测验提示智商 47。

（4）风险评估：患者目前有明显的情绪不稳、易激惹及冲动等表现，故评估高冲动风险。

（5）既往无重大躯体疾病或脑器质性疾病史。

2. 诊断与诊断依据

（1）诊断：精神发育迟滞，需要加以关注或治疗的显著行为缺陷。

（2）诊断依据：目前符合"精神发育迟滞，需要加以关注或治疗的显著行为缺陷"诊断标准。

1）根据韦氏儿童智力测验结果，智商在 35～49，属于中度精神发育迟滞。

2）学习成绩差（小学二年级开始考不及格，读到小学三年级即辍学），无法适应小学学习。

3）在家人协助下，能完成简单的生活自理和劳动。

4）词汇贫乏，发音不清，可进行简单的语言表达，不能表达复杂的内容。

5）有冲动、乱跑等行为，家人劝说无效。

3．鉴别诊断

（1）智力暂时性发育迟缓：各种生理或心理因素，如视觉、听觉障碍、营养不良、慢性躯体疾病以及教育环境缺乏等都可能导致儿童的智力发育延迟。当这些原因去除或纠正以后，其心理发育可以赶上同龄儿童的智力水平。但该患者自幼智力发育低下，实验室检查及体格检查未见明显异常，故不考虑诊断智力暂时性发育迟缓。

（2）精神分裂症：儿童精神分裂症患者的精神症状可影响到正常学习、生活、人际交往等社会功能。精神分裂症患者病前智力正常，有起病、症状持续及演变等疾病的发展过程，存在确切的精神病性症状。但该患者自幼智力低下，社会适应能力差，且未引出幻觉、妄想等精神病性症状，故不考虑诊断精神分裂症。

（3）孤独症谱系障碍：患者的语言发育和交流能力、社会交往能力明显落后于其智力发育水平，并有兴趣狭窄和行为刻板的临床表现。但该患者语言和社会交往能力与智力水平相称，智力发育全面低下，故不考虑诊断孤独症谱系障碍。

（4）注意缺陷多动障碍：其患者学业成绩与智力水平不符，但经过治疗，注意缺陷改善以后，学业成绩能够提高，达到与智力相当水平。该患者的学业成绩与智力低下的程度相符合，还同时有语言障碍和运动发育迟滞、判断能力、理解能力和社会适应能力普遍低下等特点，故不考虑诊断注意缺陷多动障碍。

三、疾病介绍

精神发育迟滞（mental retardation），又称智力发育障碍或智力低下，是指一组在发育时期内（18 岁以前），由于遗传、环境以及社会等原因引起的以智力低下和社会适应困难为主要临床特征的精神障碍。DSM-5 和 ICD-10 根据智力低下程度和日常社会适应能力缺陷程度将精神发育迟滞分为以下四个等级（病例 23 表 1）。

病例23表1　精神发育迟滞的严重程度

严重程度	智商	接受教育和康复训练	日常生活能力
轻度	50 ~ 69	初级教育或特殊教育	可独立生活
中度	35 ~ 49	特殊教育和训练	掌握简单生活技能，半独立生活
重度	20 ~ 34	简单训练	生活自理能力差，需要监护
极重度	< 20	无能力	无生活自理能力，需要监护 ·

　　精神发育迟滞的病因广泛而复杂，主要包括遗传和生物学因素，以及环境中各种影响心理发育的因素。

　　1. 遗传因素　①染色体异常：如唐氏综合征、先天性卵巢发育不全、先天性睾丸发育不全、脆性 X 染色体综合征；②基因异常：其中单基因遗传病包括苯丙酮尿症、半乳糖血症、戈谢病、家族性黑蒙性痴呆、脂质沉积症、黏多糖病和脑白质营养不良等；③先天性颅脑畸形：如家族性小脑畸形、先天性脑积水、神经管闭合不全等疾病。

　　2. 围生期因素　如感染，药物和毒物，放射线和电磁波，其他如妊娠期各种疾病、分娩期并发症、孕妇年龄偏大（ > 35 岁）、吸烟、饮酒以及强烈长期的心理应激等。

　　3. 出生后因素　如新生儿疾病、儿童期疾病、环境等因素。

　　精神发育迟滞的治疗原则是以教育和康复训练为主，结合心理治疗，少数患者需要对伴随的精神症状进行药物对症治疗。①教育和康复训练：由教师、家长和心理治疗师共同配合进行。目的是使患者能够掌握与智力水平相当的文化知识、日常生活技能和社会适应技能。对患者进行教育和康复训练时，要根据患者的智力水平因材施教。轻度：可以在普通小学就读或在特殊学校接受教育。中度：着重康复训练，主要内容是生活自理能力和简单的社会适应能力。重度：主要康复训练内容是训练患者与照顾者之间的交流，配合帮助患者学习简单的生活能力和回避危险的能力。极重度：难以实施任何的教育和康复训练，全部生活需要照料；②心理治疗：针对患者的异常情绪和行为采用相应的心理治疗，包括行为治疗和心理治疗。通过行为治疗能够使患者建立和巩固正常的行为模式，减少攻击行为或自伤行为；③药物治疗：病因治疗，适用于病因明确患者，例如，苯丙酮尿症和半乳糖血症患者给予相应的饮食治疗；先天性甲状腺功能低下症患者给予甲状腺素终生治疗。对症治疗，对于有明显精神运动性兴奋和冲动、攻击以及自伤行为的患者，采用抗精神病药治疗。对于伴有注意缺陷多动障碍患者，可使用哌甲酯或托莫西汀等药物对症治疗。

　　精神发育迟滞一旦发生难以逆转，因此预防是关键。做好婚前检查、监测遗传性疾病和孕期保健工作，避免围生期并发症，防止和尽早治疗中枢神经系统疾病是预防精神发育迟滞的重要措施。此外，积极开展常见遗传代谢性疾病的生化检查，尽早进行筛查，为病因学治疗提供依据，并对可疑患者进行定期检查和早期干预。早期实施干预和治疗可有效预防精神发育迟滞的发生或阻止智能损害程度的进一步加重。

四、病例点评

精神发育迟滞是最常见的神经发育障碍之一，主要表现为智力和适应功能缺陷，具体为概念、社交、实用等功能损害。其病程为慢性持续性，一般而言没有明显的加重缓解期。但是，当精神发育迟滞共患其他精神障碍时，其临床表现就会变得错综复杂，增加鉴别诊断及治疗的难度，这往往也是患儿住院的主要原因之一。共患病方面：①首先，要鉴别是否共患其他神经发育障碍，比如孤独症谱系障碍、注意缺陷多动障碍等。因此，详细、准确的个人史采集尤为重要，旨在体现患儿各项能力的发育发展轨迹；②其次，要鉴别是否共患精神行为症状、心境障碍、焦虑障碍及精神分裂症等。在这一部分除准确收集现病史，也要重视对患儿情绪行为进行全面观察，将现况与病史结合，互相佐证。

本例中，患儿在小学初期表现出注意力不集中，需要重点鉴别是否共患注意缺陷多动障碍。患者在 2020 年以后的病程中表现为间断哭泣、交流少、夜眠差；莫名自语自笑、看电视时看到警察害怕、情绪不稳、发脾气、摔东西。这些线索提示患儿可能经历情绪波动，伴有可疑的幻觉、思维内容异常等精神病性症状。需要从现病史、现况、随访等不同维度采集资料，重点鉴别是否共患心境障碍、精神分裂症等。

（病例提供者：夏　磊　田英汉　刘寰忠　安徽医科大学附属巢湖医院）

（点评专家：曹庆久　北京大学第六医院）

参考文献

[1] 郭兰婷，郑毅.儿童少年精神病学（第2版）[M].北京：人民卫生出版社，2016.

[2] 陆林.沈渔邨精神病学（第6版）[M].北京：人民卫生出版社，2018.

[3] 郝伟，陆林.精神病学（第8版）[M].北京：人民卫生出版社，2018.

[4] Totsika V，Liew A，Absoud M，et al.Mental health problems in children with intellectual disability[J].Lancet Child & Adolescent Health，2022，6（6）：432-444.

孤独症谱系障碍1

一、病历摘要

（一）基本信息

患者女性，10岁，小学四年级学生，因"自幼不合群，渐起话少1年余，加重半年"来院就诊。

现病史：患儿自幼胆小，与同龄人相处时不合群，不会玩"过家家"的游戏，常独自玩耍，和家人语言交流尚好，能用语言提出要求，表情略欠丰富，3岁前家长没发现孩子与同龄人差别。进入幼儿园初期不肯和老师同学讲话，后逐渐改善，上中班因被惩罚后，在学校逐渐不跟老师同学讲话交流，回避眼神接触，面部表情减少，更加不合群。在家和家人日常需求性的语言能表达，但不太会关心家人，跟妈妈关系亲密也从未跟妈妈有表示关心体贴的语言，做错事也从不说道歉的话。在家里上厕所不肯进卫生间，会把大小便解在盆里倒掉。进入幼儿园和小学后也不肯去公共卫生间，放学后有时着急就会在树坑里小便。穿衣服只挑自己喜欢的穿，平时记忆力好，幼儿画报家长读过两遍后患儿就能自己整本读出。平时喜欢故意问家人自己知道答案的问题。6岁上小学，在学校不和老师同学说话交流也没有互动，课间坐在位置上不动、不上厕所，考试成绩良好。二年级开始容易情绪不稳，经常与母亲无故哭闹，家人没有重视。1年前开始和家人交流也慢慢减少，从回答慢到不回答，面部表情单一，要求一个人住，不让任何人陪，休学在家。半年前由爸爸、妈妈、哥哥强制将患儿抱上车送到爷爷、奶奶家，从此以后不说一句话，妈妈去看她从不理睬也不见，从关门不开到东躲西藏。休学后几乎不出门、喜欢看平板电脑、喜欢看书、不愿意见任何人，有人来就捂着脸或用窗帘包着，甚至钻进衣柜里。平时不喜灯光，天黑时吃喝都利用平板光源。有要求时就用点头摇头或者抗拒的手势示意。不吃家里做的饭菜，不喝开水，喝未开封的矿泉水，吃饭要吃带包装的零食或家里人买的外开封的外卖食品。在家不愿洗头、洗脸、洗脚。有时无原因下出现情绪冲动。曾于2020年6月2日在当地医院就诊，住院治疗，考虑"精神分裂症"，予以"舍曲林片50mg 1次/日、舒必利片0.1g 2次/日、氟西汀胶囊20mg 1次/日"等治疗。病情略有好转后出院，出院后拒绝服药。一直不说话，经常出现发呆，饮食差，入睡差。家长难以管理为求进一步诊治，来我院就诊。

病程中否认有高热、抽搐史，否认有兴奋、话多、夸大表现。近期患儿饮食量少，饮食结构单一，只吃蛋挞，睡眠一般，小便一天 2 次，大便三四天 1 次。

既往史：2 岁时曾从床上跌下，耳朵出血，无意识丧失，查头颅 CT 示"有积液？"（未见报告）。无食物、药物过敏史，无手术史，预防接种史不详。

个人史：第 2 胎，母孕期正常，足月顺产，婴幼儿时期生长发育未见明显异常。

家族史：否认两系三代以内精神异常史。

（二）体格检查

体温 36.6℃，脉搏 104 次 / 分，呼吸 18 次 / 分，血压 93/69mmHg，体重 21kg，身高 130cm，BMI 12.42。神清，步态动作僵硬，头发稀疏，皮肤弹性差。心律齐，各瓣膜未及病理性杂音。两肺呼吸音清，未及明显干湿啰音。腹平软，无压痛及反跳痛。神经系统检查：四肢肌力正常，肌张力稍高，生理反射存在，病理反射未引出，脑膜刺激征阴性。

（三）精神检查

1. 意识　清晰。

2. 仪态　稍欠整洁，衣着尚得体，矮小，年貌不相称。动作迟缓，走路慢、姿势固定。

3. 面部表情　表情单一。紧张，抿嘴。

4. 接触交谈　被动不合作，回避与人目光接触，问话不答，有时会用笔写出自己的要求。有被动性违拗，如：让其说话时反而抿嘴更明显。

5. 情感　反应与周围环境不协调，与其自身的精神活动相协调。

6. 感知觉　反复询问下，书写否认异常。

7. 思维　内容暴露不畅，书写否认被害妄想等。

8. 意志行为　减退，生活变得懒散，洗脸刷牙均需要人督促。不上学，不愿外出，不讲话，回避与人接触。

9. 性症状　患儿为学龄期儿童，否认有性活动。

10. 睡眠　结构不规律，晚睡晚起。

11. 食欲　差，饭量减少，不肯正常饮食，饮食结构单一，近期只吃蛋挞。

12. 智能　计算力、智能良好。

13. 自知力　缺乏，反复书写要出院，对疾病没有认识。

（四）辅助检查

1. 血液生化检查　血常规、肝功能、甲状腺功能未见异常。食入物变应原：鸡蛋变应原 294.5U/ml，小麦变应原 204U/ml，大豆变应原 73.2U/ml，牛奶变应原 83.2U/ml，腰果变应原 69.3U/ml。

2. 尿常规检查　酮体 2+。

3. 心电图检查　正常心电图范围。

4. 脑电图检查　正常脑电图。

5. 彩超　腹部（肝胆胰脾＋泌尿系＋子宫附件）彩超、甲状腺彩超未见明显异常。妇科彩超：子宫体积减小（发育不良？）。

6. 头颅 MRI　两额薄层硬膜下积液。

7. 发育评估　SCL 90：轻度强迫、焦虑、偏执、精神病性；ADI-R：提示社交 15 分，言语 2 分，刻板行为 2 分，起病 0 分；ADOS：沟通 4 分，相互性社会互动 13 分，想象 / 创造力 2，刻板行为和局限兴趣 1 分。

（五）诊断

广泛性发育障碍伴亚木僵状态，蛋白质－能量营养不良。

（六）诊疗经过

1. 患者入院后完善相关检查，以明确诊断。

2. 积极营养支持，予以饮食计划及饮食行为调整，补充脂肪乳、氨基酸、能量补液。

3. 针对家长的干预　进行疾病健康知识宣教，帮助家长掌握照料、管理和训练 ASD 儿童的方法。随后示范和指导家长基于功能行为分析的干预，进行差异性强化，对患儿不同的行为分别采用正性强化、负性强化、消退、渐隐、惩罚等技术，忽略违拗行为，从而促进良好行为和适应性行为的发展。

4. 针对孩子的干预　采取了心理行为治疗与药物治疗相结合的干预方案。首先建立生活常规，帮助孩子尽快适应病区生活，强化其适应性行为；对于孩子可能存在的创伤性生活事件首先从建立治疗关系、稳定化技术应用等入手，建立关系的过程中最常用的策略就是利用孩子的特殊兴趣；再通过游戏、绘画的方式进行创伤处理。木僵症状的药物选择：通常选择疗效和安全性相对较高的 SSRI 类药物，使用氟西汀（20mg/d）联合小剂量奥氮平（1.25mg/d）调节情绪逐渐改善其紧张症状，使用氯硝西泮（0.5mg/d）改善睡眠。

5. 经过治疗，患儿与家人语言交流互动增多，情绪稳定，表情较前生动，步态自然，肢体动作灵活，能在病区内阅读课外书、写日记、画画，能在督促下参加团体活动。饭量增加，进食多样性增加。仍存在目光回避，对视不持久，社交被动，不去卫生间，在自己的专用盆里小便等情况。出院时患儿身高 130cm，体重 23.5kg，BMI 13.9。共住院 59 天，达"好转"疗效出院。

（七）随访

1. 出院后随爷爷奶奶生活，在家能读书、看书，能外出参加主持人兴趣活动，饮食虽单一，但进食量好转。大小便情况同前。社交被动，难以与同龄人游戏。门诊随访，患儿出现反复不自主眨眼、清嗓子，短时间内能控制，考虑"抽动障碍"，予以菖麻熄风片 1 片 3 次 / 日口服治疗，症状消失后停用。

2. 家人准备为孩子复学，于 2021 年 2 月份患儿进入五年级下学期。在学校和同学关系一般，常常独自玩，感觉被孤立，在人际关系上受挫，情绪不稳定，经常发脾气，容易烦躁，在家摔东西，会把自己关在房间不出门，饮食再次不规律。2021 年 8 月第二次入院，予以支持性心理治疗、社交交流互动性训练、结合行为管理及生活结构化，并调整用药：奥氮平 2.5mg/d，氟西汀 20mg/d，枸橼酸坦度螺酮胶囊 5mg 早晚，患儿情绪稳定性增加，虽然社交技巧不足，眼神有回避，但能和病区其他患儿一起拼图、画画。住院 15 天，达"好转"疗效出院。

3. 出院后患儿情绪稳定性增加，尝试用语言表达要求，眼神交流互动性增加。但会按照自己的规则行事，打破规则后容易急躁。饮食单一，难以接受新的食物种类。

二、病例分析

1. 病史特点

（1）学龄期女性，10 岁，持续性病程。

（2）自幼不合群，社交交流互动性差，行为方式刻板。

（3）1 年来渐起话少直至不语，行为活动减少，违拗。

（4）风险评估：入院前只吃零食和外卖，身高和体重不达标，存在营养不良、躯体状况不佳风险。

（5）既往史及本次发作期间均无躯体疾病或脑器质性疾病存在的证据。

2. 诊断与诊断依据

（1）诊断：广泛性发育障碍伴亚木僵状态；蛋白质 – 能量营养不良。

（2）诊断依据

1）符合多种场景下，社会交往和互动方面存在持续性缺陷。

2）符合刻板和重复的行为、兴趣或活动方式。

3）症状在幼儿期就存在。

4）症状导致现在社交、社会功能上的明显损害。

5）不能很好地用智力障碍或全面发育迟缓来解释。

6）存在三条紧张症的症状：缄默、违拗、不受外界刺激影响的激越。

7）BMI 12.42。

8）功能损害显著，因疾病严重影响日常生活及在校学习。

3．鉴别诊断

（1）器质性精神障碍：患儿无颅脑外伤感染，无发热、恶心、呕吐、头痛等躯体症状，查体未及阳性体征，实验室相关检查未及异常，诊断依据不足，暂不考虑。

（2）分离转换障碍：该病多呈发作性病程，同时有明显的心理诱发因素，并有继发性获益，经暗示治疗后有效。

（3）特定感受性语言发育障碍：患儿语言功能差，需要与此病相鉴别，但该病除了接受语言信息的障碍外，常伴有语言表达能力和发音异常，非言语型智商在正常水平。该患儿与家人沟通良好，暂排除。

（4）恐怖症：患儿在学校时不讲话，但并无拒绝上学、回避上学及害怕上学，暂排除。

（5）选择性缄默：患儿的沉默不语场景泛化，没有一个明确的场景，一贯的状态都是少语，只是不同的场合缄默的程度不同，超出选择性缄默的范围。

（6）木僵：①器质性木僵：暂无相关的体征及实验室检查依据支持；②抑郁性木僵：患儿不存在有明显低落情绪；③精神分裂症性木僵：该患儿无明显的幻觉妄想症状，无明显的情感行为不协调，暂不考虑。

三、疾病介绍

孤独症谱系障碍（autism spectrum disorder，ASD）在以往的诊断和分类系统中被称为广泛性发育障碍（pervasive developmental disorder，PDD），该病起病于婴幼儿期，主要表现为不同程度的社会交往障碍、语言发育障碍、兴趣狭窄和行为方式刻板三组症状。ASD患病率近年来有升高趋势。5岁时语言发育水平对预后影响较大，若仍缺乏有意义的语言，不能会话，则预后很差。患者的智力水平也是预后相关的重要因素，智力正常患者预后良好，若伴有智力低下则预后较差。尽早接受良好的康复训练和教育有助于改善预后。

1．孤独症谱系障碍中创伤的特点　ASD 个体特有的感知觉、社会意识和认知让他们以不同的方式看待和理解世界，经常对无害的情况（例如感官刺激的变化、常规的改变、强制性事件）表现出强烈的焦虑反应。因此 ASD 个体可能会将经历的各种常人认为普通的情况作为创伤，如在一般人群中虐待、性侵犯、暴力、自然灾害和交通事故等是 PTSD 的常见原因，然而在 ASD 患者中，一些不那么极端的经历，如火灾警报铃声、丢失宠物、接种疫苗、搬家、入学，甚至是陌生人漫不经心地评论而受到创伤，因此做到早期压力源的识别格外重要。

DSM-5 将创伤事件定义为直接或间接暴露于实际或威胁死亡、严重伤害或性暴力的事件。而创伤后应激障碍（post-traumatic stress disorder，PTSD）是最常见的由创伤性事件引起的慢性应激障碍。有研究发现神经发育障碍个体对 PTSD 具有易感性，在智力和发育障碍的儿童青少年中受到虐待或遭受创伤的可能性是正常发育的同龄人的 1.5 ~ 3 倍。对于患有 ASD 的个体，更广泛或不同范围的生活经历可以被解释为创伤性的，并且可能充当 PTSD 症状呈现的催化剂。因此 ASD 经历潜在创伤事件的风险增加，但他们的 PTSD 可能特别难以识别和解决，并受到创伤的显著影响。

2. 孤独症谱系障碍共患紧张症　紧张症是一类非特异性综合征，既往将紧张症归属于精神分裂症谱系障碍下。在 DSM-5 中将紧张症作为标注，可用于各种精神疾病、情绪障碍以及 ASD 在内的各种发育障碍，其诊断标准为：木僵、僵住、蜡样屈曲、缄默、违拗、作态、装相、刻板运动、不受外界刺激影响的激越、扮鬼脸、模仿言语和模仿动作，当这 12 种症状出现 ≥ 3 种，即可诊断为紧张症。在儿童和青少年住院患者中，紧张症的患病率为 0.6% ~ 17%，男女比例为 2 ：1，在 ASD 中有语言减少史的患者紧张症发生率比例较高，为 29.0% ~ 100%，12 岁以下的儿童紧张症相对少见，且儿童紧张症表现通常不典型。在紧张症恶化的诱因中持续的压力体验可能起主导作用，包括生活环境等外部因素、内心冲突等心理因素和疾病等生物因素。ASD 患者在紧张症发生之前，可能也经历类似体验，不过在病程中较难识别、及时诊断和干预。

四、病例点评

孤独症谱系障碍通常起病于婴幼儿时期，因此幼年早期的社交、言语交流、兴趣行为及感知异常应当详尽采集，按照发育里程碑依次梳理清楚，是后续诊疗的基础。孤独症谱系障碍患儿在发育的重要阶段（比如幼儿园、小学及中学初期），当能力需要与自身储备不能匹配时，共患其他精神障碍的概率大为增加，通常共患焦虑障碍、抑郁障碍以及其他情绪行为问题（进食、睡眠、自伤、攻击等）。同时，这些共患病的临床症状也会带有孤独症谱系障碍的特征（比如怪异、刻板、偏执等）。

本例患儿，幼儿园初期出现短暂适应不良，经老师与家长支持平稳过渡。小学开始逐渐出现情绪不稳、社交渐少，逐渐休学；休学后面临环境变化，出现缄默、回避社交、难以理解的行为，同时又保留了自我世界的活动，如喜欢看平板电脑、看书、食用包装食物。这些线索提示患者可能共患焦虑障碍、心境障碍等，需要重点鉴别。

（病例提供者：鲍晨曦　柯晓燕　南京医科大学附属脑科医院）

（点评专家：曹庆久　北京大学第六医院）

参考文献

[1] 中华医学会儿科学分会发育行为学组，中国医师协会儿科分会儿童保健专业委员会，儿童孤独症诊断与防治技术和标准研究项目专家组.孤独症谱系障碍儿童早期识别筛查和早期干预专家共识[J].中华儿科杂志，2017，55（12）：890-897.

[2] American Psychiatric Association.Diagnostic and statistical manual of mental disorders：DSM-5[M].5th ed.Washington，DC：American Psychiatric Press，2013.

[3] Rumball F.A Systematic Review of the Assessment and Treatment of Posttraumatic Stress Disorder in Individuals with Autism Spectrum Disorders[J].Review Journal Of Autism and Developmental Disorders，2019，6：294-324.

[4] Wing L，Shah A.Catatonia in autistic spectrum disorders[J].British Journal Of Psychiatry，2000，176（4）：357-362.

[5] 李咏梅，邹小兵.孤独症谱系障碍合并紧张症研究进展[J].中华儿科杂志，2021，59（3）：242-246.

[6] Breen J，Hare DJ.The nature and prevalence of catatonic symptoms in young people with autism[J].Journal Of Intellectual Disability Research，2017，61（6）：580-593.

孤独症谱系障碍2

一、病历摘要

（一）基本信息

患者男性，3岁7个月，因"自幼沟通交往能力差，兴趣爱好特别"来院就诊。

现病史：患者11个月才能发"ma-ma"音，18个月开始无目的叫"妈妈"，2岁只能无意义的表达叠词，3岁能说短句，有"鹦鹉学舌"语言或自言自语，自言自语内容多为大人曾经教过的词组短句。家长诉患儿"不合群"，对和同龄儿一起玩耍不感兴趣。1⁺岁带其外出和同龄儿一起玩，患儿要么和其他同龄儿发生矛盾，要么很快就自己玩自己的。有时看见别人手里有自己喜欢的玩具就直接从别人手中去拿，有时会直接把别人推开拿自己想要的玩具。18个月后能挥手示"再见"，但至今都很少主动做"再见"动作，做时几乎不看人，更多的是看自己的手。2岁时喊其名字不理人，与家长目光对视差。不能正确运用词语、短语示需要，也不会用点头、摇头等姿势语言交流。拉大人手表示需要，很少用手指远处物。自幼外出玩耍很喜欢反复乘坐电梯，家长诉大人都坐累了患儿仍要拉着家长去乘坐电梯。喜欢玩具车，喜欢趴在地上观察玩具车，或者反复摸玩具车的车轮。但在外对乘坐摇摇车不感兴趣，反而喜欢在别人乘坐摇摇车时趴在地上"观察"摇摇车的底盘。3岁进入幼儿园，从不主动和老师打招呼，与同龄儿交往方式不适切，喜欢摸别人脸、抱别人、亲别人头发等，其他小朋友对其行为很有意见，易起冲突。有时上课离开位置跑到教室后面玩自己喜欢的玩具车。听从指令差，对老师上课说的"一起唱、一起跳"等简单指令几乎不执行。

患者本次病程中睡眠可，进食一般，二便尚正常，近期体重未见明显变化；无抽搐、惊厥史，无大小便失禁现象。

既往史：既往体健，否认手术史；否认脑外伤史，否认其他重大躯体疾病史；否认药物及食物过敏史；预防接种史不详。

个人史：独子，母孕期正常，足月顺产，体格发育无特殊，智力发育正常。新生儿疾病筛查和听力筛查正常，大运动和精细运动发育无明显落后，余神经心理发育表现见现病史。主要由父母带养，家庭和睦。

家族史：否认两系三代有智力障碍、孤独症谱系障碍和精神分裂症等精神障碍家族史。

（二）体格检查

生命体征平稳，无特殊面容，发育正常，营养中等。诊室内抗拒医生肢体接触，诊室内跑跳步态正常。

（三）精神检查

1. 意识　清楚，年貌相符，定向力可。

2. 仪态　尚整洁，衣着得体，年貌相称。

3. 面部表情　表情欠自然。

4. 接触交谈　被动合作，对答不切题，常问话不答，交流期间存在自言自语现象。叫其名反应差，缺乏目光交流。对于开关门等简单指令不能完成，缺乏共同注视。直接挤开医生拿医生的处方纸来挥舞。有"鹦鹉学舌"语言，医生问其"你几岁了"、患儿诉"几岁了"。家长让其对医生做"再见"，患儿不看医生，手掌面向自己、手背面向医生挥动右手表示"再见"。

5. 情感　反应不适切，且不稳定，易激惹。

6. 感知觉　不配合检查。

7. 思维　常问话不答，不配合检查。

8. 意志行为　注意力不集中，进入诊室后不停在诊室内转圈圈跑动，阵阵挥舞双手。

9. 性症状　患儿为儿童，现无性行为能力。

10. 睡眠　可。

11. 食欲　一般，近期体重未见明显变化。

12. 智能　不配合检查。

13. 自知力　不配合检查。

（四）辅助检查

1. 头颅磁共振和脑电图检查　未见明显异常。

2. GESELL 发育量表（测评过程欠合作）　适应性 68 分，大运动 96 分，精细运动 80 分，言语 45 分，个人社交 50 分。

3. 婴儿 - 初中学生社会生活能力评定量表（SM）　标准分：8 分（轻度）。

4. 孤独症诊断观察量表（ADOS）　阳性。

（五）诊断

孤独症谱系障碍（autism spectrum disorder，ASD）。

（六）诊疗经过

1. 患者于门诊完善症状评估、相关检查并明确诊断。

2. 诊断明确后，评估患儿病情暂无用药指征。

3. 健康宣教，告知家长进行特教训练为主，针对孤独症谱系障碍的核心症状暂无特效药物治疗。如果多动、冲动、易激惹、自伤攻击等行为明显影响到机构和家庭教育训练时，随时复诊评估是否药物治疗。

（七）随访

随访要点为 ASD 核心症状、发育商、社会适应能力、共患疾病等，以临床访谈为主，结合量表评定。

电话随访患儿，患儿家庭支持好，家属诉能坚持康复训练。康复配合度较高，在康复过程中未出现多动、冲动、易激惹、自伤攻击等行为。嘱患儿家属若患儿出现以上异常行为或明显情绪异常，立即门诊随访。

二、病例分析

1. 病史特点

（1）幼儿，男性，3 岁 7 个月，发育早期起病。

（2）全病程特点为隐匿发作，病程长。

（3）无明显诱因引起。

（4）本次发病主要表现为自幼语言表达能力、人际交往能力差于同龄儿，兴趣爱好特别。该患儿 2 岁左右比较明显的"五不"行为，即不（少）看、不（少）应、不（少）指、不（少）语、不当，患儿社会功能明显受损。

（5）体格检查无特殊。

（6）头颅磁共振和脑电图未见明显异常。GESELL 发育量表（测评过程欠合作）：适应性 68 分，大运动 96 分，精细运动 80 分，言语 45 分，个人社交 50 分。婴儿 - 初中学生社会生活能力评定量表（SM）：标准分：8 分（轻度）。孤独症诊断观察量表（ADOS）：阳性。

（7）风险评估：暂无明显冲动攻击风险。

（8）家族史、既往史无特殊，未发现明显器质性疾病依据。

2. 诊断与诊断依据

（1）诊断：孤独症谱系障碍。

（2）诊断依据：目前符合 DSM-5 关于"孤独症谱系障碍"诊断标准如下几方面。

1）在多种情境中持续地显示出社会沟通和社会交往的缺陷。

2）存在局限的、重复的行为、兴趣或活动。

3）这些症状在发育早期出现。

4）这些症状导致了社交、幼儿园就读等重要功能方面显著的障碍。

5）这些症状不能用智力发育障碍或全面发育迟缓更好地解释。

3. 鉴别诊断和共患疾病

（1）智力障碍：该患儿 GESELL 三个轮区分值低于 70 分，且社会适应能力轻度异常，需要鉴别智力障碍。需要注意的是，小年龄段 ASD 患儿进行发育商或智商测试时，因合作程度差，易影响结果准确性，故不建议过早诊断智力障碍。该患儿现 3 岁 7 个月，根据 DSM-5 可考虑诊断共患"全面发育迟缓"。

（2）社交交流障碍：其儿童语言和非语言的社交性运用方面存在持久的困难，但没有狭隘兴趣、刻板行为。该案例中患儿狭隘兴趣和刻板行为明显，两组症状均存在，需诊断为 ASD。

（3）注意缺陷多动障碍：ASD 患儿常有多动表现，但注意缺陷多动障碍的核心症状系注意力不集中、多动和冲动，人际交往能力与年龄相符，无狭隘兴趣及刻板行为，智力发育正常，大多数进入学龄期后再确诊。故该患儿暂不考虑注意缺陷多动障碍。

（4）听力障碍：家长诉新生儿期间听力筛查正常，日常生活中观察对部分声音有反应，故暂不考虑。需要注意的是，对于不听从指令的患儿一定要有筛查听力障碍的意识，常规行听力筛查，必要时行听觉诱发电位检查，警惕部分患儿 ASD 共患听力障碍。

4. 多学科讨论

（1）关于 ASD 的诊断需要排除视听障碍。

（2）ASD 群体癫痫共病率高，如果出现癫痫需要神经内科医生联合诊治。

（3）医教结合原则，医疗处理共患病或伴随的情绪行为问题，联合特教专业进行康复训练。

故关于 ASD 需要儿童精神科、耳鼻喉科、儿童神经内科等医务人员之间合作，需要医务人员和特教专业人员合作。

三、疾病介绍

孤独症谱系障碍（autism spectrum disorder，ASD）属神经发育障碍性疾病，主要表现为社会互动和交往功能障碍、刻板的行为模式和（或）兴趣和部分言语交流困难。儿童孤独症是广泛性发育障碍中最常见、最具代表性的疾病，于 1943 年由 Kanner 首次报道。20 世纪 80 年代末"孤独症谱系障碍"的疾病名称开始出现，有学者将孤独症谱系障碍等同于广泛性发育障碍。在 2013 年出版的 DSM–5 中，广泛性发育障碍被删除，代之以孤独症谱系障碍。2023 年 3 月 24 日，美国疾病控制与预防中心（CDC）发布显示，根据 2020 年的统计数据分析，儿童 ASD 的总患病率为 1/36，明显高于 2000—2018 年的患病率估计值（1/54）。我国儿童 ASD 患病率约为 26.50/10 000，且 ASD 患病率逐年上升，已成为严重的公共卫生问题。

孤独症谱系障碍的病因目前尚不清楚，最被广泛接受的假说认为该病是受遗传、生物、胚胎发育期环境等多因素共同作用的结果。有关于 ASD 患者的家庭成员的研究表明，ASD 存在明显的遗传易感性。儿童大脑早期发育异常可能是 ASD 发病的直接诱因，神经毒性物质、营养物质、代谢产物和神经活性物质等都可能是影响 ASD 发病的因素。ASD 作为神经发育障碍，缺乏特异性生物学指标，诊断主要依靠临床访谈和行为观察。量表评定在 ASD 的筛查、辅助诊断、康复指导等方面起到重要作用。根据功能分为筛查量表、诊断量表和孤独症教育训练评估量表三类。筛查量表主要包括：婴儿期孤独症评定量（CHAT）、改良的婴幼儿孤独症量表（M–CHAT）、孤独症儿童行为量表（ABC）、社会交往问卷（SCQ）、社交反应量表（SRS）等；诊断量表常用的为孤独症诊断访谈量表修订版（ADI–R）、孤独症诊断观察量表（ADOS）和儿童孤独症评定量表（CARS）。最常用的孤独症教育训练评估量表是孤独症儿童心理教育评估表（PEP），2009 年香港协康会修订了中文版 PEP-3。评定发育商或者智力商数会采用 GESELL 或韦氏智力测试联合社会适应能力测试。如考虑共患注意缺陷多动障碍、抽动障碍、焦虑障碍、抑郁障碍等疾病，需要使用共患疾病相关的量表。在使用中，一定要有目的选择恰当量表，掌握每种量表的适用年龄或智龄，切记盲目的使用量表和仅凭量表做诊断。孤独症谱系障碍主要鉴别诊断包括 Asperger 综合征、童年瓦解性精神障碍（Heller 综合征）、表达性或感受性语言障碍、Rett 综合征、儿童精神分裂症等，可依据其诊断标准（详见病例 25 表 1）进行全面评估和诊断，并根据严重程度进行分级（详见病例 25 表 2）。

病例25表1　ASD的诊断标准（DSM–5）

1. 在多种场合下，社交交流和社交互动方面存在持续性的缺陷，表现为目前或既往存在下列情况（以下为示范性举例，而非全部情况）：

（1）社交情感互动中标表现出缺陷。例如，异常的社交接触；不能正常地来回对话；分享兴趣、情绪或情感的减少；不能启动社交互动或不能对社交互动做出回应。

（2）在社交互动中表现出使用非语言交流的障碍。例如，语言和非语言交流的整合困难；异常的眼神接触和身体语言；在理解和使用手势方面的缺陷；面部表情和非语言交流的完全缺乏。

（3）在发展、维持和理解人际关系中存在缺陷。例如，难以调整自己的行为以适应各种社交情境的困难；难以分享想象的游戏或交友的困难；对同伴缺乏兴趣。

续表

2. 重复的行为模式、兴趣或活动，表现为目前或既往的下列 2 项情况（以下为示范性举例，而非全部情况）：

（1）刻板或重复的躯体运动或使用物体／言语的方式。例如，简单的躯体刻板运动、重复摆放玩具或翻转物体、模仿言语、特殊短语等。

（2）缺乏变通的坚持固定或仪式化的语言／非语言行为模式。例如，对微小的改变感到极端痛苦，僵化的思维模式，仪式化的问候方式，需要走相同的路线或每天吃同样的食物。

（3）高度受限的固定兴趣，其强度是异常的。例如，对不寻常物体具有强烈依恋或先占观念，过度局限或持续的兴趣。

（4）对感觉输入反应过度或不足，或对环境的感受方面有不寻常的兴趣。例如，对疼痛／温度的感觉麻木，对特定的声音或物体质地反应敏感，对物体过度地嗅或触摸，对光线或运动的凝视。

3. 症状必须存在于发育早期（需要注意的是，这些症状可能直到社交需求超过有限的能力时才会完全表现出来，或者可能被后天学会的策略掩盖）。

4. 这些症状导致社交、职业或其他重要功能方面有临床意义的损害。

5. 这些症状不能被智力障碍（智力发育障碍）或全面发育迟缓更好地解释。智力缺陷和孤独症谱系障碍经常共同出现，若要做出合并诊断，其社会交往水平应低于预期的整体发育水平。

病例25表2　ASD的严重程度（DSM-5）

严重程度	社交交流	受限的重复行为
水平 3 需要非常多的支持	语言和非语言社交交流技能的缺陷导致功能上的严重损害，极少启动社交互动，对来自他人的社交示意的反应极少。例如个体只有少数几个字能被别人听懂；很少启动社交互动，当他与人互动时，会做出不寻常的举动去满足社交需要，且仅对非常直接的社交举动做出反应。	行为缺乏灵活性，应对改变极其困难。局限的重复行为显著影响了各方面的功能。改变注意力或行动很困难／痛苦。
水平 2 需要多的支持	语言和非语言社交交流技能方面有显著缺陷；即使有支持仍有明显社交损害；启动社交互动有限；对他人社交示意反应较少或异常。例如只讲几个简单的句子，互动局限在非常狭窄的特定兴趣方面，且有显著的奇怪的非语言交流。	行为缺乏灵活性，应对改变困难。局限的／重复行为对普通观察者来说看起来足够明显，且影响了不同情况下的功能。改变注意力或行动痛苦／困难。
水平 1 需要支持	在没有支持的情况下，社交交流缺陷造成可被观察到的损害。启动社交互动存在困难，对他人的社交示意表现出非典型／不成功反应。对社交互动方面的兴趣减少。个体能够讲出完整的句子，能参与社交交流，但与他人的对话是失败的，他们试图交友的努力是奇怪的，且通常是不成功的。	缺乏灵活性的行为显著影响了一个或多个情境下的功能。难以转换至不同活动。组织和计划困难妨碍了其独立性。

ASD 共患疾病复杂，有时社会功能损害主要是共患病或者伴发的情绪行为异常所致，而不是 ASD 疾病本身。儿童期共病以其他神经发育障碍为主，如智力障碍、注意缺陷多动障碍、抽动障碍等。随着年龄增长，共患焦虑障碍（如社交恐惧障碍）、抑郁障碍、双相情感障碍、精神分裂症等风险增高，从而导致患者的社会功能严重受损。

目前，针对 ASD 核心症状尚无特效治疗药物，我们暂不能寄希望于通过药物根治 ASD，但这并不意味着全盘否定药物治疗。针对 ASD 的共病，应按共病的诊疗原则进行治疗。如 ASD 共患注意缺陷多动障碍，那么对 ASD 进行康复训练的同时，应按注意缺陷多动障碍诊疗指南进行规范化治疗。对于 ASD 患者的易激惹症状，我国批准利培酮口服制剂用于 5 ~ 17 岁儿童和青少年孤独症相关的易激惹；批准阿立哌唑口服液用于 6 ~ 17 岁儿童和青少年的孤独症的易激惹症状；也有报道使用 SSRIs 类药物改善 ASD 刻板行为，但因涉及超说明书用药，临床中应注意医患沟通。

因 ASD 异质性强、预后差异大，做到早期发现和早期干预尤为重要。此外，智力水平正常、共病不复杂、社会适应较好的 ASD 患者预后相对良好。对于功能较好的 ASD 患者，康复目标是能独立生活，发挥自己特长为社会做贡献；能力次之的 ASD 患者康复目前是能生活自理；能力再次之的 ASD 患者，康复目标是能在监护人帮助下独立生活；能力最差的患者，康复目标是减轻监护人的负担。

四、病例点评

孤独症谱系障碍诊断的建立，一方面有赖于详细的生长发育史，另一方面有赖于对患儿的精神检查。本例患儿语言、社交、局限刻板重复兴趣及行为等多个维度症状表现及演变较为典型；精神检查也表现出典型的核心症状。因此，基于医生细致、全面的资料收集，准确诊断相对较容易。值得提倡的是：医生在治疗及随访建议中，重视了孤独谱系障碍的共患病问题，对患儿家属也进行了充分的宣教；在康复方面，给予了短期及长期的指导，也整合了不同学科资源帮助患儿。这些建议和支持在漫长的孤独症谱系障碍患儿康复路上尤为重要。

（病例提供者：张雨晨　王敏建　蒋国庆　重庆市精神卫生中心）

（点评专家：曹庆久　北京大学第六医院）

参考文献

[1] American Psychiatric Association.Diagnostic and statistical manual of mental

disorders[M].5th ed. Arlington：American Psychiatric Publishing，2013.

[2] 师乐，李素霞，邓佳慧，等.《精神障碍诊断与统计手册》第5版中谱系障碍的变化[J].中国神经精神疾病杂志，2015，41（4）：4

[3] Lauritsen MB.Autism spectrum disorders[J].European Child & Adolescent Psychiatry，2013，22（Suppl 1）：S37-S42.

[4] 刘贤，林穗方，陈文雄，等.中国儿童孤独症谱系障碍患病率Meta分析[J].中国儿童保健杂志，2018，26（04）：402-406+429.

[5] Rutter M.Aetiology of autism：findings and questions[J].Journal Of Intellectual Disability Research，2005，49（4）：231-238.

[6] Zawadzka A，Cieślik M，Adamczyk A.The Role of Maternal Immune Activation in the Pathogenesis of Autism：A Review of the Evidence，Proposed Mechanisms and Implications for Treatment[J]. International Journal Of Molecular Sciences，2021，22（21）：11516.

[7] 李建华，钟建民，蔡兰云，等.三种儿童孤独症行为评定量表临床应用比较[J].中国当代儿科杂志，2005，7（1）：4.

[8] 陈顺森，白学军，张日昇.孤独症谱系障碍的症状、诊断与干预[J].心理科学进展，2011，19（1）：13.

[9] 静进.孤独症谱系障碍诊疗现状与展望[J].中山大学学报（医学科学版），2015，36（4）：481-495.

[10] 李雪荣，万国斌，陈劲梅，等.孤独症诊疗学（第二版）[M].长沙：中南大学出版社，2018.

[11] 段云峰，吴晓丽，金锋.孤独症的病因和治疗方法研究进展[J].中国科学：生命科学，2015，45（9）：820-844.

发声与多种运动联合抽动障碍

一、病历摘要

（一）基本信息

患者男性，13岁，初二学生，因"不自主反复点头、眨眼、耸肩2年，反复清嗓1年余，加重3个月"来院就诊。

现病史：患者于2年前无明显诱因下出现不自主点头、眨眼、耸肩，动作突然、短暂，每日发作10～20次不等，夜间睡眠时则无发作。刚开始，家长并未重视，觉得是小孩不良的行为问题，故每当孩子出现点头、眨眼、耸肩行为时，都会告诉孩子不要这样做；每次告诫后，患者眨眼症状会有所减少，但每天仍会反复不自主发作。患者上初中后，点头、眨眼、耸肩的症状愈加频繁，一般在注意力集中、紧张时次数增多，并渐渐出现反复不自主皱眉、扭颈等症状，有时面部肌肉会抽动，但是家长觉得孩子在"扮鬼脸"，仍反复通过说教进行干预，并未予以特殊处理。1年前，患者出现反复不自主喉部发声，常发出"嗯嗯"清嗓子的声音，有时声音大，有时声音小，家长察觉异样，遂带其至当地综合性医院眼科、耳鼻喉科、口腔科和呼吸科就诊，做了一系列检查，未见明显异常后，未予以特殊处理。随后，上述症状时好时坏，并有逐渐加重趋势，有时会发出很大的"啊，啊"声，声音有时音调高、刺耳。有时，患者甚至在课堂上反复扭动四肢，日常生活和学习受到明显影响。班主任觉得其行为不太正常，建议其就诊。患者父母带其来我院儿童心理科门诊就诊，诊断为"抽动障碍"，建议心理干预和药物治疗，患者拒绝心理干预。后医生予以硫必利0.1g 2次/日口服。院外规律服药1个月后，患者清嗓减少，点头、眨眼、皱眉等症状也有所减少，但症状仍然存在；故硫必利加到0.2g 2次/日，发声依然明显；后予以阿立哌唑口服治疗，最大量早上15mg 1次/日，合并硫必利0.1g 2次/日治疗1个月后，虽偶有抽动症状，但尚能正常上课，发声减轻很多。3个月前，患者无明显诱因下抽动症状加重，反复喉咙发声，有时会突然说脏话，身体抽动也明显，甩手臂，耸肩，近几日甚至为了控制自己不说脏话，而打自己嘴巴，患者父母在家感到管理困难，现为求进一步诊治再次来我院门诊就诊，拟诊"发声与多种运动联合抽动障碍"收治入院。

患者本次病程中睡眠尚可，且在睡着后无明显抽动症状，进食一般，二便正常，总体上抽动症状出现之前注意力尚集中，写作业不拖拉，近期体重未见明显变化；同时在抽动症状基础上伴有自伤行为，无消极言行，无出走行为，无抽搐、惊厥史。

既往史：既往体健，否认手术史，否认脑外伤史，否认风湿热病史，否认其他重大躯体疾病史，否认药物及食物过敏史，预防接种史不详。

个人史：同胞1人，第1胎，母孕期正常，足月顺产，体格发育无殊，智力发育正常；适龄入学，学习成绩中等；病前性格外向，开朗，爱交际。

家族史：否认两系三代以内精神异常史。

（二）体格检查

体温 36.8℃，脉搏 83 次 / 分，呼吸 19 次 / 分，血压 125/83mmHg。发育正常，营养中等，正常面容，意识清晰。心率 83 次 / 分，律齐，未闻及杂音。两肺呼吸音清。腹平软，无压痛，肝脾肋下未触及。四肢活动正常，但可见反复点头、眨眼、耸肩、皱眉、扭颈等运动性抽动和不自主清嗓的发声性抽动，且这些行为不受自身控制。

（三）精神检查

1. 意识　清晰，对时间、地点、人物定向准确。

2. 仪态　仪表整洁，衣着得体，年貌相称。

3. 面部表情　表情自然。

4. 接触交谈　接触合作，对答切题。

5. 情感　反应适切，情感活动与周围环境协调。

6. 感知觉　正常，未引出相关错觉或幻觉症状。

7. 思维　患者思维联想未见明显增快或减慢，未引出明显的思维内容障碍，未引出明显的思维逻辑障碍。

8. 意志行为　注意力尚集中，可见反复点头、眨眼、皱眉、扭颈等运动性抽动和不自主清嗓的发声性抽动，意志要求存在；同时存在自伤行为，有时会为了控制抽动症状打自己。

9. 性症状　患者为青少年，否认存在性活动，亦未见性欲改变。

10. 睡眠　尚可，且在睡着后无明显抽动症状。

11. 食欲　一般，近期体重未见明显变化。

12. 智能　粗测无特殊，计算力、记忆力等正常，与其所受教育程度相符。

13. 自知力　存在，对自身疾病有全面的认识，愿意配合治疗。

（四）辅助检查

1. 血液生化检查　血常规、大生化未见明显异常；甲状腺功能未见异常；红细胞沉降率、抗链球菌溶血素 O（ASO）及黏蛋白测定正常。

2. 心电图检查　正常范围心电图。

3. 彩超（肝胆胰脾＋泌尿系）检查　未见明显异常。

4. 头颅 MRI 检查　未见明显异常。

5. 脑电图检查 正常脑电图。

6. 耶鲁综合抽动严重程度量表（YGTSS）36 分，提示中度抽动障碍。

（五）诊断

发声与多种运动联合抽动障碍。

（六）诊疗经过

1. 患者入院后积极完善相关检查，排除其他器质性疾病。

2. 明确诊断后，最初予以硫必利治疗，治疗效果欠佳，加用阿立哌唑，症状控制稳定后再次出现明显波动，停用硫必利。后予以氟哌啶醇口服治疗，1mg/d 起始，根据患者症状改善及耐受情况，逐渐调整用药剂量，阿立哌唑先保持 15mg 1 次 / 日。两周后抽动症状仍然严重，氟哌啶醇加至 3mg 2 次 / 日，患者出现锥体外系不良反应，予以苯海索 2mg 2 次 / 日，并减少阿立哌唑至 10mg 1 次 / 日。后患者氟哌啶醇加至 4mg 2 次 / 日时，病情稳定。随后，阿立哌唑逐渐减至 5mg 1 次 / 日。

3. 对症治疗 1 个月后，患者抽动症状明显缓解，故应患者及家属要求予以出院，门诊随访。

（七）随访

患者家庭支持良好，此次住院治疗 1 个月后，效果良好，患者抽动症状显著缓解，故予以出院，但考虑仍需较长时间服药治疗方可控制症状，且停药后症状易加重或复发，故出院时嘱患者家属后期需定期带患者复诊，根据病情变化随时调整治疗方案。出院后，患者平均每 2 周于门诊复诊 1 次，目前病情已基本改善，抽动症状基本消失，情绪平稳，可正常完成学习任务。

二、病例分析

（一）病史特点

1. 青少年男性，11 岁开始出现症状。

2. 全病程特点为反复发作，总病程 2 年余。

3. 首发症状主要表现为反复不自主点头、眨眼，随后累及肌群逐渐增多，可见反复不自主皱眉、扭颈、扭动四肢等运动性抽动表现。

4. 渐渐出现反复不自主清嗓、喊叫等发声性抽动，此后运动性抽动与发声性抽动并存。

5. 体格检查可见不自主抽动症状，其余未见异常；相关检验、检查未见明显异常。

6. 风险评估　患者当前有时会为了控制抽动症状而抽打自己，自伤风险较高。

7. 既往史及本次发作期间无重大躯体疾病或脑外伤存在的证据。

（二）诊断与诊断依据

1. 诊断　发声与多种运动联合抽动障碍。

2. 诊断依据　目前符合"发声与多种运动联合抽动障碍"诊断标准。

（1）患者11岁起病，总病程2年余，病程呈缓慢进展，症状起伏波动。

（2）患者起初表现为迅速、突然、反复、无意义的简单性运动抽动，渐渐出现多种运动性抽动，如反复不自主点头、眨眼、皱眉、扭颈、扭动四肢等，且上述症状可通过主观努力而短暂控制，睡眠时症状消失。

（3）此外，患者近1年中存在发声性抽动，主要表现为反复发出"嗯，嗯"清嗓子的声音，有时会出现"啊，啊"的叫喊声，甚至会出现说脏话，声音比较大，影响自己和他人学习和生活。

（4）体格检查与实验室检查未见其他明显异常，且目前症状不能归因于某种物质（如可卡因）的生理效应或其他躯体疾病（如亨廷顿病）。

（5）功能损害显著，因疾病严重影响日常生活及在校学习。

（三）鉴别诊断

1. 小舞蹈症　风湿性感染所致的Sydenham小舞蹈症，通常也多发生于5～15岁的儿童少年，以舞蹈样异常运动为特征，并有肌张力减低等风湿热体征，实验室检查红细胞沉降率增快、抗链球菌溶血素O及黏蛋白测定结果增高。风湿性感染所致的小舞蹈症病程呈自限性，无发声抽动，抗风湿治疗有效。而该患者主要表现为反复不自主抽动症状，且存在发声抽动，未见上述相关体征和异常实验室检查结果，故可排除。

2. 亨廷顿舞蹈症　大多发生于30～50岁成人，偶见儿童型，属常染色体显性遗传病；以进行性不自主舞蹈样运动和痴呆症状为主，CT检查可见尾状核萎缩。

3. 癫痫　患者存在反复不自主抽动症状，但是患者每次发作意识清醒，且抽动症状有时可通过主观努力而短暂控制，相关脑电图、头颅CT及头颅MRI均未见明显异常，故不考虑该诊断。

4. 注意缺陷多动障碍　患者存在点头、眨眼、清嗓等不自主抽动症状时注意力不集中、好动，但在抽动间歇期未发现明显注意力不集中、多动或冲动等症状，抽动之前亦没有注意力不集中，故排除该诊断。

三、疾病介绍

发声与多种运动联合抽动障碍又称 Tourette 综合征、抽动秽语综合征，DSM-5 称之为 Tourette 氏障碍，它是一种起病于童年的神经发育障碍。特点是在运动抽动症状的同时伴有发音肌群的抽动，发出有意义或无意义的声音或骂人的话。在抽动障碍中，Tourette 综合征是最有代表性的临床亚型，临床表现最复杂、最严重，也是诊断和治疗最困难的一种类型。根据国内外流行病学研究，本病估计的患病率为 5/10 000 ~ 10/10 000，儿童多于成人，男性多于女性。抽动障碍在中国 6 ~ 16 岁在校学生人群中的年患病率可达 2.5%，Tourette 综合征为 0.4%。目前，本病的病因尚未完全阐明，可能涉及的因素主要包括遗传、神经递质失调、神经免疫缺陷、脑影像学异常以及社会心理因素等综合因素所致。本病可不同程度地干扰和损害儿童的身心发展和认知功能，影响社会适应能力。

Tourette 综合征患者的首发症状通常是在青春期前（5 ~ 8 岁）出现，起初其症状和短暂运动性抽动障碍相似，抽动较轻且持续时间较短，主要包括脸部、头部和上肢的抽动；随着时间的推移，抽动症状持续存在且症状类型越来越多，分布范围越来越广，通常从身体的上部发展到躯干及腿部（从头到脚发展）。开始时，其运动性抽动多为简单性抽动（如眨眼、皱鼻、甩手、摇头等），随着时间的推移将出现大量的复杂性运动性抽动如挤眉弄眼、拍打、触摸、旋转、跳跃、弹击等。通常在运动性抽动出现一两年后出现发声性抽动。早期的发声性抽动多为简单性抽动，如清嗓声、咳嗽声；此后将出现复杂的发声性抽动，如突然发出不合适的音节、单词、短语等。此外，本病常与多种疾病共病，包括注意缺陷多动障碍、强迫症、抑郁障碍、双相障碍等。

根据 ICD-10，发声与多种运动联合抽动障碍的诊断标准包括：①在某些时期具有多种运动抽动与一种或几种发声抽动，但不要求同时存在；②抽动频率必须是每天多次，几乎天天都出现，持续 1 年以上，在这 1 年当中没有持续达 2 个月以上的缓解期；③ 18 岁前起病；④不能归因于某种物质（如可卡因）的生理效应或其他躯体疾病（如亨廷顿舞蹈症、病毒性脑炎）。

发声与多种运动联合抽动障碍鉴别诊断主要与小舞蹈症、亨廷顿舞蹈症、癫痫、注意缺陷多动障碍、肝豆状核变性（Wilson 病）、肌阵挛、迟发性运动障碍、急性运动障碍、癔症，以及儿童精神分裂症进行区分。

在治疗方面，目前尚无特效治疗发声与多种运动联合抽动障碍的方法，常规的治疗主要包括健康教育、心理行为治疗和药物治疗。治疗的总体目标不是完全控制症状，而是减轻症状和不再产生进一步的心理社会功能损害。抽动症的治疗，一般建议心理干预放在第一阶梯的治疗；然后再开展药物治疗，包括西医药物和中医药物。同时由于该患者症状严重，坐不住，无法坚持长时间的谈话，心理治疗也无法深入进行。为此，我们在一开始，需要用药物先控制症状，待到患者能坐得住，患者和家长都同意，便可以每周进行一次心理行为干预即抽动综合行为干预（comprehensive behavioral intervention for tics，CBIT）或者反向习惯训练治疗（habit reversal therapy，HRT）。开展心理治疗，需要患者有主动求治的动机，同意进行心理行为干预。

其中治疗药物主要包括：①氟哌啶醇：治疗有效率达 70% ~ 85%。一般用药由小剂量开始，起始剂量 0.25 ~ 0.5mg，每隔 3 ~ 4 天增量，一般每天总量为 1.5 ~ 12mg，分 2 ~ 3 次服用，若出现不良反应时加量速度应放缓，必要时停止增加剂量。常见不良反应为锥体外系反应，此时可加用苯海索来缓解锥体外系症状。此外，服用药物时，需要监测心电图、肝肾功能；②硫必利：有效率 40% ~ 60%。日剂量范围为 100 ~ 900mg，最大剂量不应超过每千克体重 2 ~ 10mg，分 2 ~ 3 次服用。不良反应轻，常见为头昏、无力、嗜睡等，较少出现锥体外系症状；③可乐定：国内使用的为透皮贴剂，一周一次，据研究估计有效率 22% ~ 70%。但该药物起效时间较长，需要 1 ~ 2 个月见效果，若效果不好，可以增加剂量。该药同时可治疗注意缺陷多动障碍，因此，特别适用于共病注意缺陷多动障碍的患儿。常见不良反应包括皮疹、心电图异常、头晕、嗜睡等；④阿立哌唑：初始剂量为 2.5mg/d，2 周内根据病情及耐受情况加至合适剂量。不良反应常见为一过性胃肠不适、心悸，少数可见锥体外系症状，一般日最大量为 15mg，如果效果不明显，又没有共患情绪和行为症状，不推荐再加量。此外，如果患者服用阿立哌唑没有嗜睡反应，可以早上顿服，或者白天剂量稍大，这样控制白天抽动症状效果更明显；⑤利培酮：起始剂量 0.5mg/d，2 周内根据病情及耐受情况加至合适剂量，平均日剂量为 2 ~ 3mg；不良反应有头晕、镇静、静坐不能、肌张力障碍、体重增加等。

在临床护理方面，部分患者在抽动症状的基础上可能会存在自伤或伤人毁物风险，故需要加强安全护理和动态临床观察，谨防消极和其他病理性异常行为，如自伤、冲动等。此外，阿立哌唑和氟哌啶醇对合并情绪不稳、冲动等异常行为的患者颇有帮助。

四、病例点评

该病例展示了"发声与多种运动联合抽动障碍"的全貌，病历资料内容翔实、充足，诊治思路清晰、鉴别诊断全面、治疗流程规范、生物 - 心理 - 社会多维的治疗视角，呈现了该类精神障碍患者的典型案例。

对于首发单纯抽动症的治疗，首选心理干预，如抽动综合行为干预（CBIT）或者反向习惯训练治疗（HRT）等；抽动性障碍多数合并有强迫障碍、多动性障碍、焦虑障碍、抑郁发作等疾病，药物联合心理治疗，建立医院、家庭、学校、社区多方协作的治疗联盟，加强科普宣教，为患者提供温馨的环境，提供强有力的家庭和社会支持系统。饮食应避免茶叶、咖啡、酒精等具有兴奋作用的食物。

（病例提供者：孙锦华　复旦大学附属儿科医院）

（点评专家：孔德荣　郑州市第八人民医院）

参考文献

[1] 陆林.沈渔邨精神病学（第6版）[M].北京：人民卫生出版社，2018.

[2] 郑毅，柯晓燕.陶国泰儿童青少年精神医学[M].南京：江苏凤凰科学技术出版社，2023.

[3] 卢青，孙丹，刘智胜.中国抽动障碍诊断和治疗专家共识解读[J].中华实用儿科临床杂志，2021，36（9）：647-653.

[4] 刘智胜.儿童抽动障碍（第2版）[M].北京：人民卫生出版社，2015.

[5] Li F，Cui Y，Li Y，et al.Prevalence of mental disorders in school children and adolescents in China：diagnostic data from detailed clinical assessments of 17，524 individuals[J]. Journal Of Child Psychology and Psychiatry，2022，63（1）：34-46.

[6] 孙锦华，徐雯.主译.Tourette综合征管理：一种针对儿童和成人的行为干预治疗方法（治疗师指导手册）[M].北京：科学技术文献出版社，2022.

[7] 徐雯，赵俊秀，孙锦华.抽动障碍的行为治疗研究进展[J].中国临床心理学杂志，2018，26（2）：417-420.

[8] Andrén P，Jakubovski E，Murphy TL，et al.European clinical guidelines for Tourette syndrome and other tic disorders-version 2.0.Part II：psychological interventions[J]. European Child & Adolescent Psychiatry，2022，31（3）：403-423.

[9] Xu W，Ding Q，Zhao Y，et al.A preliminary study of Comprehensive Behavioral Intervention for tics in Chinese Children with Chronic Tic Disorder or Tourette Syndrome[J]. Frontiers In Psychiatry，2022，13：997174.

注意缺陷多动障碍合并抽动障碍

一、病历摘要

（一）基本信息

患者男性，10岁，四年级学生，主诉因"注意力不集中、学习困难3年余，反复明显地不自主咳嗽发声1年"来院就诊。

现病史：患者自幼多动、顽皮，家人管理起来困难。自上小学后，老师发现其上课时经常不能专心听讲，东张西望。特别是上课时经常会做些小动作，坐不住，屁股在椅子上来回扭动。常常在课堂上趁老师不注意，就下座位来回走动，搞恶作剧。下课后患者也不闲着，跑来跑去，"比较疯"。还经常动同学的东西，东摸摸西摸摸，惹得同学们都很反感他。同学说他也不听，经常因此与同学发生冲突。经常忘记老师布置的作业，常常需要家长向其他同学的家长打听，"今天布置了什么作业"。在家里写作业时易分神、特别磨蹭，以至于写作业写到很晚，上床睡觉很迟。学习成绩也是时好时坏，家人盯着写作业成绩会上去些，不盯则作业一塌糊涂、成绩下降。家人为此曾多次带患者外院就诊。三年级时曾在外院诊断为"注意缺陷与多动障碍"。据家长反映：医生初始建议患者服用哌甲酯缓释片18mg每日早上顿服，最高口服剂量曾用到54mg/d。经过治疗，患者症状较服药前好转。后因服药后患者食欲下降明显，服药3个月后家长让其停药，停药后症状复现，且较前加重，注意力不集中明显。但由于家长很担心药物不良反应，后一直没有给其药物治疗。

1年前，家人发现患者无明显诱因下出现反复的、明显的不自主的咳嗽发声，常发出"嗯、嗯"样清嗓声。家长回忆在服用哌甲酯缓释片之前就存在类似症状，只是那时比较轻，没有在意。最近1年特别明显，家人听了就难受。此外，家长否认之前出现眨眼、耸肩、张嘴、噘嘴等表现。近1月患者发声比较频繁，在课堂上常常影响老师上课和同学听讲，特别是在考试时常常影响周围同学。家人让其自己控制不要发声，反而更加严重，家长发现每次患者在学习紧张时上述症状更加明显。1个月前患儿父母曾带其到当地医院呼吸科、耳鼻喉科就诊，排除相关专科疾病，考虑"抽动障碍"，建议来我院心理科门诊就诊，今日患者父母携其前来求治。

患者本次病程中睡眠较差，夜间睡眠浅，饮食一般，二便尚正常，近期体重未见明显变化；既往没有发现自伤、自杀行为。

既往史：既往因多次急性咽炎和扁桃体炎就诊小儿呼吸科，具体欠详。否认手术史、外伤史及其他重大躯体疾病史，否认药物及食物过敏史；预防接种史不详。

个人史：第1胎，母孕期正常，足月顺产，出生时无异常。父亲有吸烟史，母孕期可能存在二手烟暴露史。6个月时会坐立，10个月左右会叫爸爸妈妈，1岁左右会走路。常年由父母照看，父母关系好，父母忙着生意，对孩子管教时间少，自幼患者调皮好动，脾气倔强。6岁上小学，学习成绩差，经常难以服从学校及班级规章制度，与同学关系一般。

家族史：否认两系三代以内精神异常史。

（二）体格检查

身高128cm，体重41kg。余躯体及神经系统检查未见明显阳性体征。

（三）精神检查

1. 意识　清晰，对时间、地点、人物定向准确。

2. 仪态　整洁，衣着尚得体，年貌相称。

3. 面部表情　表情自然，接触时稍显兴奋，笑着进入诊室。

4. 接触交谈　主动合作，交流好，未见明显陌生感，坐不住，对于诊室的任何东西都感到好奇，都要碰一下、摸一下，拉扯窗帘，搞水龙头放水洗手，玩弄打印机，医师制止还是想拉几张打印纸，说要叠纸飞机。对答尚切题，回答问题时易走神，容易受外界干扰，如窗外的鸟叫及车鸣等。语言表达流畅，语速稍快，喜欢打断他人讲话发表自己的言语。

5. 情感　进入诊室内，与医生互动后，情感反应稍显兴奋，情感反应与周围环境协调。未发现有明显的焦虑、抑郁情绪。

6. 感知觉　未引出错觉、幻觉及感知综合障碍。

7. 思维　联想速度稍快，思维连贯，未引出妄想、强迫症等思维内容障碍。

8. 意志行为　注意力不集中，不愿意上学，对于自己的小动作患者觉得没有必要但是难以控制。交谈过程中可见患者明显的不自主的抽动症状，不断地咳嗽发声、清嗓发声等，自己不觉得特别，不担心同学笑话自己；未见其他怪异行为；未见消极、冲动行为。

9. 性症状　患者为青少年，否认有性活动。

10. 睡眠　较差，夜间睡眠浅。

11. 食欲　一般，近期体重未见明显变化。

12. 智能 正常，智力水平与受教育程度基本符合；注意力不集中，不能坚持做困难作业，不能坚持完成医生给予的五道数学计算题目，容易随境转移；即刻记忆、近记忆、远记忆尚可。

13. 自知力 大部分存在，对于自己的抽动症状有求治欲望，但对于自身注意力不集中和多动症状认识不全，甚至不觉得自己有注意力问题，不觉得自己好动影响到别人。

（四）辅助检查

1. 血常规及生化指标 未见异常。

2. 头颅 MRI 未见异常。

3. 脑电图 正常脑电图，未见典型痫样波及局灶性改变。

4. 心理科量表评估检查 标准瑞文推力测验：原始总分 48 分，百分等级 86，智商（IQ）116 分；韦氏儿童智力测试结果提示 IQ 为 94 分。多动症诊断量表：注意力不集中 6 条（总计 9 条）、多动冲动 7 条（总计 9 条），测评结果显示该受试儿童多动类型为混合型。母亲填写 SNAP=25-23-10；提示有注意力不集中、多动冲动表现。Conners 儿童行为问卷（父母用）：冲动 - 多动因子分 2 分，余未见异常得分。耶鲁综合抽动严重程度量表（YGTSS 量表）总分：42 分（中度）。

（五）诊断

注意缺陷多动障碍、抽动障碍。

（六）诊疗经过

1. 患者初次就诊我院后，积极完善相关检查，头颅 MRI 及脑电图检查等未见明显异常，结合其病史表现，诊断明确。

2. 药物治疗 明确诊断后，跟家长沟通治疗方案，家长担心哌甲酯的不良反应，不愿意继续使用哌甲酯。门诊上予以可乐定头皮贴剂联合托莫西汀胶囊治疗，患者经过治疗 1 个半月，注意力不集中和多动症状好转，但抽动症状改善不明显，家长希望快速控制症状，后加用小剂量抗精神病药物阿立哌唑 7.5mg 1 次 / 日，经过治疗 3 周后，患者抽动症状较前明显好转，喉咙发声、咳嗽发声出现频率明显减少，治疗中没有出现锥体外系不良反应。

3. 非药物治疗

（1）父母培训聚焦于注意缺陷多动障碍的症状，需要指导家长学习前后一致的、正性的、有效的行为矫正方式，鼓励奖励要及时、有效，要学会使用代币制管理，对于注意缺陷多动障碍，父母要学习保持耐心的管理，与孩子建立良好的亲子关系。对于抽动症状，建议家长不要批评患者，学会忽略孩子的抽动症状，鼓励家长学习抽动症家长课程，学习怎么应对抽动，让孩子觉察抽动症状发生之前有没有先兆感觉，如果能觉察，是否可以做放松训练、习惯逆转训练，如深慢呼吸、闭嘴，吞咽唾液。对于孩子患有注意缺陷多动障碍和抽动障碍，给予家长心理支持，建议他们不要太多压力，遇到困难，要主动求医，对药物治疗不要过分担心，要系统治疗，相信科学。

（2）患者注意缺陷多动症状的行为干预：患者配合情况下，与其协商制订行为规范，对于目标行为（注意力集中、安静）予以正向的赞许和奖赏，对于非靶向行为（如坐不住、好动、冲动）予以冷处理、忽略，予以"惩罚"，如把其喜欢的东西拿走，减少其奖励等。

（3）其他：给予患者饮食指导，如服药后胃口差，建议补锌增加胃口；如果有恶心呕吐，建议维生素 B_6 对抗不良反应，必要时看儿保科或营养科咨询相关方案等。

（七）随访

患者家庭支持良好，随着患者在门诊药物治疗及父母培训干预和行为矫正治疗 1 个月余后，患者症状基本缓解，父母反应目前能自主完成老师布置的家庭作业，每日可坚持阅读课外书半小时以上，老师反应课堂也基本上能"坐得住"，与同学发生冲突明显减少。抽动症状基本消失。目前仍继续当前药物方案维持治疗，嘱每两周门诊进行随访，3 个月后酌情调整药物剂量。

二、病例分析

1. 病史特点

（1）患者男性，自幼好动、注意力不集中、学习困难 3 年余，1 年前出现清嗓子、咳嗽发声抽动症状。

（2）注意力不集中和多动症状表现较为典型，如上课时不能集中注意听讲，小动作多，难以静坐，经常在课堂上来回走动；下课后闲不住手，经常去翻别人的书，凡是能碰到的东西都喜欢去碰一下，常与同学发生冲突；回家常常不能记住老师布置的作业，给家长说没有作业，常导致作业不能完成，写作业时常常受到外界的一点刺激就起反应，不愿意继续完成作业等。

（3）既往史存在多次急性咽炎和扁桃体炎，不排除 β 溶血性链球菌的感染，有研究显示注意缺陷多动障碍的发病与 β 溶血性链球菌的感染有关。

（4）个人史中母孕期可能存在的二手烟暴露史可能是患儿患病的一个危险因素。

（5）1 年来出现典型的抽动症状，如咳嗽发声、清嗓，不受自己主观控制。

（6）体格检查：患者身高体重要低于同龄儿童，余未见阳性体征。

（7）辅助检查未见明显异常，量表检查提示智商正常，多动类型为混合型，抽动障碍的严重程度为中度。

（8）风险评估：患者在校存在与其他同学发生言语和肢体冲突的行为，注意防冲动。

2. 诊断与诊断依据

（1）诊断：注意缺陷多动障碍、抽动障碍。

（2）诊断依据

1）根据 ICD-10"多动性障碍"诊断标准，符合注意缺陷多动障碍标准。

A. 符合注意缺陷的症状至少六条，持续至少 6 个月，达到适应不良的程度，并与患者的发育水平不一致：患者常常不能注意细节，或在做功课、工作或其他活动中出现漫不经心的错误；在完成任务或做游戏时常常无法保持注意；别人对他讲话时常常显得没在听；常常无法始终遵循指令，不能完成功课、日常杂务和工作中的义务（不是因为违抗行为或不理解指令）；常常回避或及其厌恶需要保持精神集中的任务，如家庭作业；常常易被外界刺激吸引过去。

B. 符合多动症状至少 3 条，持续至少 6 个月，达到适应不良的程度，并与患者的发育水平不一致：双手或双足常常不安稳，或坐着时蠕动；在课堂上或其他要求保持坐位的场合离开位子；表现出持久的运动过分，社会环境或别人的要求无法使患儿显著改观。

C. 符合冲动性症状至少一种，持续至少 6 个月，达到适应不良的程度，并与患者的发育水平不一致：常常提问未完时其答案就脱口而出；经常打扰或干涉他人。

D. 障碍的发生不晚于 7 岁。

E. 弥漫性：在一种以上的场合符合上述标准。

F. 症状导致具有临床意义的苦恼，损害其社会、学业或职业功能。

G. 不符合广泛性发育障碍、躁狂发作、抑郁发作或焦虑障碍的标准。

2）根据 ICD-10"抽动障碍"诊断标准，符合抽动障碍的慢性发声抽动障碍亚型标准。

A. 存在发声抽动，在大多数日子每天发生多次，至少持续 12 个月。

B. 在这一年中没有持续 2 个月以上的缓解期。

C. 无 Tourette 综合征病史，也不是躯体情况或药物不良反应所致。

D. 18 岁以前起病。

3. 鉴别诊断

（1）精神发育迟滞：很多精神发育迟滞也会有过度的无目的的活动，学习成绩差，常常从一个活动转移到另一个活动，也时常存在冲动行为。但是本病例患者测智商水平是正常的，且精神发育迟滞儿童的学习成绩与其智力能力的水平一般相符合，而注意缺陷多动障碍的学习成绩则明显低于其智力能力水平。故可以鉴别。

（2）器质性疾病所致抽动障碍：如小舞蹈症、肌阵挛（癫痫的一种发作类型）及肝豆状核变性（Wilson 病），这些疾病都可以引起抽动症状，但是它们的辅助检查结果都可以出现或多或少的异常，如小舞蹈症会有风湿性感染的阳性化验结果，肌阵挛可有脑电图高度节律异常，肝豆状核变性可有相应的体征和生化指标异常。本病例中患者的辅助检查均未见明显的异常，故本病例考虑慢性发声抽动障碍的诊断。

三、疾病介绍

注意缺陷多动障碍（attention deficit hyperactivity disorder，ADHD）简称多动症，主要表现为与年龄不相称的明显注意集中困难、注意持续时间短暂、活动过度或冲动为主要特征的一组综合征，其智力正常或接近正常。ADHD 的患病率为 3% ~ 5%，男性要高于女性，男女比例约为 4∶1。该病的病因和发病机制尚不清楚，但众多证据提示，ADHD 是一种神经发育障碍。ADHD 患者中有 65% 以上人群存在一种或多种共患病，其中抽动障碍约 7%，当 ADHD 共患抽动障碍时，患儿呈现出外向型行为和内化行为，个体敏感多疑、情绪不稳定，自我意识低下，严重影响患儿的心理功能、社会功能和生活质量。同时也给治疗带来了一定的难度。中枢兴奋剂对儿童潜在的抽动症状是否诱发或是否对已被诊断为抽动障碍的患儿抽动症状加重，当前还存在争议。但最新推出的几个指南包括美国的注意缺陷多动障碍诊疗指南提出，对于共患抽动障碍和 ADHD 的儿童，注意力不集中症状明显时，推荐可以使用哌甲酯作为一线治疗。但临床中，我们也会看到有散在报道，存在共患病的儿童，使用中枢神经兴奋剂后抽动症状加重的情况，临床根据患者当前的病情和严重程度选择合适药物，如果注意缺陷多动障碍症状非常严重，非兴奋剂效果不好，也可以选择兴奋剂，但同时要关注抽动症状的变化和干预。本病例由于家长过分担心兴奋剂的不良反应，包括胃肠道不良反应、加重抽动症状的风险，不愿意继续服哌甲酯，从而选择了非兴奋剂。当然，家长描述，本例患者在使用哌甲酯之前就已经存在抽动症状。临床药物的选择受到许多因素的影响，要综合考虑患者、家长的偏好、患者的共患病情况、服药的耐受情况等，实施个体化的诊疗。

有 meta 分析显示，对于共患抽动障碍的 ADHD 患儿，α_2 受体激动剂可有效改善 ADHD 和抽动症状两组症状；托莫西汀可改善 ADHD 症状的同时不诱发抽动症状，综合考虑到家长的需要和患者病情，本例患者采用可乐定作为共患抽动障碍 ADHD 患者的一线治疗药物，托莫西汀可作为优先选择治疗 ADHD 症状的药物。后续抽动症状治疗效果不佳，家长比较着急控制症状，本例合并使用了非典型抗精神病药物。

抽动症状不严重，或者病程比较短，一般是建议可先不干预，如果干预，也是先采取心理行为干预，心理干预效果不佳，再联合药物干预。当前该患者抽动症状明显，呈现慢性化趋势，超过 1 年病程，病情影响社会功能非常明显，建议在心理干预基础上药物干预。欧洲抽动障碍指南建议先采取心理健康教育、习惯逆转训练和抽动症综合行为干预疗法，如果效果不佳，再采取药物干预。但考虑到患者家长依从性差，不愿意参加心理干预，且当前患者 ADHD 症状突出，无法安静治疗，便建议家长学习习惯逆转训练和抽动症综合行为干预疗法相关技术，同时让其家长学习我院心理科开展的抽动症家长课堂内容，学习科学管理抽动，做到"需要管理时候有办法，不管理时，不要关注"。

本病例中，患者既往曾使用中枢兴奋剂盐酸哌甲酯缓释片治疗 ADHD，整体疗效较好，但是父母因为患者食欲下降自行停药，导致患者症状再发，且我们可以发现患者的整体身高和体重要低于同龄儿童，可能考虑为盐酸哌甲酯缓释片的药物不良反应，且患者此次伴发有抽动症状，故优先考虑选用可乐定贴片联合托莫西汀胶囊治疗。患者在服用托莫西汀后，胃口影响不明显，家长表示可接受该药物治疗。后患者及家长对抽动症状的治疗效果期待较高，希望尽快控制症状，后加用小剂量抗精神病药物阿立哌唑 7.5mg/ 早。最终患者在可乐定和阿立哌唑联合控制下，抽动症状基本改善。

四、病例点评

该病例病史丰富，内容翔实，多动症状、抽动症状都十分典型，诊疗过程较为规范，采用药物治疗联合父母培训、儿童行为干预等综合疗法，患者多动、抽动症状控制较好，是此类疾病中诊断明确、疗效不错的典型病例。鉴别诊断略显单薄，儿童行为干预中针对抽动症状"对于坏的行为予以批评和惩罚"与父母培训中"对于抽动症状，建议家长不要批评患者"存在自相矛盾，建议制订诊疗方案时关注整体方案的一致性。

临床中 ADHD 常伴发其他精神疾病如：抽动障碍、品行障碍、心境障碍、成瘾问题等。在确定诊疗方案时，除了缓解 ADHD 的症状，还要考虑到对共患疾病的治疗。对于 ADHD 的治疗，常见的包括药物治疗、非药物治疗等方法。药物治疗可以有效缓解 ADHD 的核心症状。非药物治疗可以从患者、家长、学校三个层面进行，包括行为干预训练、父母培训、学校心理教育等。在制订诊疗方案时，我们需要全面考虑患者的具体情况，选择最合适的治疗方法。对于 ADHD 伴发其他精神疾病的情况，更需要综合考虑各种因素，制订个性化的治疗方案。同时，我们也需要不断探索新的治疗方法和技术，为患者提供更多有效的治疗选择。除了常见的治疗方法，还可以考虑联合中医药治疗，为患者和家长们提供更多可选择的治疗手段。

（病例提供者：孙锦华　复旦大学附属儿科医院）

（点评专家：孔德荣　郑州市第八人民医院）

参考文献

[1] 陆林.沈渔邨精神病学（第6版）[M].北京：人民卫生出版社，

[2] 郑毅.中国注意缺陷多动障碍防治指南（第2版）[M].北京：中华医学电子音像出版社，2015.

[3] 罗学荣，汪贝妮.注意缺陷多动障碍共患病的诊断与治疗[J].中国儿童保健杂志，2018，26（7）：701-704.

[4] Andrén P，Jakubovski E，Murphy TL，et al.European clinical guidelines for Tourette syndrome and other tic disorders-version 2.0.Part II：psychological interventions[J]. European Child & Adolescent Psychiatry，2022，31（3）：403-423.

[5] 刘智胜.儿童抽动障碍（第2版）[M].北京：人民卫生出版社，2015.

病例28

抑郁障碍共病注意缺陷与多动障碍

一、病历摘要

（一）基本信息

患者男性，10岁4个月，五年级学生，因"容易发脾气、有轻生念头、头晕、呕吐5个月"来院就诊。

现病史：患者一年级至三年级在老家小学上学，成绩尚可，与同学相处一般。1年前四年级时父母因希望孩子学习好，将其从老家转至武汉一小学上学，学校要求较比以前严格，学习难度和作业量明显增加，患儿学习成绩下降，在家做作业需要母亲盯着，老师反映患者上课注意力不集中，不太遵守规范课堂纪律，在班上没有朋友，常与同学发生争执冲突。母亲对学习较重视，批评较多。患者5个月前上网课后很调皮，被母亲打骂后出现情绪波动大，容易发脾气，言语中有轻生念头，有过晕倒，曾到心内科就诊，各种检查未见明显异常。曾到其他专科医院就诊，服用维思通口服液0.25ml每日一次，乌灵胶囊每晚2粒，服药后情绪好转。1个月前开始上学，在校时还好，但回家就出现情绪不好，有时心慌、呕吐、窒息、头晕，说自己不想活了，有跳楼想法。夜间眠差，只能睡1~2小时。上学一周后患者又哭又闹，不愿上学，目前已有3周未上学。不太愿意出门，情绪低落，提到学习或要求做学习有关的事时容易激惹，家人安慰可以不上学后能稍有所好转。烦躁时冲动打母亲，动手不知轻重。容易哭，仍有时说想死。因间断出现头晕、心慌、呕吐等症状到儿科住院诊治，住院期间进行了各种躯体检查未发现明显异常。经会诊转入精神科住院。

本次起病以来，饮食可，睡眠欠佳，睡眠时间减少，有时只能睡1~2小时，大小便正常，有消极言语，有时有冲动打母亲的行为。

既往史：1年前曾做腺样体、扁桃体手术。否认其他躯体疾病史，否认手术外伤史，否认昏迷抽搐史，否认药物及食物过敏史。

个人史：第一胎，母孕期正常，足月，生产时因患儿头大难产，后患儿经剖宫产出生，出生体重正常。生长发育正常。

家族史：否认两系三代精神障碍史。

（二）体格检查

体温 36.4℃，呼吸 20 次 / 分，脉搏 81 次 / 分，血压 102/70mmHg。神清，心肺（－）。腹软，无压痛及反跳疼。双下肢无水肿。神经系统检查未见明显异常。

（三）精神检查

1. 意识　清晰，时间、地点、人物定向完整。

2. 仪态　衣着整洁，年貌相符。

3. 面部表情　显得伤心、委屈，谈及学习更明显。

4. 接触交谈　接触尚合作，问话能答，回答稍慢，语音稍低，常低头不看医生。

5. 情感　反应协调，情绪低落，诉开心不起来，对玩的兴趣降低，在外玩也并不开心，谈及学习和父母打骂则流泪、觉得自己学不好，觉得活得没意思，死了算了，缺乏自信。有时易激惹，尤其是面对母亲时。诉母亲可以唠叨一天，自己感觉烦。

6. 感知觉　未引出错觉、幻觉及感知觉综合障碍。

7. 思维　未获得思维联想及思维内容异常。

8. 意志行为　无法集中注意力学习，不想上学，近 1 个月未上学，也不太想出门。有消极言语及行为，曾说要跳楼，被母亲阻止，有过度发脾气冲动打母亲行为，导致母亲身上存留一些抓痕。在病房内表现多动、注意力不集中，患者看书时坐不住，有时坐凳子上，有时坐到地上。

9. 性症状　患者为儿童，否认有性活动，亦未见性欲改变。

10. 睡眠　欠佳，睡眠时间减少，有时夜间只能睡 1 ~ 2 小时。

11. 食欲　一般，近期体重未见明显变化。

12. 智能　正常，记忆力正常，注意力不集中。

13. 自知力　部分存在，能主动诉说情绪和躯体不适，治疗配合。

（四）辅助检查

1. 血液生化检查　血常规、生化常规、甲状腺功能等检查未见异常。

2. 尿常规、大便常规　未见明显异常。

3. 颅脑磁共振、脑电图检查　未见明显异常。

4. 心电图检查　正常心电图范围。

5. 韦氏智力测试　总智商 108 分。

6. 微量元素检查　维生素 A、维生素 D 偏低。

7. 量表检查　Corners 父母量表：患儿存在学习问题、心身问题、多动和冲动。多动症诊断量表：提示存在多动症。儿童焦虑障碍自评量表：存在中度焦虑。儿童抑郁障碍自评量表：存在中度抑郁。

8. 眼动检查 水平方向平滑追随眼动检查结果中，扫视总幅度较高；竖直方向平滑追随眼动检查结果中，平均追随偏差较高，扫视总幅度较高。

（五）诊断

抑郁障碍；注意缺陷多动障碍（待诊）。

（六）诊疗经过

1. 根据患者病史中存在学习成绩下降，精神检查时表现注意力不集中、多动，考虑共病"注意缺陷与多动障碍"可能。因此，进一步询问病史。

家属补充病史：从小好动，注意力不能集中，容易掉东西，不愿意做动脑的事，6 岁时曾因幼儿园老师反映其多动、注意力不集中到儿科就诊，医生高度怀疑其患有注意缺陷与多动，但家属未给其治疗。因父亲平时管得少，有时打骂患儿，母亲陪伴较多，对其学习要求严格，管束较多，爱唠叨。患儿病前性格尚开朗。患儿一年级至三年级成绩尚可，四年级转学后学习成绩下降。

结合病史、相关辅助检查及精神检查，明确了"注意缺陷多动障碍"共病诊断。

2. 按照先处理较严重精神疾病的原则，先处理抑郁障碍，再处理注意缺陷与多动障碍。

来院后给予舍曲林：25mg/d 起始，1 周后加到 50mg/d，阿立哌唑：2.5mg/ 晚，用药过程中结合支持性心理治疗、家庭教育等，疏导患儿情绪、提供支持，指导家长了解患儿病因和疾病发展过程，指导父母改善家庭交流和教育方式，减少打骂，多鼓励，多支持。

患儿 1 个月后情绪好转，发脾气明显减少，加用专注达 18mg/d，1 ~ 2 周有胃肠道反应，2 周后消失。注意力较前明显集中，在家能学习，仍不愿上学。2 个月后情绪基本稳定，舍曲林减至 25mg/d，阿立哌唑仍是 2.5mg/n。3 个月后患儿能上学，停用舍曲林，阿立哌唑减至 1.25mg/n。4 个月后停用阿立哌唑，一直服用专注达 18mg/d。精神科治疗同时儿保科治疗，补充维生素 A、维生素 D。

3. 家庭教育指导 改善父母养育方式和亲子关系。

（七）随访

患儿一直服用专注达（哌甲酯缓释片），能正常上学，情绪尚可。父亲打骂减少，母亲对其学习的要求也逐渐不再过于严苛，父母教育方式有所改善，患儿学习成绩有所提高。

二、病例分析

1. 病史特点

（1）患者男性，10 岁 4 个月，首次发病。

（2）首发儿科就诊的主要表现为间断出现头晕、心慌、呕吐等躯体症状，经精神科会诊进行病史了解和精神检查，发现存在抑郁症状群，如情绪低落、兴趣下降，容易哭、自我评价低，自信心不足，消极想法和企图，伴有易激惹症状，有攻击母亲的行为。了解病史、生长发育史和个人史后，结合精神检查发现患者存在注意缺陷多动障碍症状，如上课及做作业、生活中注意力不集中、多动，冲动。

（3）患者出生时其母亲曾有难产，后患儿经剖宫产出生。从小好动，注意力不集中，明显注意缺陷多动障碍总病程约 1 年余；抑郁症状群病程约 5 个月，加重 1 个月。

（4）风险评估：当前明显存在抑郁症状群，存在明确自杀观念等自杀相关症状，且患儿情绪冲动，故评估高自杀风险。

（5）既往史及本次发作期间均无躯体疾病或脑器质性疾病存在、精神活性物质接触史的依据。

2. 诊断与诊断依据

（1）诊断：抑郁发作；注意缺陷多动障碍。

（2）诊断依据

1）目前符合"抑郁障碍"诊断标准：①存在 2 条抑郁发作核心症状：情感低落、兴趣丧失；②存在 3 条抑郁发作主要症状：自我评价低和自信降低、自杀观念、睡眠减少；③存在儿童患者的激越症状，如易激惹、躯体攻击行为；④本次病程 5 个月余；⑤既往病史中，不存在足以符合躁狂发作诊断；⑥排除脑器质性疾病和躯体疾病所致精神障碍；⑦功能损害显著：生活、学习功能受损，导致入院。

2）目前符合"注意缺陷多动障碍"诊断标准：①存在注意缺陷多动的核心症状：注意缺陷、多动、冲动；②症状存在于 2 个以上场合，如家、学校、同学互动中；③ 12 岁以前起病，本次病史 1 年余；④排除脑器质性疾病和其他精神障碍所致注意缺陷和多动；⑤功能损害显著：生活、学习功能受损，导致入院。

3. 鉴别诊断

（1）双相情感障碍：患者可能出现抑郁、躁狂的交替发作或混合发作，与注意缺陷多动障碍有重叠的活动增多和注意力容易分散的症状，也有可能有易激惹和冲动。但是躁狂发作通常起病于 12 岁之后，且躁狂发作患儿有明显的情感高涨、思维奔逸、自我感觉良好、精力充沛等症状和主观体验，其多动、冲动、注意力涣散、易激惹比ADHD 更严重。该患儿既往和病史中无符合诊断的躁狂发作，情绪还是以抑郁核心症状为主，注意缺陷多动症状从小就有，连续性的病程。

（2）品行障碍：患者存在攻击、不愿上学行为。但患儿明显的情绪低落，易激惹也是母亲唠叨时明显，注意缺陷多动的攻击和不遵从行为也显著低于品行障碍，且经过药物治疗症状逐渐好转。而品行障碍儿童的行为更不符合社会规范，且是持久的品行模式，药物治疗效果欠佳。

4. 处理方案及基本原则

（1）护理和临床观察要点：患儿存在抑郁且有自杀念头，加上注意缺陷多动障碍的情绪冲动和情绪管理差，因而自伤及自杀风险较高，需加强安全护理和动态临床观察，谨防消极及其他冲动行为。

（2）心理治疗：患儿发病及加重有一定社会心理因素，如家庭教育、新学校适应等，加强心理支持和疏导，加强家庭心理教育，让父母了解患儿疾病的发生、发展及干预知识，促进父母改善家庭氛围和教育方式。进行注意缺陷和多动的行为训练，提高患儿的自我控制能力，增加效能感。

（3）药物治疗：选用对儿童安全性更高的 SSRI 类抗抑郁药物，进行抗抑郁治疗，同时也需要治疗注意缺陷多动障碍，如哌甲酯缓释片、盐酸托莫西汀等提高患儿注意力，增加学习能力和信心。治疗顺序以优先治疗对功能损害更严重的疾病。患儿存在自杀意念，故先治疗抑郁。

（4）长期随访和康复管理：抑郁障碍经过药物治疗和心理干预短期预后是良好的，而注意缺陷多动障碍是发育性疾病，有可能随着年龄增长而痊愈，也有可能持续到青春期，甚至成年期，因此进行长期康复和随访是有必要的。而且注意缺陷多动患儿在不同阶段会遇到不同的成长问题，如果不能顺利度过各种成长问题，也可能导致抑郁反复发作，因此患 - 家 - 医联盟是长期的。

5. 要点与讨论

（1）就诊经过特点：先因头晕、心慌等症状就诊儿科，各种躯体检查未发现异常，精神科会诊发现情绪低落；进一步询问生长发育史，再发现注意缺陷多动障碍。

（2）纵向病史特点：患者从小注意缺陷与多动，四年级转学而学习任务加重后，注意力难以跟上，出现学习成绩下降、学校人际关系问题，家庭教育较粗暴、要求高，导致患儿出现情绪低落，逐渐发展成抑郁障碍，因躯体症状就诊儿科。

（3）当前临床相：明确抑郁发作症状群，当情绪问题与学习等有关时，需要注意询问患儿的生长发育，是否有智力障碍、是否存在注意缺陷多动等疾病，把握神经发育性疾病与情绪障碍的时间顺序和联系。

（4）治疗考量：风险评估（如该病例高自杀风险）、纵向症状特点（合并神经发育性疾病）等对治疗方案的选取非常重要。治疗需要合并心理干预和家庭干预。

三、疾病介绍

注意缺陷多动障碍（attention deficit hyperactivity disorder，ADHD）儿童伴有的"情绪问题"广义上包含各种可造成负性情绪、情绪失调和情绪不稳定（也称心境不稳）症状，这些症状包括：情绪失调（emotional dysregulation，ED）或情绪不稳。与现实不相符合的情绪反应且不能做适应性调控表现为低挫折耐受性、易激惹、暴躁、易发脾气、易兴奋、情绪波动性大。有时尚不符合疾病诊断标准但对儿童的生活、学习、社交造成了一定损害。25% ~ 45% 的 ADHD 儿童以及 30% ~ 70% 的 ADHD 成人患者存在情绪失调。

与同龄人相比，ADHD 的青少年具有显著的情绪调节问题。由于学习、人际交往方面的失败，ADHD 患者可以出现焦虑；患有 ADHD 的患者可能因患有 ADHD 而感到沮丧，继而出现烦躁不安或自卑感；轻度的情绪不稳定：大声喊叫，容易哭泣，发脾气。他们在以下几个方面表现出了与同龄者的差异：①对情绪反应缺乏意识与注意力，情绪回归正常水平的过程缓慢，难以控制行为，在社会交往中做出不当的情绪反应；② ADHD 共患情绪障碍预后更差。共患患者抑郁症状的出现时间较单纯抑郁障碍患者更早、病程持续时间更长、复发更为频繁、学业成就低下、社会适应性更差。他们在儿童、青少年阶段更容易出现自杀意念，由自杀所导致死亡风险更高。共患焦虑障碍的 ADHD 患儿的社会适应性较单纯 ADHD 患者或单纯焦虑障碍患者差。他们往往有更多的自我怀疑、担心没有发生的事情、需要家人反复安抚，与同龄人相处困难、社交缺陷明显，且共患社交焦虑障碍的 ADHD 患儿发展为情感障碍或物质使用障碍的风险更高。

与 ADHD 相关的情绪问题，积极治疗 ADHD，即可缓解。

ADHD 共病抑郁、焦虑障碍治疗原则：优先治疗更严重的疾病。建议采用循证的社会心理治疗方法，焦虑：认知行为疗法（CBT），抑郁：CBT、人际关系疗法，若治疗后内化症状以及功能损害仍为主要问题，建议换用其他治疗方式或联合药物治疗，若治疗不足，通常建议联合社会心理治疗和药物治疗。

ADHD 症状严重的患者，如果循证的 ADHD 行为干预若仍然存在损害，建议修改行为治疗方法或加强行为治疗，部分患者可能需要联合药物治疗，研究表明兴奋剂联合行为治疗可能比单纯的行为治疗更有效。

四、病例点评

本案例作者提供了一个 10 岁 ADHD 儿童伴随抑郁障碍的病例，是临床工作中经常遇到的病例，病例描述比较真实，贴近我们临床门诊实际情况，也是治疗成功的案例，这个治疗综合治疗成功的经验，值得我们学习。作者也为我们提供了青少年情绪的特征和调节能力问题的处理难点和策略，包括共患病如抑郁、焦虑障碍的治疗原则，这些都有助于我们未来面对这一大批人群同时具有 ADHD 和情绪问题的青少年的时候，我们可以在诊治方面有思路、应对方面有技巧、治疗上有信心。

从完美主义倾向而言，鸡蛋里挑骨头，本人简要再提几个建议，仅供参考。量表方面，建议案例可以提供韦氏智力测试、Conners 父母用症状问卷主要阳性因子得分、多动症诊断量表提供各维度诊断条目（如注意缺陷维度符合标准几条）、儿童焦虑障碍自评量表和儿童抑郁障碍自评量表得分提供总分情况（作者已补充该部分内容）。

在鉴别诊断方面，本患者的情况，还可以增加对立违抗障碍、破坏性心境失调障碍（DSM-5）、童年情绪障碍（ICD-10）、暴怒障碍、抑郁性品行障碍（ICD-10）的鉴别诊断。对于 ICD-10 童年情绪障碍诊断和抑郁障碍两者之间还是有差别的。过去的文献多将童年情绪障碍称为儿童期神经症（childhood neurosis）。其实，由于儿童情绪的分化不像成人那样明显，故目前很少使用儿童神经症一词，而改称童年情绪障碍（emotional disorder）。儿童情绪障碍不同于成人的神经症，其主要区别在于：①临床表现较成人简单，往往是躯体症状或某一症状突出，自主神经系统症状明显；②学龄前儿童的情绪障碍类型难以划分，随着年龄增长，临床类型逐渐与成人接近；③儿童阶段男女患病率差别不大，少年期以后女性患病率逐渐增多；④病程多是暂时性的，很少持续到成年期；⑤儿童期情绪障碍与成人期神经症之间没有明显的内在联系，它似乎只是情绪正常发育趋向的突出化而不是本质的异常。ICD-10 特发于童年的情绪障碍（F93）包括童年分离性焦虑障碍、童年恐怖性焦虑障碍、童年社交性恐怖障碍、同胞竞争障碍（V61.8 同胞关系问题）、其他童年情绪障碍（身份识别障碍、儿童期过度焦虑障碍）、童年情绪障碍、未特定（NOS）等。其中大部分都归属于 ICD-11 焦虑及恐惧相关障碍或者 DSM-5 焦虑障碍诊断目录下。显然，本案例更符合抑郁障碍。当然临床上经常看到的是，一些注意缺陷多动障碍共患病例，会出现一些情绪问题，但既不符合焦虑障碍，也不符合抑郁障碍，只是个体存在焦虑综合征、抑郁综合征，临床上做"焦虑抑郁状态"疾病状态学诊断或者注意缺陷多动障碍伴情绪症状也是临床常见的、可行的，这样处理，可为后续观察、随访，符合标准再诊断，避免过度诊断，也避免漏诊。

在治疗方面，对于儿童抑郁症的治疗，需要关注心理干预，本案例之所以能够成功治疗好情绪症状，可能是案例在一开始就充分考虑到这一点。药物治疗的同时，结合了个体的支持性心理治疗和家庭的心理健康教育。对于 9 岁以上的儿童，认知行为心理治疗可以开展的。英国 NICE 治疗儿童青少年抑郁障碍的指南中也提出，药物治疗要在心理治疗基础上进行。治疗儿童抑郁症状的药物常选择氟西汀、舍曲林、氟伏沙明等 SSRI 类抗抑郁药物，患者有躯体化症状，在儿童情绪障碍和抑郁障碍中还是比较常见，儿童年龄小，往往通过行为和躯体来表达自己的情绪，舍曲林对以躯体化症状表达的情绪问题治疗效果还是肯定的。案例中，患者同时存在有情绪不稳、冲动、攻击等症状，予以小剂量抗精神病药物如阿立哌唑治疗，对症处理。对于抑郁症的治疗，无论儿童还是成人，都需要关注自杀问题，需要告知家长，加强监护，避免激惹。特别是抗抑郁药物治疗，需要至少 2 周的时间才慢慢起效，需要加强家长的健康教育和强化监护责任，严重消极的儿童，需要劝服家长入院治疗，在等待住院期间，严密监护，包括对药物和一些锐器的管理。

对于 ADHD 的治疗，可能需要长期的治疗，因为未来 1 ~ 2 年，ADHD 的症状可能还会持续存在，一方面，需要培训家长如何管理 ADHD 的症状，如何调节孩子的情绪和行为问题。同时未来开展医教结合，教师在未来课堂管理中学习行为管理技巧，学会"奖励"这些 ADHD 儿童，这样，对于 ADHD 儿童的综合治疗会使得这些患者预后更好，有助于整体社会功能的改善。案例没有提供儿童的体重，当前患者 10 岁，使用专注达 18mg/d 1 次 / 日，效果可以，如果体重超过 27kg，注意力不集中，效果不好，可以加到 36mg/d，如果到了初中，体重 40kg 以上，学习需要持续的高度集中注意力，症状改善不明显，专注达还可以加到 54mg。治疗剂量是动态调整的，需要在临床中加用关注。

另外，治疗中，我们还需要注意症状之间的相互关系和治疗后的变化。例如，如果注意缺陷多动障碍治疗后，冲动症状是否也能减少，注意缺陷多动障碍本身核心症状包含着注意力不集中、多动冲动症状，如果冲动症状减少、学习成绩提高，对于抑郁障碍的治疗、家庭关系的紧张有没有帮助。同样，如果情绪症状改善，学习动力增强，家庭亲子关系改善，看 ADHD 的症状是否也不严重，减少治疗药物的使用。

（病例提供者：舒　畅　武汉大学人民医院）

（点评专家：孙锦华　复旦大学附属儿科医院）

参考文献

[1] 郑毅，刘靖.中国注意缺陷多动障碍防治指南（第2版）[M].北京：中华医学电子音像出版社，2015.

[2] Bond DJ，Hadjipavlou G，Lam RW，et al.The Canadian Network for Mood and Anxiety

Treatments（CANMAT）task force recommendations for the management of patients with mood disorders and comorbid attention-deficit/hyperactivity disorder[J].Annals Of Clinical Psychiatry:Official Journal Of The American Academy Of Clinical Psychiatrists，2012，24（1）：23-37.

[3] Bunford N，Evans SW，Langberg JM，et al.Emotion Dysregulation Is Associated With Social Impairment Among Young Adolescents With ADHD[J].Journal Of Attention Disorders，2018，22（1）：66-82.

[4] Shaw P，Stringaris A，Nigg J，et al.Emotion dysregulation in attention deficit hyperactivity disorder[J]. American Journal Of Psychiatry，2014，171（3）：276-293.

品行障碍

一、病历摘要

（一）基本信息

患者男性，15岁，初二学生，因"性情古怪10年余，暴力威胁、殴打同学及母亲2年余"来院就诊。

现病史：患儿出生时足月顺产，7个多月会爬，11个月会走路，1岁时会讲话，3岁时父母因关系不和离婚，母亲改嫁，之后患儿跟随母亲一起生活。母亲反映患者自小就表现出比较难养，容易生气，且控制不了脾气。3岁时进入幼儿园学习，在幼儿园经常和小朋友有冲突，会突然动手打小朋友，对小动物虽然喜欢，但下手不知轻重，举止任性，自己想要的东西一定要得到，不达目的誓不罢休。6岁进入小学后，情况更加严重，基本不怎么学习，上课不听讲，经常和小朋友打架，在课间，和同学玩耍时，不顺自己的意思就会暴怒动手打人，而且动手时不知轻重，全班同学基本都被患儿打过，尤其经常挑低年级的学生殴打。上课不遵守纪律，扰乱课堂秩序，和老师闹矛盾，不听老师的劝告，生气时也会对老师口出脏话，甚至出现打老师的行为，多次被喊到校长办公室谈话，对校长都不放在眼里，同样言语攻击，谈话后仍然我行我素，毫不收敛自己的行为。在家里更是任性，想玩游戏时，如母亲多说几句，就会发怒，殴打或咬母亲，自己喜欢吃的东西会独占，不让家人尝，直到自己吃撑为止。情绪变化无常，母亲都无法理解其心思。经常拿母亲的钱在网吧过夜。在外，对人不友好，看到小孩会故意用脚踢，走在旁边会故意手划或脚踢停靠的车辆，见到小猫、小狗之类的小动物一开始会抚摸几下，转眼就会掐或扔小动物。2年前升入初中后，经常旷课，与社会上的"一帮坏人"厮混，在学校天天殴打、威胁同学和同学家长，胁迫同学给自己钱，如若不给，就威胁在校门口杀死同学，全班同学都不敢上课，毫不理会母亲的劝说，并让母亲从家里滚出去，有时甚至把母亲打得遍体鳞伤，患者说他没有任何问题，希望父母不要干涉自己的生活。自诉吃得好睡得香。逃学是去跟朋友们闲逛，并承认他们经常去一家便利店偷东西，和朋友们去私人影院看电影、喝酒来打发时间。声称打架斗殴只是为了证明他和年龄大的朋友们一样强壮，也承认经常挑年幼的学生打架。他不在乎上不上学，只希望母亲、老师们"别管闲事"，让自己尽情享受青春。称偶尔在聚会上抽烟或喝醉酒。家人及学校感到无法管理，为防止意外伤人事件的发生，患者母亲在多位亲属的帮助下将其用绳子绑来我院。门诊以"品行障碍"收住院。未见情绪高涨或低落，病来无发热。

既往史：否认颅脑外伤、抽搐及重大手术史，否认有输血史，否认有高血压、糖尿病、心脏疾病等躯体疾病史，否认有肝炎、结核等传染病史，否认精神活性物质接触史，否认有药物及食物过敏史。

个人史：患儿系足月顺产，幼时生长发育正常，11个月会走路，1岁时会讲话。病前性格内向，社交能力一般，无明显的兴趣爱好。

家族史：否认两系三代以内精神障碍史。

（二）体格检查

体温37.4℃，脉搏100次/分，呼吸19次/分，血压127/88mmHg。发育正常，营养中等，无异常发现，躯体及神经系统未查及阳性体征。

（三）精神检查

1. 意识　清晰，时间、地点、人物定向完整。

2. 仪态　欠整洁，衣服脏乱，被家人绑来门诊。

3. 面部表情　神情凶狠，与之交流时与检查者缺少眼神交流。

4. 接触交谈　接触被动，不合作，与其交流开始一言不发，用凶狠的眼神瞪着母亲，之后能在诱导下简单说几句，认为自己没有问题，自己母亲是神经病，希望自己母亲在医院住院，称回家后要打死母亲。

5. 情感症状　情绪不稳，阵发性歇斯底里，冲动暴怒，辱骂自己母亲及亲戚长辈，几次试图冲出诊室。

6. 感知觉　称自己毫无问题，一切好好的，欠合作，内心体验暴露欠充分，无法进行有效的交流。

7. 思维　不愿进行有效的交流，内心活动无法洞悉。

8. 意志行为　从进入诊室后一直怒气冲冲，双手被束缚，几次试图冲出医院，拒绝配合谈话。

9. 性症状　患者为青少年，否认存在性活动，亦未见性欲改变。

10. 睡眠　据家人介绍，患儿在家生活作息不规律，玩游戏会到凌晨三四点钟，母亲喊其起床时一般在次日中午，醒时也会骂人、发脾气。

11. 食欲　对自己喜欢的东西会暴食，饮食很不规律。

12. 智能　家人介绍患者非常聪明，能通过各种途径得到自己想要的东西，虽然不怎么听课和写作业，但小学考试成绩在班级属于中等偏上水平，上初中后基本上在班级里倒数。

13．自知力　无。

（四）辅助检查

血常规、血糖、肝肾功能、电解质、甲状腺功能等常规测定未见异常；心电图、脑电图、头颅 CT 测定正常。

（五）诊断

品行障碍。

（六）诊疗经过

1．基于认知行为疗法的治疗方案结合家长管理课程的形式，整合家庭、学校、社区等干预治疗。

2．药物治疗

碳酸锂：①起始剂量：0.25g，每日 2 次，口服；②第 3 天：0.25g，每日 3 次，口服；③第 7 天：0.5g，每日 2 次，口服。

富马酸喹硫平片：①第 1 周：25mg，每晚一次，口服；②第 2 周：50mg，每晚一次，口服。

（七）随访

患者出院后每两周来院复诊，精神症状康复平稳，服药依从性良好，未见药物不良反应。

二、病例分析

1．病史特点

（1）男性，初二学生。

（2）全病程特点为慢性病程。

（3）幼年比较难养，容易发脾气，易怒，行为冲动伴攻击性，喜欢攻击同伴和母亲及家人亲戚。

（4）言语的理解和表达正常，智力正常。

（5）神经系统检查正常。

（6）既往史：否认重大躯体疾病，否认存在烟草、酒精滥用。

2．诊断与诊断依据

（1）诊断：目前符合"品行障碍"诊断标准。本诊断的特征为儿童、青少年期出现反复而持久的社交紊乱性、攻击性或对立性品行模式。当发展到极端时，这些行为违反了与其年龄相应的社会行为规范和道德准则，侵犯了他人或公共的利益，脾气容易暴怒，发怒时往往失去理智，下手不知轻重，对权威毫无畏惧，我行我素。本障碍常在童年早期表现出来，通常伴有显著的人格特点如易发脾气、反复说谎、过分好斗或霸道等。

（2）诊断依据

1）诊断的先决条件有：①智商正常；②无脑器质性疾病，如癫痫。

2）目前符合"品行障碍"诊断标准：①经常说谎；②容易暴怒，发脾气；③常常怨恨他人；④常常对家人和老师的要求置之不理；⑤常常在外过夜；⑥反复欺负同学；⑦虐待小动物；⑧有偷窃钱财的行为；⑨总病程10年余；⑩功能损害：这种行为模式的严重程度足以对个人、家庭、社会、教育、职业或其他重要功能领域造成重大损害。

3）排除标准：可排除脑器质性精神障碍、精神活性物质所致精神障碍，排除躁狂发作。

3. 鉴别诊断

（1）对立违抗障碍：品行障碍和对立违抗障碍都与一些症状有关，这些症状将个体带入与成年人和其他权威人士（例如，父母、老师、上司）的冲突中。对立违抗障碍的行为通常没有品行障碍那么严重，只是显著的违抗、不服从和挑衅行为，而不包含对人或动物的攻击、对财产的破坏、盗窃或欺诈模式。而且，对立违抗障碍包括情绪失调问题（即愤怒和易激惹心境）。并不包含在品行障碍的定义中。当既符合对立违抗障碍的诊断标准，又符合品行障碍的诊断标准时，可以给予并列诊断。

（2）脑器质性精神障碍：由于脑组织的损害，脑功能往往受影响，冲动控制减弱，容易出现攻击性行为和反社会行为的表现，但可以根据有无脑损害的病史和神经系统的阳性体征与品行障碍鉴别。此外，在颞叶癫痫、癫痫大发作的情况下，可以发生冲动伤人和暴怒发作，但癫痫的患儿在发作时有意识障碍，既往有癫痫的发作史，可能有智力障碍及脑电图异常等特征来鉴别。

（3）注意缺陷多动障碍（ADHD）：儿童由于自控能力差，往往会出现多动和冲动现象，不守纪律、惹是生非，也常常存在和同学的打斗，也有反抗行为，常误诊为品行障碍。但ADHD儿童最主要的症状是注意力缺陷、多动和冲动，冲动行为一般是同年龄孩子之间正常的打闹，不会存在殴打或以打同学为乐的严重程度；但因多动或常常粗心大意有冲动性，易出事故，并因不动脑筋而违反纪律（不是故意的），对家人及学校老师的要求会遵守；同时也要注意的是，如果ADHD儿童的父母或家庭存在很大的问题，采取粗暴的方式来管教儿童，可能会加重ADHD儿童的行为异常，会逐渐出现反社会行为和攻击行为，这时两种障碍共病率较高，若同时符合诊断标准，应做出

ADHD 和品行障碍两个诊断。

（4）心境障碍：在躁狂或抑郁的发作期，患儿可能会出现易激惹、攻击、破坏或对抗行为，但心境障碍的儿童需要具备明显的情绪高涨或低落，行为异常只是临床表现的一个外在方面，给予相应的药物治疗后症状可以消失。鉴别要点是：①心境障碍为发作性病程，而品行障碍为持久的行为模式；②心境障碍患者的攻击或对抗行为，有明确的情感高涨或低落，行为异常只是临床表现的一部分；③心境障碍患者经过相应药物治疗后，攻击或对抗行为随情绪症状的改善而消失。

三、疾病介绍

品行障碍（conduct disorder，CD）是一种严重的外向性行为障碍，指儿童、青少年期出现反复的、持续性的攻击性和反社会性行为，这些行为违反了与其年龄相应的社会行为规范和道德准则，侵犯了他人或公共的利益，影响儿童青少年自身的学习和社会功能。据 DSM-5 估计，品行障碍一年的人群患病率为 2% ~ 10%，平均为 4%，青少年期患病率高于儿童期患病率，男性患病率高于女性。青少年起病的品行障碍患者中，男性所占的比例不如儿童期起病高。品行障碍是由遗传、神经生化等生物学因素、社会心理因素、环境因素经过复杂的交互作用所致。

1. 诊断标准　品行障碍的诊断要点包括：①存在反复和持续的以侵犯他人的基本权利或违反与其年龄相符的社会规则为特征的行为模式，例如对人或动物的侵犯、破坏财产、欺诈或盗窃和严重违反规则；②这种行为模式的严重程度足以对个人、家庭、社会、教育、职业或其他重要功能领域造成重大损害；③这种行为模式必须持续 12 个月或更长时间。诊断品行障碍时要注意，单一的反社会行为或犯罪行为本身并不是充分的诊断依据。

2. 治疗　品行障碍是一个治疗起来非常困难的疾病，由于病因和共患病的多样性，造成了治疗方法的复杂性。有效的治疗需要系统式的充分考虑患者多方面的问题，采用心理治疗以及家庭、学校和社区共同参与的心理社会干预为主的综合性个体化治疗方案。药物治疗可用于共病其他精神症状或障碍的患者。

（1）家庭治疗：治疗师运用家庭成员间的互动影响，改善家庭的结构与功能，使家庭朝健康方向发展。家庭治疗围绕以下内容进行：协调家庭成员之间，特别是亲子间的关系；纠正父母对子女不良行为采用熟视无睹或严厉惩罚的处理方式；训练父母学习用非暴力沟通的方法与子女进行交流，用讨论和协商、正面行为强化辅以轻度惩罚的方法对子女进行教育；减少家庭内的不良生活事件的刺激及父母自己不良行为的影响。

（2）行为治疗：主要针对患者进行，根据患者的年龄和临床表现，可选用阳性强化法、消退法和游戏疗法等。治疗目的是逐渐消除不良行为，建立正常的行为模式，促进适应社会行为的发展。

（3）认知治疗：重点在于帮助患者发现自己的问题、分析原因、考虑后果，并找到解决问题的办法。

（4）药物治疗：尚无针对品行障碍的特殊治疗药物，多数为针对急性期精神症状或共病精神障碍的治疗。例如，合并 ADHD 者可选用哌甲酯、盐酸托莫西汀；对伴有抑郁、焦虑者可服用抗抑郁药物或抗焦虑药物；小剂量抗精神病药物可用于治疗急性或慢性攻击行为者等。

（5）社区康复：适当的社区干预和支持是很重要的，如全纳教育服务计划或多系统治疗都有助于改善这种障碍的结局。与其他儿童精神疾病相比，品行障碍的预后更多的与社区干预程度有关。

3. 临床转归　品行障碍的预后差异较大，有的患者随着年龄增长，或者经过适当的教育与治疗，可逐渐恢复，但有些患者的行为异常可持续到少年期，甚至成年期，出现不良后果，致使成年期就职、婚姻、人际关系等方面的困难，其中约半数在成年期有违法犯罪行为或成为反社会人格障碍。

品行障碍预后的影响因素包括：①病情严重程度：轻症者大部分完全恢复正常，重症者多发展为慢性过程；②发病年龄：一般发病越早，预后越差；③行为类型：攻击型比非攻击型预后差，违法型比非违法型差，多动型比单纯型差，同时有多种反社会行为、多个场合存在紊乱性行为者预后差，有纵火、智力低下、神经系统受损体征、药物依赖和其他精神症状者预后差，而智商高和学业成就高者预后好；④家庭环境：家庭矛盾冲突多、缺乏家庭温暖及存在家庭暴力者预后差；⑤女性、高智商、正性的社会认知、心理复原力强、与至少一个成人存在持久的、稳定的温暖支持性的关系、家庭中正向的社会价值观、各种积极的课外活动、社会支持、良好的社区环境和服务等都是品行障碍的保护性因素。

四、病例点评

该病例展示了"品行障碍"的全貌，病历资料内容翔实、充足，病例整体诊治思路清晰、治疗流程规范，加之完整介绍了生物 - 心理 - 社会多维度系统式视角的综合治疗，带来了此类精神障碍患者的典型案例。

品行障碍的治疗比较困难，目前仅有为数不多的几项研究针对治疗方案进行了系统评判。近年来，一些新的研究已经开始关注如何治疗品行障碍。对行为干预而言，多系统治疗方法是非常有用的。将这些方法整合成一个好的协同计划，来帮助父母们培养新的家庭技能，如亲子互动训练，有助于改善家长 / 照料者和孩子之间的关系。此外，精神药物干预也呈现出一些前景。许多品行障碍的儿童会同时共病 ADHD 的诊断。这些疾病也需要得到识别和处理。有证据表明，即使有些孩子不符合 ADHD 的全部诊断标准，也可以适当使用兴奋剂来减少品行障碍患者的攻击和冲动行为。虽然尚无药物获批用于儿童品行障碍，但越来越多的证据证实，非典型抗精神病药可能有助于控制患者的攻击行为，如利培酮、奥氮平、喹硫平、阿立哌唑等。相信广大临床医生、患者及家属、社会工作者等将对"品行障碍"整体概况有更深入的了解，为帮助患者临床治疗及康复提供一定参考价值。

（病例提供者：刘志伟　阜阳市第三人民医院）

（点评专家：孔德荣　郑州市第八人民医院）

参考文献

[1] 郝伟，陆林.精神病学（第8版）[M].北京：人民卫生出版社，2018.

[2] 郭兰婷，郑毅.儿童少年精神病学（第2版）[M].北京：人民卫生出版社，2016.

[3] 美国精神医学学会.精神障碍诊断与统计手册（第5版）[M].北京：北京大学出版社，2015.

[4] Fairchild G，Hawes DJ，Frick PJ，et al.Conduct disorder[J].Nature Reviews. Disease Primers，2019，5（1）：43.

[5] Freitag CM，Konrad K，Stadler C，et al.Conduct disorder in adolescent females：current state of research and study design of the FemNAT-CD consortium[J].European Child & Adolescent Psychiatry，2018，27（9）：1077-1093.

病例30

特定学习障碍

一、病历摘要

（一）基本信息

患儿女性，8岁11个月，三年级学生，因"学习困难2年"就诊。

现病史：2年前就读小学一年级时，患者表现出书写很拖拉、很潦草不工整，经常超出田字格，书写很用力、经常把铅笔摁断，且笔画笔顺经常出错，如写"口"字经常就是画一个圈，书写分不清"b-d、p-q、6-9"，经常混淆"竖提（ㄥ）"和"竖钩（ㄐ）"，数学分不清加号减号，老师反复提醒甚至家长体罚教育后患儿仍犯类似的错误。读课文声音很小、不流畅、经常会出现停顿、漏字、跳行串行，也会用一些词替换原文的词，语调方面也缺乏抑扬顿挫，读完课文后讲不出内容。体育课跳绳动作不协调、家长描述为"跳绳就像个机器人、动作很缓慢"，班级同学几乎都会跳绳、患儿仅能缓慢跳几下。一年级语文成绩班级倒数水平、数学成绩中下等水平。二年级语文阅读和数学应用题难度增加，语文数学成绩均居倒数水平，老师和家长均反映辅导起来很吃力，均诉"其实孩子很努力了，就是成绩不好"。进入三年级患儿上课经常不做作业，放学回家后家长反复督促能做部分家庭作业，且老师反映患儿上课经常不听讲、自己玩自己的、走神，遂建议家长带患儿就诊。

诊室内患儿诉"不想学、上课想听也听不懂了、反正都是最后一名"，对自己成绩差感到心情低落、自卑。

既往史：否认重大内外科躯体疾病史，否认食物、药物过敏史。

个人史：独女，母孕期及出生史无特殊，自幼神经心理里程碑发育无明显异常（8月龄会爬，1岁独走，1岁2个月有意识叫"爸爸妈妈"，3岁进入幼儿园，适应较好，合群），兴趣爱好广泛，无狭隘兴趣和刻板行为。由父母带养，母亲常因辅导作业困难，对孩子发脾气，批评多，父亲工作忙、带养较少。

家族史：两系三代无精神疾病家族史。

（二）体格检查

体温36.4℃，脉搏77次/分，呼吸20次/分，血压85/53mmHg。体格发育正常，无特殊面容及掌纹，目光对视可。双肺及腹部未查及阳性体征，神经系统查体未见明显异常。

（三）精神检查

1. 意识　清楚，年貌相符，定向力可。

2. 仪态　衣着得体适时，年貌相符。

3. 面部表情　自然。

4. 接触交谈　接触主动合作，对答切题，语调正常，语速稍慢，交谈中无明显多动和注意力不集中，谈及学习问题时较回避。

5. 情感　反应相协调，引出焦虑情绪，担心紧张自身学习成绩；未引出明显抑郁情绪。

6. 感知觉　未引出感知觉障碍。

7. 思维　未引出明显思维联想障碍及思维内容障碍。

8. 意志行为　意志活动无明显减退、增强，有注意力不集中，意志行为未见明显异常。

9. 性症状　患者为儿童，无性生活。

10. 睡眠　无特殊，未诉入睡困难、早醒等情况。

11. 食欲　尚可，无明显下降或增加。近期无体重明显变化。

12. 智能　智能、计算力、记忆力均未见明显异常。

13. 自知力　不完整，对疾病没有全面的认识，但可配合治疗。

（四）辅助检查

1. 头颅 MRI 平扫和脑电图　未见异常。

2. 血液常规、生化、甲状腺功能　未见异常。

3. 韦氏智力测试　总智商97，语言智商93，操作智商105；社会适应能力：正常。

4. 量表　SNAP-IV 量表（母亲评）：注意缺陷 5/9，多动冲动 1/9；Conners 父母量表（母亲评）：学习问题：2.0、焦虑：1.6、其余因子分阴性。儿童抑郁障碍自评量表：10分（阴性），儿童焦虑性情绪情绪障碍筛查量表：30分（阳性）。教师评定 PRS 量表：第一二项总分：12分，第三、四、五项总分：35分。

（五）诊断

特定学习障碍（specific learning disorder，SLD）。

（六）诊疗经过

1. 患者于门诊完善症状评估、相关检查并明确诊断。

2. 诊断明确后，评估患儿病情暂无用药指征。

3. 健康宣教，告知家长对于特定学习障碍症状本身无特效药物治疗，需要进行教育训练，同时家长需降低对孩子学习成绩的要求，目标为提升学习技能，减少对学习的抵触。如果出现情绪行为问题或者共患病，则评估是否心理治疗和药物治疗。

4. 定期门诊随访。

（七）随访

随访要点为患儿对学习的兴趣、整个家庭的生态环境、患儿有无焦虑抑郁情绪或者注意缺陷多动障碍等共患病。

该患儿开学 2 个月后复诊，儿童焦虑性情绪障碍筛查量表 15 分（阴性）。与患儿交谈，患儿对学习成绩焦虑情绪明显缓解，对学习的抵触情绪减少，课堂作业愿意完成，减少了家庭作业后患儿能完成现有的作业。在系统进行阅读书写的干预训练，患儿配合训练。告知家长，干预训练需要医—家—校联合，并持之以恒。

二、病例分析

1. 病史特点

（1）学龄期儿童。

（2）主要临床表现：镜像书写、书写缓慢、阅读困难、理解句子困难。

（3）学业成就与智力水平不相符。

（4）抗拒学习有关的事情。

（5）社交能力和社会适应能力正常。

2. 诊断与诊断依据

（1）诊断：特定学习障碍，伴阅读受损、伴书面表达受损。

（2）诊断依据

1）患者有不准确或缓慢而费力地读字、难以理解所阅读内容的意思；拼写和书面表达困难。

2）显著地低于个体实际年龄所预期的水平，显著地干扰了学业成就。

3）开始于学龄期，患儿进入一年级症状已很明显。

4）该患儿表现出的问题不能用智力障碍或其他精神障碍解释。

5）持续时间至少 6 个月。

3. 鉴别诊断

（1）智力障碍：患儿有学习困难，学业成绩与智力水平不符，需鉴别。患儿其他技能学习正常，而智力障碍所涉及的是全面的发育障碍，智力测验和社会适应能力评估有助于鉴别，该患儿智力商数（智商）和社会适应能力测验均在正常范围内，故不考虑该诊断。

（2）注意缺陷多动障碍（ADHD）：该患儿本学期老师反映上课走神、不愿学习、自己玩自己的，需要考虑是否有注意缺陷多动障碍可能，经过访谈发现本学期患儿因"听不懂、不想听"而继发的"走神"，且该患儿本学期注意力不集中病程尚不足 6 个月，暂不考虑诊断注意缺陷多动障碍。注意缺陷多动障碍的患儿具备正常的学习技能，其核心症状为注意缺陷、多动或冲动，部分到了三四年级会因注意缺陷多动障碍的核心症状而影响学习。临床中更需要注意的是特定学习障碍共患注意缺陷多动障碍的情况。

（3）孤独症谱系障碍（ASD）：对于智力水平正常、在普校就读的 ASD 患儿，部分存在学习困难的表现，显著的区别在于 ASD 患儿核心症状为社会交往的异常、沟通模式的性质异常以及刻板重复的行为模式、特殊的兴趣爱好等，而学习障碍的患者一般人际交往和兴趣爱好无明显异常。临床中也需要关注特定学习障碍共病 ASD 的情况。

（4）其他原因：一些社会心理因素，如家庭纠纷、创伤、环境变化、学习压力大等因素影响，患儿可能会有学习困难的表现，需要明确学习困难出现的时间、持续时间以兹鉴别。患儿出现抑郁障碍、焦虑障碍或其他精神疾病，也会有学习困难的表现，需要掌握每种疾病的核心症状、详细询问病史。该病例患儿本学期有拒学行为、有焦虑情绪、仔细询问会发现其焦虑情绪继发于特定学习障碍，故暂不考虑焦虑障碍。

4. 多学科讨论　特定学习障碍的诊断和教育训练常常需要多学科参与其中，医学需要如儿童精神科、儿童神经内科、发育行为儿科联合参与，医学需要和教育学心理学等联合参与。在诊断特定学习障碍之前应该排除感觉损害（特别是轻度听力损害和轻度视觉损害），伴有书写困难的患儿也应该与神经系统疾病癫痫、脑性瘫痪等疾病甄别。

三、疾病介绍

特定学习障碍（specific learning disorder，SLD），在 ICD–11 中又称发育性学习障碍（developmental learning disorder，DLD），是指学龄期儿童在阅读、书写、数学计算等技能方面持续出现一种或一种以上特殊性的学习困难状态，对学业成就、职业能力或日常生活产生显著影响。需排除以下情况导致的学习问题：智力发育障碍、感觉损害（听觉或视觉损害）、神经系统障碍或运动障碍、缺乏接受教育的机会、对教学使用的语种缺乏掌握、社会–心理的逆境等。目前，SLD 同其他神经发育障碍一样，发病机制尚不明确，主要是由遗传因素、神经发育障碍、发育过程、环境因素和文化相关因素等共同作用的结果。SLD 的患病率在不同语言和文化中有所不同。国外报道：特定阅读理解的患病率在 5% ~ 17%，数学障碍的发病率为 4% ~ 8%，到 19 岁时的累积发病率为 5.9% ~ 13.8%。书写障碍是研究最少的，它的患病率在 6% ~ 22%。国内学者静进报道学习障碍的患病率为 6.6%，男女比例为 4.3 : 1。

SLD 的临床表现包括：①阅读受损：学习阅读相关的学业技能上的显著而持续的困难，如阅读的准确性、阅读的流畅性和阅读理解能力；②书面表达受损：学习书写相关的学业技能上显著而持续困难，如拼写的准确性、语法与标点使用的准确性、书面表达的组织性与连贯性；③数学受损：学习算数相关的学业技能上显著而持续的困难，如数学、对数字事实的记忆、计算的准确性、计算的流畅性、数学推理的准确性。特定学习障碍临床表现因人而异，因此评估时应重点关注以下：①诊断线索：需分别向父母、老师了解患儿上课、做家庭作业、阅读及表达交流的情况。不能仅以学习成绩不好判断有无学习障碍；②诊断性访谈：初步判断语言交流能力，对学习的态度以及情绪行为；③辅助检查：排除有无影响学习的器质性疾病；④相关量表：韦氏智力测试、学习障碍筛查量表（PRS）和其他根据患儿是否有共患病或者继发情绪行为问题选择相应量表。其中韦氏智力测试即可用于排除智力发育障碍可能，其各项因子分也可以作为 SLD 的线索和支持诊断依据，故解读韦氏智力测试不能只关注总分，更需要关注每个因子分值。学习障碍筛查量表（PRS）的原作者 Myklebust 认为 SLD 儿童的缺陷特征主要表现在语言和运动能力两个方面，因此该量表从这两方面入手，主要是通过教师对儿童在言语和非言语两方面的行为表现评定计分，借以筛查 SLD。总分 < 65 分者，即为可疑 SLD 儿童。其中第一、二项总分得分 < 20 分者，为可疑言语型 SLD；第三、四、五项总得分 < 40 分者，为可疑非言语型 SLD。特定学习障碍鉴别诊断主要与正常发育儿童、精神发育迟滞、孤独症谱系障碍区分，可依据其诊断标准（详见病例 30 表 1）进行诊断，同时根据严重程度进行分级（详见病例 30 表 2）。

病例30表1　特定学习障碍的诊断标准（DSM-5）

1. 儿童在学习和使用学业技能时，在采取了针对性干预措施的情况下仍然存在以下明显障碍之一，并且持续至少 6 个月。

不准确地阅读单词，或阅读单词缓慢而费力（例如：单个单词朗读不正确或缓慢且犹豫不决、经常猜测单词、难以听清单词）。

难以理解所读内容的含义（例如：可准确地阅读文本但不能理解所读内容的序列、关系、推论或更深层含义）。

在拼写方面存在困难（例如：可能会添加、省略或换用元音或辅音）。

在书面表达方面存在困难（例如：在句子中出现多个语法或标点错误、段落组织差、书面表达不清晰）。

在掌握数字意识、数字事实和计算方面存在困难（例如：对数字、数量和关系的理解很差；依靠手指进行个位数计数，而不是像同龄人那样依靠大脑；在算术运算中迷失，并可能更换运算公式）。

在数学推理方面存在困难（例如：应用数学概念、定理或公式来解决量化问题存在严重困难）等。

续表

2. 受影响的学业技能显著地、可量化地低于个体实际年龄所预期的水平，显著干扰了学业或职业表现或日常生活的活动，且被个体的标准化成就测评和综合临床评估确认。对于年龄在 17 岁以上的个体，有记录的学习困难史可以替代标准化评估。

3. 学习方面的困难开始于学龄期，但直到那些对受到影响的学业技能的要求超过个体的有限能力时，才会完全表现出来（例如：在定时测试中，读或写冗长、复杂的报告，并且有严格的截止日期或特别沉重的学业负担）。

4. 不能用于智力障碍、未矫正的视力或听力、其他精神或神经疾病、心理社会逆境、不熟悉教学语言或教育指导不足来更好地解释。

备注：DSM-5 除了给出诊断标准外，还需描述不同学术领域受损，包括伴阅读受损、伴书面表达受损、伴数学受损。

病例30表2 特定学习障碍的分级（DSM-5）

1. 轻度 在 1 个或 2 个学业领域存在一些学习技能的困难，但其严重程度非常轻微，当为其提供适当的便利和支持服务时，尤其是在学校期间，个体能够补偿或发挥功能。

2. 中度 在 1 个或多个学业领域存在显著的学习技能的困难，在学校期间，如果没有间歇的强化和特殊的教育，个体不可能变得熟练。在学校、工作场所或在家的部分时间内，个体需要一些适当的便利和支持性服务来准确和有效地完成活动。

3. 重度 严重的学习技能的困难影响了几个学业领域，在学校期间的大部分时间内，如果没有持续的、强化的、个体化的、特殊的教育，个体不可能学会这些技能即使在学校、在工作场所或在家有很多适当的便利和支持性服务，个体可能仍然无法有效地完成所有活动。

SLD 和其他神经发育障碍一样，共患病复杂，学龄期患儿常见的共患病是注意缺陷多动障碍，并容易继发各种情绪问题，如自我评价低、缺乏自信自尊、讨厌上学、拒绝作业、焦虑、强迫行为、不愿交友等。部分患儿可以确诊为共患对立违抗性障碍、间歇性暴怒发作等疾病。随着年龄增长，其共患焦虑障碍（含学校恐惧症）、抑郁障碍的概率明显增高。

关于 SLD 症状本身没有药物治疗，更多地为接纳和教育训练。家长和老师接纳、理解、支持和鼓励患儿。有条件可以进行特殊教育支持，开展父母培训、教师培训、心理咨询和行为干预等。虽然针对 SLD 无特效药物，但针对其伴随情绪行为异常或共患病，则需要评估是否药物治疗。约半数以上 SLD 儿童随着年龄增长，症状缓解或减轻，但是某些特殊技能的缺陷可能会持续到成年以后。有 20% 的患儿会继发品行障碍、行为问题、社会适应能力不良，青春期情绪问题等，所以，一定要早发现早干预。

四、病例点评

该病例体现出的"学习困难"在儿童青少年精神科门诊患儿中非常常见。学习困难是一种现象，并不是一个确切的诊断。与同年龄、同班级的儿童相比，由于各种原因引起学习成绩明显落后，多门功课不及格或者留级都可以称得上学习困难。引起学习困难的原因是非常多的，包括教育的方式、情绪问题等都有可能造成。但我们所诊断的特定学习障碍是指在阅读、书写、表达、推理、计算等基本的行为中存在一种或几种障碍，特定学习障碍是包含在学习困难这一类里的。

临床中特定学习障碍往往不单纯出现，多数情况下共患一种或几种疾病，这往往给临床诊疗带来挑战，需要我们在临床问诊中详细询问，明确评估，及早发现、及早干预，往往能很大程度上改善患儿的预后。

（病例提供者：王　萌　王敏建　重庆市精神卫生中心）

（点评专家：蒋国庆　重庆市精神卫生中心）

参考文献

[1] American Psychiatric Association.Diagnostic and statistical manual of mental disorders[M].5th ed. Arlington：American Psychiatric Publishing，2013.

[2] WHO's new International Classification of Diseases（ICD-11）comes into effect.World Health Organization[EB/OL].2022-02-11.

[3] Katusic SK，Colligan RC，Barbaresi WJ，et al.Incidence of reading disability in a population-based birth cohort，1976-1982，Rochester，Minn[J].Mayo Clinic Proceedings，2001，76（11）：1081-1092.

[4] Moll K，Kunze S，Neuhoff N，et al.Specific learning disorder：prevalence and gender differences[J].PLoS One，2014，9（7）：e103537.

[5] Morgan PL，Farkas G，Hillemeier MM，et al.Who Is At Risk for Persistent Mathematics Difficulties in the United States? [J].Journal Of Learning Disabilities，2016，49（3）：305-319.

[6] 静进，海燕，邓桂芬，等.学习障碍筛查量表的修订与评价[J].中华儿童保健杂志，1998，6（03）：197-200.

[7] Pauc R.Comorbidity of dyslexia，dyspraxia，attention deficit disorder（ADD），attention deficit hyperactive disorder（ADHD），obsessive compulsive disorder（OCD）and Tourette's syndrome in children：A prospective epidemiological study[J].Clinical Chiropractic，2005，8（4）：189-198.

[8] Nelson JM，Harwood H.Learning disabilities and anxiety：a meta-analysis[J].Journal Of Learning Disabilities，2011，44（1）：3-17.

[9] German ò E，Gagliano A，Curatolo P.Comorbidity of ADHD and dyslexia[J].Developmental Neuropsychology，2010，35（5）：475-493.

[10] 郭兰婷.儿童少年精神病学[M].北京：人民卫生出版社，2009.

网络游戏障碍

一、病历摘要

（一）基本信息

患者男性，14 岁，因"无节制上网玩游戏 4 年余"入院。

现病史：患者约于 4 年前接触网络游戏，初期仅在课余时间玩游戏。后患者与同学发生矛盾，人际交往受挫，不爱出门交际，课后及假期都待在家里，无所事事，花费在网络游戏上时间逐渐增多，除了上学就是玩游戏，每日上网时间接近 5 个小时，周末可达十几个小时。患者对其他任何事情都不感兴趣，只有玩游戏的时候才感到开心。患者课后几乎不做作业，学习成绩也逐渐下降，其父母工作忙碌，无暇管理，偶尔劝说其出门和朋友出去玩，也都被患者拒绝。五年级暑假期间（约 2 年前），患者在家闭门不出，除了吃饭睡觉，其余时间几乎都在玩网络游戏，每日游戏时间十几个小时。父母如若制止，将手机没收，患者就会发脾气，将自己锁在房间里，拒绝进食，甚至打砸东西。六年级开学后，患者在学期前半段还愿意去学校，学期后半段几乎没有去学校上过学，整天待在自己的房间内玩游戏，有时玩游戏忘了时间，一天只吃一顿饭，个人卫生也不注意，好几个星期才洗一次澡。1 个月前，患者在家中称自己不上学了，不念初中了，家长反复劝说无效，为求进一步诊治，将其带至我科门诊，门诊拟"游戏成瘾"收治入院。

病程中饮食睡眠可，二便正常，未见情绪低落或高涨的表现，近期体重未见明显变化。

既往史：否认颅脑外伤、高热、抽搐、昏迷等躯体疾病史，否认心血管及肝肾疾病史。否认食物及药物过敏史，否认精神活性物质接触史。否认手术史及输血史。

个人史：兄妹 6 人，排行第 5，母孕期正常，足月顺产，体格发育无特殊，智力发育正常。8 岁时父母离异，后父亲再婚，患者与其父及继母一起生活。患者父亲常年在外做生意，患者大部分时间与继母共同生活，继母碍于身份，且家中孩子较多，不便管理。患者父亲对患者要求及期望极高，其兄姐均成绩优异，经常被其父拿来和他做比较，父子二人常有矛盾。病前性格冲动，喜争强好胜，喜欢玩竞技类电子游戏。因性格原因，患者常和同学产生冲突，人缘较差，学习成绩较差，没什么朋友。因父母太忙无暇照顾，在学校不受老师重视，师生关系也一般。

家族史：否认两系三代以内精神障碍史。

（二）体格检查

体温 36.7℃，脉搏 100 次/分，呼吸 20 次/分，血压 107/77mmHg，体重 51.2kg。神志清晰，精神可。双肺呼吸音清，未闻及干湿性啰音。心率 100 次/分，心律齐。腹软，肝脾肋下未及。四肢活动自如，生理反射存在，病理反射未引出，脑膜刺激征阴性。

（三）精神检查

1. 意识　清晰，对时间、地点、人物定向准确。

2. 仪态　貌龄相符，衣着适时，整齐。

3. 面部表情　神情不悦，表情不耐烦。

4. 接触交谈　接触被动合作，对答切题，接触时患者不停询问何时可以结束回家。

5. 情感　反应适切，减少或停止上网时出现烦躁，易激惹。

6. 感知觉　无感觉障碍，无错觉、幻觉及感知综合障碍。

7. 思维　连贯性可，思维内容无异常。

8. 意志行为　注意力尚集中，意志要求病理性增强，表现为无节制打游戏，每天玩游戏的时间可达十几个小时，不愿意上学，对其他活动都不感兴趣，只有玩游戏的时候才能开心，打游戏受家人阻拦时，则有冲动行为，将自己锁在房间里，甚至打砸东西。

9. 性症状　患者为青少年，否认有性活动，亦未见性欲改变。

10. 睡眠　患者睡眠可，睡眠时相延迟，喜欢夜间打游戏，夜间很晚才入睡，早上很晚才起床。

11. 食欲　正常，近期体重未见明显变化。

12. 智能　患者的智能、计算力正常，记忆力完好。

13. 自知力　不全，患者有时认为自己玩游戏确实有点太多了，可被动配合治疗，但对疾病没有全面的认识。

14. 特殊症状的描述简录　患者最初只是打游戏作为娱乐，后打游戏时间逐渐增加，每日花费在上网打游戏的时间超过十几个小时，生活里基本没有其他活动，假期也不愿意出去玩，起初还能上学，后来学习成绩下降明显，最后发展到不愿意去上学，每天待在家里打游戏，不愿意出门，生活里也不和同龄人交往，没有朋友，和父母经常发生争吵，在父母没收手机导致患者无法上网时，则表现烦躁不安、吵闹，甚至把自己锁在房间里，有时还打砸东西。患者有时能意识到自己有些过度沉迷游戏，但是无法控制自己的上网时间，经常躲在自己的房间内。

（四）辅助检查

1. 头颅 CT 检查　未见明显异常。

2. 脑电图检查　正常脑电图。

3. 智商测定　无异常。

4. 血常规及血液生化　无异常。

5. 心理测量量表　网络成瘾量表 IAT：76 分。

（五）诊断

游戏障碍。

（六）诊疗经过

1. 药物治疗　患者入院后予安非他酮改善成瘾症状，起始剂量为 75mg 1 次 / 日口服，一周后增加至 75mg 2 次 / 日口服。

2. 心理治疗　患者入院后被分配至由 6 例青少年儿童组成的小组进行团体活动，由团体治疗师主持进行互动分享，通过与其他成员交流沟通，学习社交技巧和发展人际关系的能力，每周 2 次，每次一小时。

此外，患者接受每周 2 次认知行为治疗，治疗师通过识别负性自动思维、列举认知歪曲、制订行为契约等改变患者的不合理观念，出院后仍定期随访进行。

3. 物理治疗　予每周 5 次，每次 45 分钟的经颅磁治疗。

4. 体育锻炼　入院后由专业体校教师进行每周五次，每次 45 分钟的有氧运动。

5. 经过 2 周的治疗，患者情绪改善，在病房内和同龄病友相处可，经常一同活动。对手机游戏渴求较前好转明显。患者愿意参加社交活动，主动完成日常活动，经常和母亲一起外出活动，予以出院。

（七）随访

患者治疗后，与家人的关系融洽，特别是与父亲的关系改善明显。出院后患者前往本地某中学面试，面试时表现良好，成功入学，且在入学后军训中获得了"训练标兵"的称号（病例 31 图 1）。后续定期门诊随访，初中生活正常，能够正常地使用手机，偶尔打网络游戏，无成瘾表现，学习成绩中等。

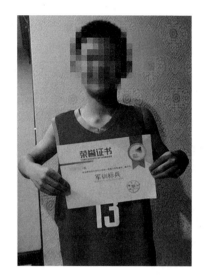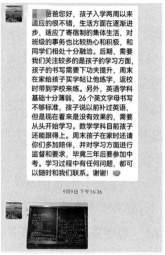

病例 31 图 1　患者出院后情况

二、病例分析

1. 病史特点

（1）青少年男性，14 岁，病程 4 年余，病前性格冲动，人际关系较差，无朋友交往，与同学关系也较差，学习成绩不佳。

（2）病程中，患者用于网络游戏的时间逐渐增加，甚至影响正常学习及生活，烦躁，易怒。

（3）精神检查除意志要求病理性增强外，其余基本正常。

（4）体格检查未见异常。

（5）辅助检查：头颅 CT、脑电图及智商测定等均无异常。

2. 诊断与诊断依据

（1）诊断：游戏障碍。

（2）诊断依据：①症状标准：患者沉迷上网打游戏，不愿上课学习；②病程标准：4 年余；③程度标准：患者因沉迷上网打游戏影响生活及学习；④排除标准：否认存在脑器质性疾病史或者精神活性物质服用史。

3. 鉴别诊断

（1）器质性精神障碍：患者既往无特殊疾病史，无相应临床表现，故排除。

（2）心境障碍（躁狂发作）：患者玩手机时心情愉悦，但并未查及明显情绪高涨、思维奔逸、意志活动增强等症状，故排除。

三、疾病介绍

1. 概述　游戏障碍是指一种持续或反复地使用电子或视频游戏的行为模式，临床特征主要表现为游戏行为失控，游戏成为生活中的优先行为，不顾后果继续游戏行为，并持续较长时间。

游戏障碍患者以男性、儿童青少年人群为主，亚洲国家患病率可能高于欧美国家。游戏障碍患病率约为5%。

游戏障碍的神经生物学机制仍有待进一步阐明，但性格冲动、内向、社会支持和人际沟通不足、家庭关系不和谐等心理和社会家庭因素均对游戏障碍的发生有影响。

2. 诊断标准　网络游戏障碍的临床表现具有以下特征。

（1）持续或反复的游戏行为模式。

（2）失控性游戏行为，表现为无法控制游戏行为的发生、频率、持续时间、终止时间等。

（3）相比其他兴趣及日常活动，游戏行为成为生活优先事项。

（4）尽管游戏造成负面后果（如人际关系破裂、职业或学业受影响、健康损害等）仍然无法停止。

（5）游戏行为模式导致明显的个人、家庭、人际关系、学业、职业或其他重要功能领域损伤。

诊断时，可根据上述临床表现特征进行游戏障碍的诊断，此外，还应注意病程标准，即上述游戏行为模式持续存在或反复发作并持续至少12个月，但如果症状足够严重且满足其他诊断要点，持续时间可短于12个月。

3. 鉴别诊断　网络游戏障碍主要与危害性游戏行为、赌博障碍、精神障碍（如焦虑障碍、抑郁障碍、双相障碍、人格障碍等）及物质使用所致障碍相鉴别，游戏行为常常与物质（特别是酒精）使用共存，如果同时满足两种障碍的诊断标准，可考虑共病诊断。

4. 治疗原则

（1）预防为主：针对高发人群进行预防性干预，可以显著减少游戏障碍发病率及疾病负担。

（2）基于循证证据进行干预。

（3）符合伦理：尊重人权和患者尊严，不损害患者健康及利益。

（4）综合干预：目前还没有针对游戏障碍的特效干预手段。目前主流的趋势是采取以心理治疗为主，药物治疗和物理治疗为辅的综合干预措施。近年来，不少循证证据提示，这种综合干预治疗对游戏障碍患者预后有益。

在综合干预的过程中，需要医疗卫生机构、学校、家庭、社会等多方面的协调及监督。其主要措施包括：①社会心理疗法：以认知行为治疗为基础，结合如动机激励访谈、家庭治疗、团体治疗等社会心理干预，对患者进行综合心理干预；②药物疗法：目前尚无针对游戏障碍的具有临床适应证的药物。药物治疗仍然缺乏足够的临床研究证据，不过针对患者可能存在的抑郁、焦虑以及共病问题，需要药物对症治疗。值得注意的是，多个研究已经证明，认知行为治疗和安非他酮相结合，可以有效地降低网络依赖，特别是伴随着抑郁症状的网络依赖，前文病例的治疗方案也是依此制定；③物理治疗：目前仅有少量研究对游戏障碍患者进行重复经颅磁刺激等干预，可增加大脑控制功能或降低玩游戏的冲动，但仍缺乏大样本一致性研究。

四、病例点评

"游戏障碍（gaming disorder）"作为新增疾病，纳入 ICD-11 "成瘾行为所致障碍"疾病单元中。根据 ICD-11 定义，游戏障碍是指一种持续或反复地使用电子或视频游戏的行为模式，表现为游戏行为失控，游戏成为生活中优先行为，不顾不良后果继续游戏行为，并持续较长时间。目前国内外尚缺乏根据 ICD-11 标准而开展的大样本流行病学调查数据。此前，不同国家和地区已有多项游戏相关问题的调查研究，因为对疾病的判断标准、筛查工具、人群等不同，所报告的疾病患病率差异较大（0.7% ~ 27.5%）。游戏障碍者以男性、儿童青少年人群为主，亚洲国家患病率可能高于欧美国家。当然，青少年病理性网络过度使用、手机使用上瘾、网络成瘾综合征，可能没有涉及游戏，对个体、家庭和社会也是造成严重不良影响，也是当前值得关注的公共卫生问题和临床问题。

作者提供了一个成功的游戏障碍治疗的案例，整个诊断和治疗过程都比较顺利，治疗也比较成功。游戏障碍在治疗方面是个棘手的工作，如同戒酒、戒烟、戒毒品一样，成瘾机制复杂，治疗难度大和维持长期效果差。本案例治疗，基于生物 - 心理 - 社会现代医学模式，开展了综合治疗，特别是综合了社会 - 心理干预，并加以随访，值得我们临床工作者学习。当然也赞同文中作者观点，对于游戏障碍或者网络成瘾综合征诊治，要早期预防，防微杜渐。游戏障碍的诊断不仅要判断是否达到疾病状态，在诊断工作中树立早期识别、早期干预的意识，对出现部分症状、但不完全满足诊断标准的个体提供专业意见，及时预防发展到游戏障碍。

游戏障碍常常存在着共患病，对游戏障碍的治疗，往往需要同时治疗共患病，或者隐藏在游戏障碍背后的疾病是治疗的重点，如抑郁障碍、创伤后应激障碍、睡眠障碍、注意缺陷多动障碍、社交焦虑障碍。本案例，根据当前呈现的信息，患者没有存在共患病，诊断单一的游戏障碍，相对而言，不算复杂。但在未来随访中，还需要继续随访。如在鉴别诊断方面，现病史提供信息："患者约于4年前因和同学们发生矛盾后渐出现心情差"，需要探索是否在4年前存在心因性的抑郁，或者应激相关障碍（应激性反应），是否存在延迟性心因反应。当前心理治疗中是否还需要对既往的同学关系中的人际冲突做认知治疗，探索事件本身跟后面的游戏成瘾的关系，如果去学校，当前和同学的人际关系如何，需要关注。病例诊疗过程主要描述了其戒除游戏、学习成绩提高的内容，对于人际关系改善方面描述较少，患者本身在处理人际关系的成长对于未来预防复发、改善其社会功能、提高其适应能力也是一个治疗的目标。游戏障碍的治疗，需要医师、家长和治疗师保持足够的耐心，特别需要提醒家长，避免用粗暴干涉如断网、没收手机、摔IPAD等方式，加强家长健康教育，避免激惹，避免青少年极端事件发生。

（病例提供者：张　凯　安徽医科大学附属巢湖医院）

（点评专家：孙锦华　复旦大学附属儿科医院）

参考文献

[1] Kuss DJ.Internet gaming addiction：current perspectives[J].Psychology Research And Behavior Management，2013，6：125-137.

非自杀性自伤

一、病历摘要

（一）基本信息

患儿女性，14岁，初三学生，因"反复自我伤害2年余，加重2个月"来院就诊。

现病史：两年前患儿感学业压力大及父母关系紧张，遂渐出现阵发性心情烦躁、每次持续数小时，与同学聊天、玩游戏能缓解，伴随高兴不起来，否认持续性情绪低落。听到同学说划手可以改善情绪，遂心情烦躁时就用美工刀划伤手臂，描述"看到有红色的血液从皮肤里出来，瞬间觉得放松了"，后只要遇到心情不好就会想伤害自己。家属多次制止无效，夏天患儿会穿长袖遮挡手上的伤痕，担心同学们看到会认为自己"有病"。因患儿情绪不稳定、反复自伤，家属携带患儿在当地就诊，具体就诊时间、诊断和心理评估不详，给予"盐酸氟西汀胶囊20mg/d"治疗，治疗1个月后觉情绪不稳定好转遂自行停药。患儿停药2个月后再次出现自伤行为，且出现反复抠伤口处的结痂，自诉抠结痂的行为大多与情绪烦躁相关，有时感压力大、人际关系紧张时抠结痂的行为更频繁，且用刀片划伤大腿内侧皮肤，诉"心情不好时就想伤自己，无聊时也想伤自己，有时莫名的就想伤自己，有时只有划手臂产生痛觉才会感觉自己活着"。家长带患儿反复于当地医院就诊。患儿表示自己"没病"、药物治疗和心理治疗均不配合，间断自伤。2个月前患儿感毕业考试压力较大，用刀片划伤手臂行为更加频繁，学校建议患儿休学，遂来我院门诊就诊。中考前1个月办理了请假前来住院治疗。

近2年食欲可，心情烦躁时有入睡困难、易惊醒。患儿偶有与母亲发生肢体冲突，无与其他人发生肢体冲突及毁物行为。

既往史：否认重大躯体疾病史。

个人史：出生于原籍，常住本地，胞二行一，有一个3岁妹妹，姐妹关系一般，幼年生长发育与同龄人相比无明显异常；初三在读，病前性格外向。月经史：初潮11岁，月经规律。

家族史：否认两系三代有重大遗传病史、精神病史、吸毒史、自杀史等。

（二）体格检查

体温 36.3℃，脉搏 78 次 / 分，呼吸 19 次 / 分，血压 119/83mmHg。发育正常，营养中等，面色红润，意识清楚。双侧大腿前侧有两个蝴蝶文身，双侧大腿内侧有陈旧性划痕，双侧手臂有数十道新旧不一划痕（左侧手臂较多），无渗液、红肿。心率 78 次 / 分，律齐，未闻及杂音。两肺呼吸音清。腹平软，无压痛，肝脾肋下未触及。四肢肌力、肌张力正常。生理反射存在，未引出病理性反射。

（三）精神检查

1. 意识　清楚，对时间、地点、人物定向准确。

2. 仪态　衣着得体，年貌相称。

3. 面部表情　大部分时间自然，谈到一些既往经历时显悲伤。

4. 接触交谈　显被动，对答切题，交流期间不存在自言自语现象。

5. 情感　反应协调，未引出明显内源性抑郁情绪，有诱因下会情绪低落、甚至觉得活着没意思、每次持续不超过 2 周，易激惹，无明显持续性愉快感缺乏、精力缺乏，休学后对未来学习感焦虑，想读高中，但是评估自己目前成绩只能读职高，为此认为自己对不起父母。

6. 感知觉　未引出感知觉障碍。

7. 思维　未引出明显思维联想障碍及思维内容障碍。

8. 意志行为　意志活动无明显减退、增强，上课时集中注意力较困难。有消极行为，多次出现自伤行为。

9. 性症状　患者为青少年，否认有性活动。

10. 睡眠　心情烦躁时有入睡困难、易惊醒。

11. 食欲　一般，近期体重未见明显变化。

12. 智能　计算力、智能未见明显异常，近期记忆力稍减退。

13. 自知力　不完整，可配合治疗，但对疾病没有全面的认识。

（四）辅助检查

1. 血常规、肝肾功能、血脂、血糖、心肌损伤标志物、甲状腺激素、性激素等未见明显异常。

2. 头颅 CT 平扫、胸部 CT　未见异常。

3. 腹部彩超　显示未见异常。

4. 脑电图　显示正常。

5. 心电图　显示窦性心律，心率 82 次 / 分。

6. 量表　儿童抑郁障碍自评量表（DSRSC）：19 分，儿童焦虑性情绪障碍筛查表

（SCARED）：56 分。

（五）诊断

非自杀性自伤。

（六）诊疗经过

1. 心理治疗 首先访谈与患儿建立安全、信任的咨访关系。然后使用意象对话的方式：引导患儿通过想象的方式将自己与伤口的关系呈现出来。患儿自行选择一条白色布巾围绕一条红色布巾代表自己的伤口，通过角色扮演引导患儿扮演血液，患儿躺在红色条状布巾上，感受血液的跳动与血流的奔腾，引导患儿表达血液的感受。引导患儿寻找到情绪的来源，以及这些情绪传递的信号是什么。再通过不断澄清的方式让患儿明确自己情绪背后的认知、想法，运用认知行为治疗的技巧修正认知，同时帮助患儿与情绪对话，接纳情绪的存在，学习管理情绪的技巧。

2. 使用盐酸氟西汀胶囊联合碳酸锂缓释片治疗（入院后最初方案：氟西汀胶囊 20mg/ 早、碳酸锂缓释片 300mg/ 晚、阿普唑仑片 0.2mg/ 早晚，住院 1 周后方案：氟西汀胶囊 20mg/ 早、碳酸锂缓释片 600mg/ 晚、阿普唑仑片 0.2mg/ 晚；出院时：氟西汀胶囊 20mg/ 早、碳酸锂缓释片 600mg/ 晚。嘱患者心情烦躁明显且难以控制时可临时含服阿普唑仑 0.5 ~ 1 片），住院期间短期使用阿普唑仑（因患者最初住院时心情烦躁出现频繁，自诉早上按时起床和晚上定时收手机会增加自己的烦躁感，有自伤行为。后经过心理咨询后有时烦躁、想自伤时会转移注意力或者向医护人员倾诉）。

3. 物理治疗 rTMS、光照治疗和运动治疗等。

（七）随访

出院后半个月来门诊复诊，家属代诊（患儿与同学出去玩），诉患儿出院后第 3 天再次出现自伤行为（划伤手臂，工具不详），继续按医嘱服药。

出院后 1 个月来院复诊，患儿双手臂无新鲜划痕（不愿意被检查腿部情况），但是有时会抠结痂，自诉有时无明显诱因想抠，有时心情烦躁的时候想抠。就诊时患儿一直在诊室玩手机游戏，对医生的问诊间断回应，不愿做详细描述，母亲提醒患儿好好回答问题时患儿则不耐烦，诉"怎么好好回答，我不是都说了嘛"。

出院后半年仍坚持复诊，频率 1 次 / 月，药物剂量与出院时同。

二、病例分析

1. 病史特点

（1）青少年女性，14 岁，首发年龄 11 余岁。

（2）持续性发作，总病程 2 年余。

（3）主要表现：在一定诱因下心情烦躁、出现自伤行为，有时无明显情绪烦躁时也会自伤，主要为用美工刀划手臂、划大腿、抠伤疤。自伤后觉得心情放松了。无持续性情绪低落和情绪高涨。

（4）患儿社会功能受损。

（5）既往史、个人史和家族史无特殊。

（6）冲动行为风险评估一般风险，自杀风险评估高风险。

2．诊断与诊断依据

（1）诊断：非自杀性自伤。

（2）诊断依据：目前符合"非自杀性自伤"诊断标准。

1）症状标准：患儿在过去两年余出现多次（每年超过5次）以非结束生命为目的的自我伤害性行为（用刀划伤手臂、大腿），患儿进入初中后渐渐出现人际交往困难、学习压力大，通过学习用刀片划伤自己缓解情绪的方式后，出现多次自伤行为，并且通过自伤行为能够使自己烦躁、低落的情绪得到宣泄，恢复平静。

2）病程标准：2年余。

3）严重程度标准：生活、学习功能明显受损。

4）该行为不被社会认可，不属于文身，也不属于宗教或文化仪式的一部分。

5）排除标准：该行为不能用自闭症谱系障碍、智力残疾、莱施－尼汉综合征、拔毛癖、抠皮障碍等解释。

3．鉴别诊断

（1）自杀行为：常伴有情绪障碍，与非自杀性自伤有相似之处。但是自伤企图、行为是以结束生命为目的，精神上的痛苦是持续性的、难以忍受的，认知窄化程度较高，把自杀认为是唯一解决办法，自杀尝试后不适感加剧。而非自杀性自伤是一种自我伤害性行为、一种不适应的应对机制，只是为了缓解负性感知或者应对人际困扰，痛苦是非持续性的。该患儿偶尔有以结束生命为目的，但绝大部分时候自伤是为了缓解情绪，故不考虑诊断为自杀行为。

（2）抓痕障碍：患儿有反复抠伤口处的结痂行为，故需考虑该诊断。但抓痕障碍属于强迫性障碍的一种，表现为每天反复多次、控制不住地抠伤口处的结痂，有试图减少或停止该行为的意图。但本案例中的患儿是一过性而非每日多次，且无试图减少的念头。故不考虑该诊断。

（3）抑郁发作：患儿有情绪低落、易激惹、自伤行为等，但患儿无持续性超过2周的抑郁综合征表现，且患儿主要是面对人际交往困难、家庭冲突、学习压力时出现阵发性情绪低落，暂不符合抑郁发作。

三、疾病介绍

非自杀性自伤（NSSI）是一种故意的、无死亡意图的对身体组织造成的伤害，伤害最常由刀、针、剃刀或其他尖锐物所致，出现的伤口从浅表到严重均有，有部分可导致永久伤残。NSSI 是卫生专业人员长期关注的全球性公共卫生问题，发病率在全球范围内呈上升趋势，全球青少年中终身患病率 22.0%，在我国中学生、大学生群体中的检出率分别达 27.4% 和 16.6%。NSSI 通常开始于青春早期，并持续多年，非自杀性自伤入院的人数在 20 ~ 29 岁时达到高峰，然后下降。与首发年龄大于 12 岁的个体相比，首发年龄小于 12 岁者在成年后往往出现更频繁也更严重地自伤。

导致或引发 NSSI 的因素包括心理、社会、精神病理学和文化等因素。NSSI 的发病机制存在多种假说，最常被研究人员提及的是表观遗传学机制、生物学机制和神经影像学相关机制。近年来 NSSI 背后的心理学机制也是研究热点，心理学认为这类行为是一种独特的适应不良行为，最常见的目的是减少消极情绪，自我惩罚，或是解决人际关系的困难。Nock 的四因素模型在解释自伤动机时从功能的角度确定了 NSSI 的四种强化过程。这四种强化分别是：个人内部的消极强化、个人内部的积极强化、人际关系的消极强化和人际关系的积极强化（详见病例 32 表 1）。

病例32表1　Nock的四因素模型

强化过程	强化定义	具体表现
个人内部的消极强化	自伤行为发生后，厌恶的想法或感觉立即减少或停止	紧张缓解、愤怒感减少
个人内部的积极强化	自伤行为发生后，期望的想法或愉悦的情感体验出现或增加	自我刺激、"惩罚"自己后获得满足感
人际关系的消极强化	自伤行为发生后，其逃避社会事件减少或停止	同伴停止欺凌、父母停止争吵
人际关系的积极强化	自伤行为发生后，期待的社会事件增加，随着事件增加自伤也增加	获得关注、同伴支持

NSSI 是 DSM-5 中一个新的诊断类别，被放在"其他可能是临床关注焦点的条件"一章中，标题为"自我伤害的个人历史"。在 DSM-5 中，非自杀性自伤被定义为患者在过去一年中有 5 天或更多的时间里，对自己的身体表面进行了可能引起出血、擦伤或疼痛的故意伤害。这种行为及其后果给患者带来痛苦，且对患者的人际关系、学业或其他重要功能领域造成损害。该行为不属于文身、宗教或文化仪式的一部分，诊断时还需要与边缘型人格障碍、自杀行为、拔毛症、刻板性自伤、擦伤（抠皮）症进行

鉴别。在非自杀性自伤的背景下，常见的共病包括：心境障碍、情绪不稳定型人格障碍 / 边缘型人格障碍（BPD）、物质滥用和物质依赖、进食障碍、焦虑障碍、创伤后应激障碍（PTSD）、回避型人格障碍等。

NSSI 的治疗主要包括心理治疗、药物治疗及联合治疗。其中心理治疗为目前干预青少年 NSSI 的首选方案。心理治疗主要有辩证行为疗法（DBT）和情绪调节集体疗法（ERGT），这两种治疗在研究中证明可以明显减少 NSSI 的频率和强度。而移情焦点治疗（TFP）、动力解构心理治疗（DDP）、手册辅助认知治疗（MACT）和声音运动治疗（VMT）对 NSSI 的治疗研究尚欠缺，有效性有待进一步确定。药物治疗中，有临床研究表明非典型抗精神病药物（阿立哌唑）、SNRIs（文拉法辛）、SSRIs（氟西汀）和阿片受体拮抗剂（纳曲酮）在减少自伤方面可能有好处。在使用药物直接解决自伤问题之前，首先要针对与 NSSI 共病的疾病。联合治疗通常是将辩证行为疗法（DBT）与抗抑郁药物（SNRIs、SSRIs）联合来实现增量益处。

附表：NSSI 常用评估工具

1. 青少年自我伤害问卷（病例 32 表 2）

病例32表2　青少年自我伤害问卷

你过去生活中曾发生的行为	发生的次数				对身体的伤害程度				
	0次	1次	2～4次	5次以上	无	轻度	中度	重度	极重度
1. 故意用玻璃、小刀等划伤自己的皮肤									
2. 故意戳开伤口，阻止伤口的愈合									
3. 故意用烟头、打火机或者其他东西烧 / 烫伤自己的皮肤									
4. 故意在身上刺字或图案等（文身为目的的除外）									
5. 故意把自己的皮肤刮出血									
6. 故意把东西刺入皮肤或插进指甲下									
7. 故意用头撞击某物，以致出现瘀伤									
8. 故意拔自己的头发									
9. 故意用手打墙或玻璃等较硬的东西									
10. 故意猛烈地乱抓自己，达到了有伤痕或者流血的程度									

续表

你过去生活中曾发生的行为	发生的次数				对身体的伤害程度				
	0次	1次	2 ~ 4次	5次以上	无	轻度	中度	重度	极重度
11. 故意用针、钉子或其他东西把身体某一个部分扎出血									
12. 故意把皮肤擦出血									
13. 故意捶打自己以致出现瘀伤									
14. 故意用绳子或其他东西勒自己的手腕等部位									
15. 故意让他人打自己或者咬自己，以此伤害自己的身体									
16. 故意在没有生命危险的情况下让自己触电									
17. 故意咬自己以致皮肤破损									
18. 故意在手里点火或触摸火焰									
若你还有哪些故意伤害自己的方式没有在此问卷中提及，请写出来									

①该量表的内部一致性信度 α 系数为 0.85。从效标效度指标来看，采用庄荣俊编订的"国民中学学生自我伤害问卷"作为效标，自伤行为量表总分与抑郁孤独分量表、攻击违纪分量表、行为改变分量表、自残自伤分量表和退缩逃避分量表的相关系数分别是：0.418、0.354、0.414、0.632、0.292。另外，自伤行为量表总分与总量表有显著的相关 r = 0.507。从区分效度指标看，以社会称许性量表作为区分效度的指标，自伤行为的得分与社会称许性的相关系数是 -0.189。

②量表内容及实施方法：该量表共包括 18 个条目。评估方式为：自伤行为＝次数 × 伤害程度。次数等级为 4 级：0次、1次、2 ~ 4次和5次以上；身体伤害程度分为 5 个等级：无、轻度、中度、重度和极重度，"无"代表对身体没有任何损伤，"极重度"是指对身体的伤害程度达到需要住院治疗，"轻度""中度""重度"依次居于"无"和"极重度"两者之间。

2. 渥太华自我伤害调查表

（1）NSSI 想法、行为条目的 Cronbach's α 系数分别为 0.942 和 0.924。首次自伤原因条目的 Cronbach's α 系数为 0.952，其内在情绪管理、社会影响、外在情绪管理和寻求刺激 4 个因子的 Cronbach's α 系数为 0.637 ~ 0.896，成瘾特征条目的 Cronbach's α 系数为 0.824。结构效度：对包含 29 个条目评估最初实施 NSSI 行为原因的分量表进行探索性因子分析（主成分分析，方差极大旋转法）得到 6 个因子成分，其累计方差为 75.0%，Kaiser-Meyer-Olkin（KMO）值为 0.755。第 6 个成分由"没有原因就是有时发生""从不想做的事情中摆脱"和"摆脱孤独和空虚"组成，从理论上，其中后 2 个条目可以分别归到第 2 和第 1 成分中，因此舍弃第 6 个因子，改为五大主成分因子，代表五大自伤原因。各个条目在其所在因子成分中的因子负荷为 0.460 以上。此外，各个条目得分与其所在因子得分之间的相关性较大（r ≥ 0.639），但与其他因子的相关性较低。

（2）量表内容及实施方法：该量表为自评量表，由 28 个条目组成，其中第 14、15 条目为首次当前自伤功能评定。因原条目 29（为了性兴奋）和条目 30（令性觉醒感觉降低）对中国青少年可能不适用，而对其删除。采用 Likert 2 级（是，否）和 5 级（0，1，2，3，4）评定方式。

四、病例点评

作者为我们呈现了一个初三女生非自杀性自伤（NSSI）的典型病例，包括临床表现、诊治过程，并详细介绍了 NSSI 的诊断标准、发病机制，特别是 Nock 的四因素模型，并列举了当前评估 NSSI 严重程度的几个量表。病例具有代表性，作者提供的这些临床信息对于我们临床工作如何诊治 NSSI 具有很好的启迪作用。

NSSI 是 DSM-5 中一个新的诊断类别，也是一个异质性比较强的诊断类别，常常存在共患病，作者也写到：在非自杀性自伤的背景下，常见的共病包括：心境障碍、情绪不稳定型人格障碍/边缘型人格障碍（BPD）、物质滥用和物质依赖、进食障碍、焦虑障碍、创伤后应激障碍（PTSD）、回避型人格障碍等。通过现病史、精神检查和测试报告，提示本病例没有双相障碍、没有抑郁障碍。但焦虑得分还是比较高，如儿童焦虑性情绪障碍筛查表（SCARED）：56 分，需要在门诊中看是否存在焦虑障碍，还是只存在焦虑症状，如对学业或者考试的焦虑。还是符合广泛性焦虑障碍的诊断。另外，作者提到，这位学生在交谈中谈到一些既往经历时显悲伤，需要补充是否存在童年创伤，或者是否存在校园中的人际关系紧张或者有同学言语霸凌、孤立等带来的创伤，是否既往有 PTSD 表现。作者在精神检查时，这位学生存在上课时集中注意力较困难。那是否在小学或者初一时候，情绪正常时候，也存在注意力不集中，父母如何评价她的注意力情况，是否存在注意缺陷多动障碍情况，需要关注。

NSSI 的治疗首要的是心理治疗，除了个体治疗，往往还需要家庭参与，家庭治疗、团体治疗。作者在个人史部分内容的描述，提供了一些信息。但我们可能还好奇这个个案的家庭关系如何，如父母间的关系，亲子关系如何，这些需要探索。NSSI 的个体往往还会有人际关系困扰或者紧张的问题需要关注，包括是否有恋爱方面的问题、感情方面的困惑、学业成绩方面的困难，这些在个人史方面信息稍显不足。这些对于该学生的心理治疗往往比较重要，后续需要探索和补充。DBT 是治疗 NSSI 具有循证医学证据的心理治疗，是美国华盛顿大学玛沙·莱恩汉（Marsha Linehan）和她的同事于 1991 年创立。它以哲学辩证法为原则，将行为科学与东方哲学概念巧妙结合，以求取"接受"和"改变"的辩证平衡，帮助患者增强自我情感管理、自我意识和人际关系效能治疗。DBT 疗法包括四种技巧的学习：情绪调节技巧（emotion regulation）、人际效能技巧（interpersonal effectiveness）、痛苦耐受策略（distress tolerance）和正念练习（mindfuiness）情绪调节技巧。

本案例作者则使用意象对话心理治疗技术，引导患儿通过想象的方式将自己与伤口的关系呈现出来；引导患儿表达血液的感受；引导患儿寻找到情绪的来源；以及引导患儿分析这些情绪传递的信号是什么。再通过不断澄清的方式让患儿明确自己情绪背后的认知、想法，运用认知行为治疗的技巧修正认知，同时帮助患儿与情绪对话，接纳情绪的存在，学习管理情绪的技巧，最后使得患者情绪稳定，自伤行为减少。案例值得心理治疗工作者借鉴和实践。

案例药物治疗，选择了心境稳定剂碳酸锂调节患者情绪，促使其情绪稳定。案例中需要明确治疗的过程，治疗过程中药物多少剂量，治疗多久症状稳定，治疗过程有没有不良反应，对年轻精神科医师有借鉴意义。考虑到碳酸锂治疗量和中毒量比较接近，碳酸锂可能对甲状腺功能影响，建议定期查血锂盐浓度，定期监测甲状腺功能。

（病例提供者：彭美玲　蒋国庆　重庆市精神卫生中心）

（点评专家：孙锦华　复旦大学附属儿科医院）

参考文献

[1] Halicka J，Kiejna A.Non-suicidal self-injury（NSSI）and suicidal：Criteria differentiation[J]. Advances In Clinical And Experimental Medicine：Official Organ Wroclaw Medical University，2018，27（2）：257-261.

[2] American Psychiatric Association.Diagnostic and statistical manual of mental disorders[M].5th ed.Washington American Psychiatric Association，2013.

[3] Wang L，Liu J，Yang Y，et al.Prevalence and risk factors for non-suicidal self-injury among patients with depression or bipolar disorder in China[J].BMC Psychiatry，2021，21（1）：389.

[4] Xiao Q，Song X，Huang L，et al.Global prevalence and characteristics of non-suicidal self-injury between 2010 and 2021 among a non-clinical sample of adolescents：A meta-

analysis[J].Front Psychiatry，2022，13：912441.

[5] Qu D，Wen X，Liu B，et al.Non-suicidal self-injury in Chinese population：a scoping review of prevalence，method，risk factors and preventive interventions[J].The Lancet Regional Health. Western Pacific，2023，37：100794.

[6] Ammerman BA，Jacobucci R，Kleiman EM，et al.The Relationship Between Nonsuicidal Self-Injury Age of Onset and Severity of Self-Harm[J].Suicide & Life-threatening Behavior，2018，48（1）：31-37.

[7] Nock MK.Self-injury[J].Annu Rev Clin Psychol，2010，6：339-363.

[8] Nitkowski D，Petermann F.Selbstverletzendes Verhalten und komorbide psychische Störungen：ein Überblick[Non-suicidal self-injury and comorbid mental disorders：a review][J].Fortschritte Der Neurologie-Psychiatrie，2011，79（1）：9-20.

[9] Turner BJ，Austin SB，Chapman AL.Treating nonsuicidal self-injury：a systematic review of psychological and pharmacological interventions[J]. Canadian Journal Of Psychiatry，2014，59（11）：576-585.